庫

自己・あいだ・時間

現象学的精神病理学

木村 敏

筑摩書房

目次

V

自己・あいだ・時間——現象学的精神病理学

まえがき

　今から六年前の一九七五年に、私は自分の分裂病論に一つの区切りをつけて、新しい展開の可能性を模索したいという気持から、論文集『分裂病の現象学』をまとめてみた。それ以後の六年間、私の分裂病論はそれなりの発展は示して来たと思う。しかしそれと同時に、私の精神病理学がこの間にもはや単一主題的な分裂病論の文脈のみでは語りつくせないものとなったということを、私は最近かなり真剣に考えるようになった。つまり、この六年間に分裂病論と並行して書いてきた鬱《うつ》病、躁鬱病、癲癇《てんかん》、離人症、あるいは比較文化精神医学や哲学の分野での仕事のことを考えてみるとき、それらの一つひとつがすべて、私の思想の現在を語るためにどうしても欠かすことのできない有機的な構成分となっていることを、あらためて痛感するようになったのである。

『分裂病の現象学』の序論にも書いたように、私の精神病理学の仕事は、もともと分裂病論よりもむしろ離人症論と鬱病の比較文化精神医学から始まっている。もちろん、精神医学を志した以上、いつかは私自身の分裂病観、分裂病論を完成したいという野心は最初からずっと抱いていたし、先輩の諸業績を勉強するときも、病院で患者を診療するときも、分裂病の問題はいつも私の中心的な関心の的になっていた。しかし、臨床の現場で分裂病の患者から直接に感じとっていた自分自身の経験を言葉に集約して表現するということは、当時の若い私には到底不可能な企てだという感じがあった。だから私はまず、分裂病論以外のいくつかの主題について、私なりの思想と方法論とを試してみた。その途中に、いわばそれ以上待ちきれなくなったというような形で、「精神分裂病症状の背後にあるもの」(『分裂病の現象学』所収)がいささか衝動的に書き上げられたけれども、この最初の分裂病論を書いてからあとも、私はまだしばらくのあいだ非定型精神病や「家族否認症候群」など、本来の分裂病論の周辺領域での仕事を続けていた。

今になって考えてみると、当時の私の逡巡は、余計な回り道ではなく、この上なく貴重な経験の蓄積になっていたと思う。精神病理学者の中には、自分の得手な一つのテーマだけに生涯を捧げるといった生きかたを潔しとする考えの人も多いようだけれども、私の選んだ道はいわばもっと俗っぽいものだった。私は以前から、精神病理学の良い仕事は患者との治療的な交わりの中からしか生まれてこないと思っている。臨床精神科医として治療の現場に出ている以上、自分の研究上の興味で患者を選り好みすることはできないし、精神病理学者としての一つの基本的な見かたを確立しさえすれば、どんな患者に出会おうと、この見かたからものを考えることができるはずだ、というのが私の信念だった。このような私の姿勢は、治療者としても研究者としてももっとも多くの経験を積むことのできる三十歳台の大半を、大学ではなくて精神病院で過ごしたという私の経歴とも無関係ではないだろう。

そのようなわけで、その後私が結局は分裂病論を自分の仕事の中心に置くようになってからも、分裂病以外の病的現象に対する学問的関心はいささかも低下しなかった。むしろ逆に、分裂病についての理論を臨床的現実から遊離した独断的な空理空論に終らせないためには、分裂病とは臨床的現実を異にする他の諸病態についても、同じ方法論に立って同じだけの厳密さをもった思索を加えておくことがどうしても必要だと考えた。分裂病が何であるかを言いうるためには、分裂病が何でないかを的確に言いうるのでなくてはならない。分裂病ではない事態についての確実な理解をもたないかぎり、分裂病についての理解も十分に確実なものにはなりえない。人間学的な精神病理学者がややもすると鑑別診断や疾病学的分類を軽視するのは、一応もっともな理由のあることのようにも思えるけれども、実はその底に、自己の理論の厳密さと射程とについての不安が潜んでいる場合が少なくないのではないかと思うのである。

このような気持から、今回の論文集では、私が『分裂病の現象学』以後に書いた主要な分裂病論文に加えて、分裂病以外のテーマについての私なりに重要と思われる論文もいくつか集めてみた。

「鬱病と罪責体験」（I章）は一九六八年に書いた旧い論文だが、実はこれは最近私の思索の中心になっている内因性精神病の時間論的理解の端緒となった仕事であって、私自身にとっては大変に大きな意味をもっている。この論文を書いていたころ、私はテレンバッハ氏と出会って彼のメランコリー論から多くのものを吸収していた。「取り返しのつかない」事態をおそれる「現状維持への活動的執着」という鬱病者の特徴的な生きかたを取り出した私の考えは、テレンバッハ氏の「メランコリー親和型」の概念に負うところが多い。「躁鬱病の病前性格と発病状況」（II章）は、ハンドブックへの執筆という制約から、かなり解説的な色彩の濃いものとなっている。ここでは、テレンバッハ氏の理論を、クレッチュマーや下田の病前性格論と対比しながら検討するという仕事が中心になった。病前性格についての私の関心は、精神の病態を一時的な疾患としてではなく人生全体の示す歴史的な歩みとして見て行こうとする私自身の一貫した基本的立場から来ている。分裂病と違って非常に明確な病前性格特徴を示すメランコリー性鬱病は、私がこのような考えを自分なりに整理して行く上で非常に好都合なモデルであった。この整理の試みの一つの結果が、のちに「内因性精神病の人間学的理解」（X章）に示されることになる。

「いわゆる『鬱病性自閉』をめぐって」（III章）は、分裂病との対比という論点をはっきり意識して書かれた鬱病論である。テレンバッハ氏のものも含めて、従来の鬱病論にはっきり欠けていたのは、自己論であり、自己と他者との間主観性の現象学だった。分裂病を間主観性の病態として位置づけてきた私としては、この欠陥を埋めることがなによりの急務であった。このころ、テレンバッハ氏の愛弟子で私にとっても友人であるクラウス氏が、社会学的な役割理論を躁鬱病論の中へ持ち込んで精力的に論文を書いており、これが私に大きなヒントを与えてくれた。鬱病者の自己のありかたを役割的自己と考えることによって、その保守的で現状維持的な時間体制と、分裂病者の先取的で現状離反的な時間体制との対比がうまく理論化されうるように思えたのである。

「離人症の精神病理」（Ⅳ章）は、専門家向けの全書のための執筆であって、一般の読者にとっては歴史的文献展望的な叙述が多すぎるかもしれない。さきにも述べたように、離人症論は私の精神病理学のそもそもの出発点であるだけでなく、私がまず離人症について考えた「自己」の存在論が、そのまま私の分裂病論の基礎にもなっている。そのようなわけで、離人症についての古今の学説を通覧してそれに私自身の学説をつないでみるという構想で書かれたこの論文は、非常な労力を要したけれども、私にとっては楽しい仕事だった。私のようにどちらかというと独自の学説を主張しつづけている研究者にとって、ときどきは他の研究者たちの文献の山に埋もれて綜説的な論文を書くのは、精神衛生的にみて、この上なく健康なトレイニングになるばかりでなく、独善的な理論構築に走らないための歯止めとしても必要なことだろうと思う。

「分裂病の時間論」（Ⅴ章）は、前著『分裂病の現象学』と直接に接続する私独自の分裂病論の展開であり、『分裂病の現象学』において予感されていた「飛躍」の一つが、この論文で最初の模索的な姿を見せている。この「飛躍」というのは、それまで「自己性」の病態、自己と他者の「あいだ」の病態という形で捉えてきた分裂病を、「時間」の病態として捉えなおしてみようという意図のことであって、この試みを直接に準備したのはⅢ章の「鬱病性自閉」の論文であった。鬱病者のポスト・フェストゥム的時間体制に対する分裂病者のアンテ・フェストゥム的時間体制というこの新しい構図は、この論文では鬱病よりもむしろ非分裂病性の妄想病がポスト・フェストゥム側の範例として取り上げられたことも手伝って、ここではまだ十分な説得力をもつ叙述に達していない。

「時間と自己・差異と同一性」（Ⅵ章）は前論文の続篇で、今言った前論文の欠陥を補うために書かれたものである。分裂病者のアンテ・フェストゥム的時間体制についての思索を宙に浮いたものにしないためには、それを私の従来からの自己論や自他論の中へ確実に繫留しておく必要があった。しかしそのためには、自己を単層的な自己同一性の相のもとに眺める考えかたではもはや到底まにあわなかった。この頃、ジル・ドゥルーズやジャック・デリダなどの新しいフランス哲学から大きな刺戟を受けていた私は、自己を「自己自身との内的差異」として捉えなおすことによって、「存在の意味は時間である」というハイデッガーの命題を、私自身の自己論の枠組の中へ吸収できると考えた。また、それが分裂病論を自己論の地平から時間論の地平に拡大する唯一の通路であるように思われた。このような事情から、この論文は精神医学の論文としてはあまりにも哲学的な文脈が多くなりすぎたけれども、私の分裂病論が到達した一つの明白な独自性は、この論文にもっともよくあらわれていると思う。

「精神医学と現象学」（Ⅶ章）は、逆に哲学としての現象学の講座に寄せられた精神医学論文である。ここでは私は、従来からの「あいだの病態としての分裂病」という命題に「内的差異としての自己と自己とのあいだ」という新しい観点を導入してみた。この論文を書いていたころ、私は英語とドイツ語でそれぞれ「あいだ」についての論文を書くことになっていて、単なる「対人関係」とは次元を異にする私自身の「あいだ」の考えかたを西洋人に理解させるには、それをどう表現するのがよいのかに腐心していた。この論文はそのための習作という意識をもって書かれたものでもある。

「自己・あいだ・分裂病」（Ⅷ章）は、哲学的な雑誌からの依頼で、私の分裂病論を一般読者のために整理しなおすという意図で書かれたものである。しかし、実際に書いてみると、私がこれまで使ってこなかった「自己の主体性と固有性」、「あいだの反復としての自己同一性」といった新しい概念がいくつか顔を出すことになった。これはいわば、Ⅴ章・Ⅵ章の論文で展開された「あいだの時間論」の系として出てきた考えであるけれども、ビンスヴァンガー以後、残念ながらたいした展開を示していない「歴史性としての分裂病」という観点に再び照明を当てて、ひいては現象学の中へ成因論を導入するためのスプリングボードになりうるのではないかと思う。

「分裂病の診断をめぐって」（Ⅸ章）は、Ⅳ章と同じ全書のために書かれた専門研究者向けの綜説である。だから一般読者にとっては、かなり煩瑣な専門用語の並んだ部分があって眼障りだろうと思う。しかし、実際に分裂病の患者に接する機会のない一般の読者が分裂病についての臨床的知識をえようとする場合、無味乾燥で起伏のない教科書や解説書の記載よりも、こういった問題史的な綜説を読むほうが、かえって立体的に理解しやすいかもしれない。分裂病とは何であって何でないのか、という精神医学にとっての永遠の謎の、少なくとも謎としての所在をはっきり見きわめておかないことには、いっさいの分裂病論が宙に浮いたものになってしまいかねない。

「内因性精神病の人間学的理解」（Ⅹ章）は、さきにも触れたように、病前性格―発病状況―精神病というテレンバッハ氏のメランコリー論の基本路線に私自身とクラウス氏の自他論を組み合わせて、分裂病を含む内因性精神病一般の成因論的理解の方へ一歩近づけてみようとする意図で書かれたものである。同時にこの論文では、私自身の従来からの語り口からみればかなり思いきった口調で内因性精神病の身体因的側面に対する肯定的な立場を表明しておいた。現実の臨床において精神病者の中枢神経系の病的変化といやおうなく関わりあっている以上、これに眼を閉ざした精神病理学は絶対的に不毛である。精神病理学特有の美辞麗句ですべての病態をことごとく語りつくせるような精神病者は、大学付属病院のみに存在しうる奇妙な人工的産物であって、精神病院の中には一人もいない。問題は、それ自体あくまでも生物学的事態である「精神病の発症」という契機を、どのようにして人間学的精神病理学の理解の地平に持ちこむかという点にある。

「比較文化精神医学序説」（Ⅺ章）は、本書全体の文脈の中ではどちらかというと付録的色彩が強い。ただ、私の出発点の一つが鬱病の比較精神医学であったこと、またその研究が契機になって「あいだ」、「気」、「自己」、「自然」といった私自身の精神病理学のいくつかの鍵概念が生み出されたこと、また私が「自己」や「時間」についての現象学を論じる際に、いつも個別的人間存在を超えた超個別的・間個別的な場所《インスタンツ》を念頭に置いてきたことなどから、個人と文化と自然（風土）の関連はやはり私の思想の中心部のどこかに大きな位置を占めている。今後ももし機会が与えられれば比較文化論のフィールドワークをしてみたい、という気持もまだ十分に持ちあわせている。

ビンスヴァンガーとミンコフスキーによってその端緒を開かれた現象学的精神病理学は、現在一つの低迷期にさしかかっているように思われる。生物学的研究や客観化的・数量化的研究の隆盛、それに反精神医学運動などのために、若い精神科医の気持が現象学的研究から離反していることも一つの大きな要因だろう。しかしそれと同時に見逃すことができないのは、現象学的研究自体の内部的な要因である。

ビンスヴァンガーがフッサールとハイデッガーに拠って、ミンコフスキーがベルグソンに拠って、それぞれ斬新な人間学的・現象学的精神病理学を展開していたころ、彼らの主要な論点の一つには時間論があった。特にビンスヴァンガーの場合、彼の「内的生活史」概念にはフロイト的な成因論が色濃く反映している一方、そこからは直ちにハイデッガー的な「現存在の歴史性」の考えへと通じる通路が開けていた。つまりビンスヴァンガーの現存在分析は、精神病者の現存在の意味を問うことがそのまま精神病の成因論へとつながる可能性を秘めていた。ビンスヴァンガー自身がこの可能性の追求を結局のところ断念してしまったことは、種々の制約からやむをえないことであっただろう。しかし、彼に続く世代の現象学的精神病理学者が、いずれも現存在の「世界性」の面にのみ眼を向けて、

「時間性」ないし「歴史性」の面への着目を怠ってきたことは、その結果として現象学的精神病理学の臨床的射程の著しい短縮をもたらしてしまったといってよい。

人間存在の本質は、現在の時点における対他者・対世界関係につきるものでは決してない。人間が人間であるということ、自己が自己自身でありうるということは、人間が歴史的存在であり、自己が時間的存在であることを根拠にしてはじめて可能になる。つまり、現在の自己の存在が、過去のすべての生活史の積分として、また次に来るべき未来への微分係数として、固有の歴史的・時間的な意味をもっているからこそ、自己固有の自己性も可能となるのである。生活史的事態としての内因性精神病の理解も、この歴史性や時間性への着目のもとに行われるのでなかったならば、根拠から遊離した記述現象学の域を大して出ないものになってしまう。現在の現象学的精神病理学が若い研究者の知的関心をひきつけなくなっている一つの大きな要因は、ほかならぬこの点にあるのではないだろうか。

精神病理学は臨床の現場を離れては成立しない。「臨床の現場」である患者の病態のうち、精神科医がその日その日に関わりあう横断面的な精神症状は、現実には薬物療法の対象であり、生物学的精神医学の研究主題である。精神病理学がこの横断面的状態像の記述のみに終始しているのであったなら、それは分子構造の模型を題材にした絵画や機械音の録音を用いた作曲と大して変らないだろう。つまりそれ自体としては美しいものであっても、それは分子生物学や機械工学の現実とは何の関係もない美しさにすぎないだろう。臨床の現場における精神病理学の真の課題は、現在の患者の病態を彼の全人生の文脈の中で正しく捉えて行くという縦断面的ないとなみにある。つまり現在の病態が患者の人生にとってどのような意味をもっているのかを見極めるのが、精神病理学に課せられた使命なのである。そのためには、精神病理学は、患者の自己が他者や世界との「あいだ」の場所において、また自己自身との「あいだ」の歴史性において、どのようにして「時間」を生きているかについての現象学的思索から眼をそらすわけには行かないだろう。これが本書における私自身の姿勢である。

I　鬱病と罪責体験（一九六八）

一　緒　論

「鬱《うつ》病と罪責体験」というテーマは、「鬱病における罪責感」というような単なる症候論的な問いにはとどまらない。被影響体験の淵源を追求することがそのまま分裂病心性の本質を探ることにつながっているのと同じ意味において、罪責体験の根底への遡追はそのまま鬱病心性の本質への問いに通じている。《メランコリーが罪責主題を動かしていると考えるのは正しくない。むしろ、罪責主題のほうがメランコリーという舞台を獲得するのである》というテレンバッハ[1]（Tellenbach）の言葉も、かかる意味に解されなくてはならない。つまり、罪責体験は鬱病の単なるひとつの部分症状であるにはとどまらず、そこには臨床的に「鬱病」と呼ばれている状態を発現せしめるような人間心性の病態が、すでに全的に包含されているといえる。

しかしながら、実際の臨床的鬱病像においては、罪責感はけっして必須の体験内容とはならない。罪責感を伴うことなく、心気念慮や貧困・破滅感、自己卑小感などが前景に立っている鬱病像も多いし、さらにはそのような「産出的《プロドウクティーフ》」な体験主題をまったく示さない鬱病像が、数から言えばむしろもっとも多い。したがってここで考察さるべきことは、鬱病者の罪責体験と諸他の「産出的《プロドウクティーフ》」あるいは「非産出的《ウンプロドウクティーフ》」な鬱病像との間にはいかなる関連があるのか、そしてこの関連において罪責体験は鬱病心性そのものの本質といかなる意味において根源を等しくするといえるのか、という問題である。そしてこの考察からは、やがて、鬱病の罪責体験がいかなる意味において「病的」であるといえるのか、すなわちそれがいかなる点において人間に本来的な罪の自覚と区別されるべきであるのか、という問いが必然的に生じてこなくてはならない。

二　罪責鬱病者の性格特徴

このような問いを進めて行くにあたっては、まず経験的臨床的次元において罪責体験が病像の主座を占めているような鬱病患者について、罪責構造と鬱病構造との関連を見てとるのが便利である。鬱病の臨床像に罪責主題が出現するための条件については、これを他の二大主題である貧困主題および心気主題との対比において論じたヤンツァーリック(2)(Janzarik)の人格構造論的研究が参考になる。彼によると、元来勤勉で、しかもその人の活動がそのまま彼の所得と直接に結びついているような職業の人が鬱病に罹ったときには貧困主題が出現しやすく、また過度に心配性でしかも知的分化度の低い人は心気主題を示しやすいのに対して、罪責主題を抱く鬱病患者の病前に共通な性格特徴としては、心的分化度が高く、情緒的感受性にすぐれ、責任感が強く、周囲と同調的であって、自分自身のことよりも他人のことを先に考える傾向が目立っているという。

ここにヤンツァーリックの挙げている罪責鬱病者の性格特徴は、だいたいにおいて、下田やテレンバッハの記述している鬱病一般の病前性格が、ことに対人関係の面において表現されているものとみることができる。彼ら罪責鬱病者の性格像を形づくっている強い責任・義務感、それに伴う勤勉さ、対人的情緒的同調性と利他的・没自己的な行動様式は、一般通念からすればいずれも社会的美徳とみなされうるものであり、事実、多くの罪責鬱病患者は病前においては模範的社会人とみなされていた人たちである。

しかし、われわれがいまこれらの模範的社会人の心の内面をのぞきこんでみるとき、われわれは、彼らの行動様式、生活様式を動かしている基本的傾向が必ずしも彼らの外面的な人間像とは一致しないということを見逃すことができない。つまり、彼らの有する強い責任感や義務感の背後にあるのは、自己の責任や義務を敢然と担い通そうとする強力な意志ではなく、また彼らの利他的な同調性の背後にあるものも、真に他人のために他人を愛そうとするような積極的な人間愛ではない。彼らの勤勉さや誠実さを支えている努力は、責務を遂行し周囲の人たちにつくそうとする努力ではなくて、自己の勤勉さをあくまで保持しようとし、自己の誠実さをけっして失うまいとする努力である。彼らは自らの責任や義務の対象に対して誠実であるのではなくて、責任感、義務感をもっているという自己の態度を保持することに懸命なのである。彼らは他人のために他人につくすのではなくて、他人のためにつくすという自己のありかたを変更することのないように努力を払うのである。

このような見かたをするならば、罪責鬱病者あるいは広く鬱病者一般を特徴づけている好ましい人物像は、実はポジティヴな誠実さの仮面にかくれたネガティヴな無力さの表現ではないかということに容易に気づくことができる。彼らが義務感をもち勤勉であるのは、実は彼らが無責任でありえず、怠惰でありえないからなのであり、彼らの対人的同調性の根底にあるのは、他人との摩擦や葛藤に耐えられない消極的な無力さだということができる。要するにかれらの内面的な性格特徴は、テレンバッハも述べているように、他人に対して責めを負うことを極力避けようとする世俗的な意味での「良心」の過剰ということになる。世俗的な意味での「良心」とはとりもなおさず「やましさ」を恐れる防御的な構えにほかならない。

やましさを恐れ、他人からの非難を免れようとする人は、必然的に保守的で消極的な行動様式をとり、いっさいの冒険を回避することになる。かといって彼らにはまた、怠惰や無責任というありかたも不可能なのであるから、彼らの行動様式は一面において過度に活動的でもあらねばならぬ。したがって、鬱病親和型性格者の基本的特徴を公式的に表現するならば、「現状維持への活動的執着」であるということができる。そして、まさにこの公式の内に含まれている自己矛盾が、鬱病と呼ばれる病態を惹起せしめる原動力にほかならない。

このような性格の人にとって、自己の生活圏内に自己自身の活動によってはいかんともしがたい、あるいはまさに自己自身の活動そのものを阻碍するような種類の変化が生じた場合、それがその人自身の意志でもたらされた変化であると否とを問わず、またその変化が客観的にみて好ましい性質のものであると否とにかかわらず、すべて一様に重大な心理的危機の原因となりうる。主として男性における職業上の変化（転勤、昇進、停年など）や、主として女性における家庭内の変化（転居、改築、家族の移動など）はすべて彼らの「現状維持への執着」に対して破壊的作用を及ぼしうるものとなる。一方また、彼らにとっては病気や停年退職などによる活動性の停止も、同様に深刻な心理的負担を招くことになる。このような事情は、それがいかなる種類のものであれ、彼らにはすべて「取り返しのつかぬこと」として受け取られることになる。そしてこの「取り返しのつかぬ」事情の発生の瞬間が、そのまま臨床的に「鬱病」とよばれている事態の発生する出発点となるのである。

三　罪責体験の現象学的構造

罪の意識が「取り返しのつかぬ」という時間性の規定を有するということ、このことは罪責鬱病者においてのみならず、広く罪の意識一般について言えることである。われわれが日頃、実際に取り返しのつかぬ過失をおかした時に味わわざるをえない一種の名状しがたい心の痛みや、世界が一時に凍りついてしまったかのような陰鬱化の体験と、鬱病者が持続的に抱きつづけている抑鬱気分との間に、どの程度の量的差異といかなる質的相違があるのか、というような詮索はさておいて、両者の間にある種の現象的な、あるいは現象学的な共通性が存在することはまちがいないと思われる。ただ、この場合の両者の決定的な違いは、一方においては事実として「取り返しのつかぬ」事態が発生し、それが事実として体験されていることからその重苦しい気分が出てきているのに対して、他方においては、まず「鬱病」という病的事態が意識の背後において成立しており、この事態が「取り返しのつかぬ」という時間規定から出発したものであるために、病者の体験が一義的に「取り返しのつかぬ」という抑鬱気分によって彩られてしまうという点にある。

しかし、もっと正確にいうならば、鬱病患者におけるこういった基礎的気分状態は、実はまだ、「取り返しのつかぬ」などという反省的言語的表現でもって最終的に言い表わされてしまっているような、判断的な意識状態には達していないのである。「取り返しのつかぬ」というような表現は、特定のひとつの判断が成立しているときに、すなわち、「これこれしかじかのことは取り返しのつかぬことである」というような判断が成立しているときに、この判断の述語として言い表しうるものである。鬱病者において、すでに明確な罪責体験が成立している場合には、この体験はすでに完全な判断形式をとっていると考えてよいけれども、いまわれわれがここで、そのような罪責体験の根源を、つまり罪責体験の成立を可能にしている条件を（しかも、それを同時に臨床的「鬱病」像そのものの根源でもあるとみなしたうえで）問うのである以上、われわれとしては一応、このような判断は現時点においてはまだ成立していないものと考えておく必要がある。つまり、そこにはまだまったくとらえどころのない、漠然とした状態、いいかえれば判断以前、反省以前の根源的気分状態があって、それはそこから発生してくるいっさいの判断を、つまり自己や世界に関するすべての反省的意識を、文字どおり「根底から」灰色に染めてしまうような、或る種の直接的無媒介的な根源力のようなもの、あるいは志向を動かす意味方向のようなものである。

だからこの「取り返しのつかぬ」という述語的時間規定は、それが或る特定の事柄、すなわち判断の主語となるべき特定の事柄と結合したときに、初めて真の意味での述語として顕在化しうるようなものであって、それ自体としては、つまりこの主語的な事柄を括弧に入れておく限りにおいては、まだ真の意味の述語にはなりきっていない、いわば無規定的、直接的、前述語的なありかたをもっているということができる。このような前述語的な、無規定的直接的なありかたのことを、著者は（西田幾多郎にならって）「ノエシス的」*と呼び慣わしてきた。

＊　ここで従来からしばしば耳にする誤解を訂正するために、多少の余論的なことを述べておきた

い。著者のいう「ノエシス的」「ノエマ的」という概念は、その思索の結果はどうあれ、その出発点において、したがってまたその立脚点において、フッサール（Husserl）の現象学、ことにその「ノエシス・ノエマ相関」の概念とはなんのかかわりもないものなのである。フッサールのノエシス・ノエマは意識の成分として、すでに反省され、直観されたものであるが、著者が「ノエシス的」というときには、それはまだ全然意識的反省や直観に達しない前反省的、前志向的な次元について言っているのであって、この「ノエシス的」がフッサール的なノエマを確定して志向形式を完成したときに、それは初めてフッサール的ノエシスとしてノエマと結合するにいたるということができる。そしてこのすでに反省され意識された志向的ノエシス・ノエマ相関は、著者の用語によれば「ノエマ的」事態内部での分極にすぎないのである。

さて、われわれが罪責体験の背後にあってその根源をなすものと考えている、ノエシス的、前述語的事態としての「取り返しのつかぬ」という時間態は、現実に過失がおかされて「取り返しのつかぬ」事態が成立しているときとか、罪責鬱病患者がなにがしかの「事実」を指摘して、それに関して自己の「取り返しのつかぬ」罪責を主張しているときとか、そういう場合においては一時的にせよ完全な判断の述語を形成し、はっきりしたノエマと結合したノエシスとして、それ自体「ノエマ的」に意識され体験されることになる。しかし、このようなノエマ的事態は反省による媒介を経た間接的、派生的のものであって、そこから鬱病者の罪責体験を、さらには広く鬱病一般を解明すべき根源たるにふさわしい直接性を有しない。真に直接的、根源的なノエシス的構造が純粋にみてとられうるのは、そうした派生的、間接的なノエマ的罪責体験の背後にまわって、そこに観察の主体であるわれわれ自身のノエシス的自覚と直接につながっている「気」の場所においてである。このあたりの消息はすでにいくつかの論文[3]において述べておいたから、ここでは触れないでおこう。

四　罪責体験とその他の鬱病症状との等根源性

上において著者は、「鬱病親和型」性格者すなわち「現状維持への活動的執着」を特徴とするような人たちの生活圏内において、この性格に対してなんらかの破壊的な作用を及ぼしうるような「取り返しのつかぬ」事態が発生したときに、これが鬱病の出発点となることを述べた。さらに著者は、かくして発生した鬱病像が、この「取り返しのつかぬ」という時間態をノエシス的意味方向として取り込み、これがそのまま、そこから派生するノエマ的罪責体験の淵源として働くことを述べた。しかしそのさいにも述べたように、このノエシス的意味方向は一応「取り返しのつかぬ」という時間的述語の形で表現されはするものの、本質的にはまだ「取り返しのつかぬ」とも言われえない前述語的、前規定的な方向性であるゆえに、それ自体として特定のノエマ的客体と選択的に結合するような性質をもってはいない。つまりこの、一応「取り返しのつかぬ」と表現されうるようなノエシス的意味方向は、罪責主題以外にもさまざまなノエマ的客体を選択しうるだけではなく、なんらのノエマ的選択をも行なうことなしに、浮遊的な気分状態として存在しつづけることもありうるわけである。

鬱病の基礎をなすこのノエシス的意味方向が自らのノエマ的主語として選択しうる主題は原理上は無限に多様であるべきであるにもかかわらず、実際の臨床的鬱病像において出現する体験主題は、比較的少数の主題群に集約されている。そして、それらのうちで代表的な、また最もしばしば出現する主題群は、あらためて言うまでもなく、貧困主題、および取り返しのつかぬ健康状態としての心気主題、*取り返しのつかぬ経済状態としての貧困主題、および取り返しのつかぬ倫理的状態としての罪責主題の三つである。

＊　この点に関して強調しておきたいのは、鬱病における真の心気主題と、一般に誤って「心気症」と呼び慣わされている種々の植物神経症状との区別である。後者はすべての鬱病に多かれ少なかれ随伴している身体症状なのであって、それ自体としては「心気的」なものではない。ただ、この鬱病固有の身体症状が、より深刻な心気的不安の素材として取り込まれ、心気的に増築されて、その結果として心気主題の内容を形成することがある。したがって、「心気的」という言葉を用いるさいには、これを主題のノエマ的内容面に対してではなく、ノエシス的志向面に対して用いるようにしなくてはならない。ある病訴の内容が心気的であるのではなくて、そのような病訴を形成するにいたった患者の心的傾向が心気的なのである。この注意は、貧困主題および罪責主題についても同様にあてはまる。

「取り返しのつかぬ」という前述語的意味方向が、その主語的主題として自己の健康状態と経済状態、それに自己の対人的倫理的価値の状態とを選択するという事実は、鬱病者をつらぬいている基本的傾向が「自己保全欲求」であることを物語っている。「自己」というのは漠然とした多義的な概念であるが、ここではさしあたり、その人の関心領域の全体をさすところの「自己世界」と同義に解しておいてさしつかえない。「自己」とはここでは地平的な拡がりをもった「世界」であって、この世界は多様な意味関連によって構成されているものと解される。これらの多様な意味関連は、それぞれの個人によってそれぞれ異なっているけれども、いずれの場合にもその関連系の中心には「自己世界の保持」ということが置かれている。

自己あるいは自己世界を保持してゆくためには、自己世界内部における種々の意味関連が多元的に働きつつ、その機能秩序を維持して行かなくてはならない。たとえば、人は身体的に健康でなくてはならないし、経済的生活能力を有していなくてはならない。さらに人は対人的接触の場において、他人から無視されたり批難されたりすることのないような生活態度を保ってゆかなくてはならない。これらの多元的な意味関連はすべて、一個の人間が自己世界を保持してゆくうえに不可欠のものであるとはいえ、その重点配分は各個人によってそれぞれ微妙に異なっている。そしてこの微妙な差異が、鬱病像における体験主題の出現のかたよりを条件づけていると考えられるのである。つまり、鬱病において「取り返しのつかぬ」という述語と結合すべき主語的主題が、心気、貧困、罪責のいずれの領域からえらばれるかは、その患者の病前における自己世界構造内部の重点配分の如何によると考えてよく、その限りにおいて、鬱病の基礎的ノエシス的構造そのものから見れば偶然的、二次的な区別にすぎない。

もとより、「自己世界」はわれわれ人間の住む世界の一側面にすぎない。われわれはつねに「自己世界」に住んでいながら、同時に多くの他者との「共同世界」にも住んでいる。「共同世界」において第一に問題になることは、自己が他者から独立した自立性を有する自己であるということ、つまり「個別化」の問題である。共同世界の重要な構成要素である愛や信頼も、このような個別化の基礎の上に立ってのみ可能なことである。いわゆる精神分裂病の基本的症状である自閉症と被影響体験が、ともにこの「共同世界」における個別化の危機によって意味づけられているということは、すでに他の箇所で述べておいた。[3]

したがって、ここでやや大胆な図式的表現をこころみるならば、鬱病（およびおそらくは躁病もまた）は「自己世界」における、そして分裂病（およびおそらくは神経症もまた）は「共同世界」における、危機的状況の表現とみることができる。しかし、この両者はけっして、一般に考えられているように二者択一的対極的な位置を占めるものではない。このことは「自己世界」が自己の保持へと集約されているものである以上、それは必然的に「共同世界」における自己の個別的確立を前提とし、したがって「自己世界」はつねに「共同世界」に担われている――けっしてその逆ではない！――ことを考えれば容易に理解しうるところであろう。

五　鬱病罪責体験の特異性

上において著者は、臨床的鬱病像を形成する種々の体験がすべて「取り返しのつかぬ」という前述語的ノエシス的意味方向によって規定されており、そのさいノエマ面において結実される体験主題は、病者の自己世界を構成する種々の意味関連のなかで、とくに重点がおかれている意味領域から選ばれるものであることを述べた。鬱病心性を規定しているのはかくのごとくもっぱら病者の「自己世界」であって、この点において、もっぱら「共同世界」が問題になる分裂病心性と異なっている。クランツ（Kranz）が、鬱病体験のほうが分裂病体験よりもむしろ「自閉的」だと述べているのも、この意味においてである（本書Ⅲ章参照）。

鬱病においては罪責体験すらも――罪責体験は元来他者に向かって共同世界的に表現されるものであるにもかかわらず――まったく自己世界的に構成されている。鬱病者が共同世界における誰かに向かって、「取り返しのつかない」罪をおかしたと体験するとき、この一見共同世界的な罪の体験の背後にあるものは、そこに述べられている相手に対してそれまで維持してきた自己の対人的倫理的価値が「取り返しのつかない」形で破損されたという体験なのであって、実はきわめて自己世界的な起源をもつものなのである。鬱病者が特定の他者を名指して、その人に対する罪責体験を述べることがあっても、この他者はけって病者の自己世界から独立して考えられる共同世界的な個人としての他者ではなく、むしろ病者の自己世界のなかで重要な位置を占めている人物、いいかえれば、病者の自己世界を構成しているもろもろの意味関連のうち、とくに重きをなしているひとつの意味対象であるにすぎない。鬱病という事態において病者のうちに「取り返しのつかない」という前述語的ノエシス的意味方向が生じ、それがなんらかの主語的ノエマ的対象を求めたさいに、単にこの人物が罪責体験の内容面に選びとられたにすぎないのである。

このような鬱病者の罪責体験が、人間の本来的な罪の意識と本質的に異なったものであることはいうまでもない。すでにパウルアイクホフ(4)(Pauleikhoff)も指摘しているように、鬱病者の罪責体験は、それが仮にある程度当然の理由をもつ内容のものであっても、鬱病の治療とともに跡形なく消失して、その後の人生に影響を与えることがない。すでにこの点において、鬱病の罪責体験は、しばしば重大で意義深い人生の転機となりうるような本来的な罪の自覚とは明確に区別さるべきなのである。

真の罪の自覚とは何であるのか、という重大な哲学的、宗教的問題には、ここで軽々しく立ち入ることは許されない。ただ、それはいわゆる理非善悪を絶対的に超越した「自己の在所」(西田幾多郎)にかかわり、人間おのおのの自己の有の根底と不可分に結びついたもの、したがって「自己世界的」であるよりはむしろ「共同世界的」な性質のものであることを指摘しておきたい*。

＊　ここで「共同世界」についての多少の注釈が必要となろう。「共同世界」とは、必ずしも自己以外の人間である他者との共同関係をさすものではない。自己が真に自己であるということは、自己が自己ならざるものから、自己を分離して個別化を達成するということである。この「自己ならざるもの」はさしあたりたいていの場合は他者と考えてよいが、深い意味においては、むしろそれは一般に自己と考えられているものの内部にある自己ならざるものを指すのである。芸術とか宗教とかいわれるものはこのような「自己のうちなる自己ならざるもの」との「共同世界的」な出会いの表現様式である。

真の罪とは、自己の有が時の相においてのみあり、「時」（それは現在的な自己にとってはひとつの「自己ならざるもの」である）が「有」にとって「本質的に負い目とか負荷とかいう性質をもつ」（西谷啓治[5]）ところに由来するものであって、しかもこの同じ「時」が一面においては「有」にとっての自由と可能性の場でもあるところから、真の罪とは自己の有にとっての可能性の重荷にほかならない。真の罪の自覚において、自己は「時」の重荷をいかにして自己の「有」において負いとおすかの決断と覚悟に迫られる。

ところがこれに対して鬱病者の抱く罪責体験は、上述のごとく我執的な現状維持欲求が破れ、現状回復の可能性が喪失して「取り返しのつかぬ」事態が到来したという意識の上に成立つものである以上、これは自己の有にとっての可能性の重荷ではなくて、まさに「可能性喪失の重荷」であるといわねばならぬ。それは、鬱病における「時」の生成的可能性の場としての性格の喪失の産物であり、まさに真の罪の自覚が不可能となったところに出現するものである。鬱病の「治癒」によって時がその生成的性質を回復するとともに、かかる欠如的な罪の体験がなんらの痕跡も残さずに消失するのは、けだし当然のことと言わねばならない。

文献

（1）Tellenbach, H.: Melancholie. Springer, S. 79, 1961（木村敏訳『メランコリー』みすず書房、一九七八）
（2）Janzarik, W.: Arch. Psychiat., 195; 219, 1956. Arch. Psychiat., 195; 351, 1957. Schweiz. Arch. Neur. Psychiat., 80; 173, 1957.
（3）木村敏「精神分裂症状の背後にあるもの」（哲学研究、四三一―四九七、一九六五。『分裂病の現象学』弘文堂、一九七五、『木村敏著作集』1、弘文堂、二〇〇一所収）
（4）Pauleikhoff, B.: Arch. Psychiat., 200; 146, 1960.
（5）西谷啓治『宗教とは何か』（創文社、一九六一）二四一頁

II　躁鬱病の病前性格と発病状況　（一九七二）

一　はじめに

躁鬱病の病因や発病機序を問題にする場合に「性格と状況」という一対の字句を用いるのは、今日ではもはや不可避のことのように思われる。しかし、ふりかえって調べてみると、この二つの言葉が切り離すことのできないひとまとめのものとして語られるようになったのは、こと躁鬱病に関する限り、ごく最近のことといってよい。もちろん、躁鬱病者の「病前性格」とか、躁鬱病にかかりやすい素質を有する「性格類型」についての研究は、以前からさかんに行なわれてきたし、躁鬱病がある特定の「誘発状況」を契機として発病しやすいということも、かなり古くから注目されてきた。ここでは主として、躁鬱病の発病に関して、「性格」と「状況」との相互の関連がこれまでどのようにとらえられてきたか、従来の考え方の欠点はどこにあるか、それはどのようにして克服されつつあるかなどの概略を眺めて、そこから今後の研究のための見通しを考えてみる、ということだけで満足しておかなければならない。

二 クレッチュマーの循環性格の問題点

躁鬱病の病前性格論として、常に第一にとりあげられるのはクレッチュマー（Kretschmer, E.）の「循環病質」（Cycloid）および「循環気質」（Cyclothymie）である。これはきわめて有名なものであって、どの教科書にも紹介されているが、本稿の目的であるところの「性格と状況」の相互関連という見地からみても、大きな問題を含んでいる。そしてその問題点は、クレッチュマーが「性格」というものをどのようにとらえていたかということのうちにあると思われる。

クレッチュマーは彼の『体格と性格』[1]および『医学的心理学』[2]の中で、「性格」の概念についてかなりまとまった記述を行なっている。それによると性格とは《一個人の生命の発達過程において生じる感情的・意志的反応のさまざまな可能性の総体》であり、《したがってそれは、先天的素質とそれに加えられる外因的要素の総体、すなわち、身体からの影響、精神的教育、環境、体験が残した痕跡などから成り立っている》。別の表現を用いるならば、性格とは《幼時から体質と状況、遺伝素質と環境との絶えざる交互作用によって発展を続け、次第にはっきりと刻印されてきた反応準備状態》なのである。

このようにしてクレッチュマーにおける「性格」とは、要するに環境あるいは状況からの「外因的」な刺激に対する、個体の側の「反応のさまざまな可能性の総体」あるいは「反応準備状態」のことであって、いいかえると純生物学的な「刺激・反応図式」における反応のパターンの性質だということになる。このことは、彼の性格理論が精神病者とその血縁者の体型調査を出発点としたものであることと無関係ではない。つまり、彼のいう性格とは、本質的には生物学的な概念なのであって、われわれの求めているような、つまり状況の概念をも内に含むような、人間学的概念にはなっていない。このことは、彼のいう「循環気質」および「循環病質」と「躁鬱病」との関連を考えてみるときに、これまでもしばしば指摘されている難点となってあらわれてくる。

まず「循環病質」というのは、躁鬱病者自身の病前および躁鬱病者の血縁者に見いだされる性格であって、それ自体すでにある程度の病的異常性を帯びたものとされている。その特徴としては、

(1) 人づきあいがよい、気だてがよい、親切、気さく。
(2) 明朗、ユーモアに富む、元気、激しやすい。
(3) 物静か、落着いている、苦労性、柔和。

の三項目があげられている。このうち第一の項目は循環病質者全部にあてはまる基本的標識であり、第二、第三の項目は、循環病質者のうちでも陽気の側に傾く軽躁型の人と、陰気の側に傾く軽鬱型の人との性格特徴を示すものである。

これに対して「循環気質」というのは、あくまでも正常者の範囲内にありながら、しか

も上のような諸特徴を示す性格のことであって、このような性格をもつ正常人は体型的には肥満型が多く、この点で循環病質者や躁鬱病者と共通の体質的基盤をもっていると考えられている。

この性格論の含んでいる最大の問題点は、ここにとりだされた「循環気質」（正常人）―「循環病質」（異常性格）―「躁鬱病」（精神病）の三者の間の関連が、あまり明確でないということである。循環気質と循環病質との違いは、単なる連続的移行的な差であって、これを区別するためにはこの性格論からみると全く異質的な「正常」と「異常」との社会的規範に基づく区別を持ち出してこなくてはならない。さらに、循環病質者がいつどのようにして、病前性格の範囲を逸脱して躁鬱病という精神病に陥ることになるのかという問題も、はっきり論じられていない。この難点は、実際の症例にあたって検討してみると、もっとはっきりしてくる。

著者の診察したある四十一歳の女性は、若いころから円満な人柄で周囲の人たちから好かれ、だれとでもわけへだてなく交わって楽しい人生を送ってきた。しかし、ときとしてはひどく取越し苦労をしてつらい思いをすることもあったという。二歳年下の夫と熱烈な恋愛結婚をしたが、結婚後十八年もしてから、夫には数年前から愛人があって子供までできていることがわかった。彼女は最初、事態を円満に解決しようと懸命に努力する。相手の女性を独立させるために就職の世話をし、赤ん坊を自分の手もとに引き取って自分自身の子供たちよりも大事に育て始める。ところがそのために彼女の生活のペースがすっかり狂ってしまい、彼女は絶えずいらいらした落ち着かない気分になって、夫に対してぐちばかりこぼすようになる。それが原因で夫との間に決定的な溝ができて、離婚話が成立し、彼女は自分の子供二人を連れて実家に戻り、新しい人生の設計に着手する。当時、彼女は非常に張り切っていて、あちこちの縁故にたよって就職先を探していた。そのうちに、彼女の妹むこの紹介である大きな商事会社への就職が決まり、彼女は最初非常に喜んでいたが、ふと自分はソロバンもできないのに商事会社で勤まるだろうか、仕事が十分にできないようだと妹むこの顔をつぶすことになる、という気持が強くなってきて自信を失い、急にその話を断わってしまう。それが、彼女が憂鬱になった最初のきっかけで、それ以後「鬱々として喜ばず」の日が続いていたが、外面だけはなんとかつくろって弱味をみせなかった。

ちょうどそのころ、別の妹むこが町会議員の選挙に立候補し、彼女は選挙事務所の手伝いを引きうける。彼女に与えられた仕事は選挙運動のハガキの宛名書きであった。ところが名簿の中にはむずかしい地名が多く宛名に誤字があっては有権者に失礼になると考えはじめると気が重くなって筆が進まなくなり、約束の半分も書き上げることができずに強い自責感を抱く。ところがそこへ、夫から協議離婚が成立したというきわめて事務的な手紙が届く。彼女は一度にがっくりときてしまい、先のことが全く考えられなくなり、気力がすっかり消えてしまって考えがまとまらず、その夜から一睡もできなくなってしまった。翌々日、極度の疲労感から選挙事務所への出勤が遅れた彼女は、運動員たちの非難の眼が自分に注がれていると感じて事務所を抜け出し、近くの湖に身を投げて自殺を図って、われわれのもとに連れて来られる。彼女の病像は典型的な躁鬱病性鬱病像であり、強い罪業念慮と貧困念慮を抱いていたが、短期間の治療で一過性のかなり著明な軽躁期を経て完全に治癒し、その後三年間、全く異常を認めていない。

この患者は体型的には肥満型とはいえないが、クレッチュマーのいう循環気質の所有者であることは疑いえない。しかも、彼女の場合、少なくとも夫に愛人があることが露見するまでは、その性格にはなんらの病的特徴も異常性も見いだすことができない。つまり彼女は元来、循環気質者であって循環病質者ではなかったといわねばならない。ところが、夫に愛人と子供がいることが発覚して以来の彼女の態度は、病的とはいえないまでも、少なくとも普通ではない。夫との離婚の直接の原因となった不和も、夫の不義そのものであるよりも、むしろこれを許そうとする彼女の努力の結果だったようである。しかも、離婚話から別居生活への過程においては、彼女はこの打撃をりっぱにはね返していたようにみえる（もっとも、ここではすでに多少の病的色彩をおびた軽躁状態が問題になりうるかもしれない）。彼女の決定的な鬱病は、夫の問題とは直接関係のない就職話をきっかけにして開始され、その最中に夫から届いた離婚成立の通知が、こんどは彼女を自殺へと追いやる重大な打撃となったのである。

この病歴のどこを探しても、患者の循環気質から鬱病に至る直線的移行は見いだされない。そして、夫との事実的別離と、就職に際しての自信のなさと、夫からの一通の手紙との三つの事態の重大さをかりに量的に比較してみるならば、彼女における鬱病の発病が単なる「刺激・反応図式」では説明しえないものであることは歴然としている。彼女の病歴を理解するためには、彼女が夫との問題をかかえこんで以来、自分自身のもとにつくり出した状況の特異性を、彼女の性格との関連においてとらえてゆかなくてはならないのである。この問題はのちほどもう一度検討することにして、ここではクレッチュマーの性格論が実際の症例にあたってその発病機制を十分に説明しえないことを明らかにしておくだけに止める。

クレッチュマーにおける躁鬱病者の性格論がこのようにして病因論的な意味をもちえなかったのは、彼にとって躁鬱病という病はあくまでも生物学的・身体因的な疾患であり、その発病に際して決定的な役割を演じるのは、患者の病前の性格に内包されている心の動きの方向性ではなく、その基礎に考えられているその生体の体質的特異性であるとみなされていたことによる。彼においては性格と体型はこの体質的特異性の心身両面への顕現にほかならなかった。しかもこの場合、心の面への顕現としての性格は、上にも述べたように状況からの外因的刺激に対する反応様式として、状況からは完全に独立的に考えられているのであるから、このような立場に立つ限り「状況」のもつ特異的な病因的意義というようなことは、いっさい問題になりえないことになる。

三　下田の執着性格の問題点

これに対して、下田[3]のいわゆる「執着性格」は、周知のようにクレッチュマーに対する批判から生まれたものである。下田は、クレッチュマーの「循環性格」が躁鬱病の発病機序とは直接に関係がないものであることを指摘し、これに反して彼の「執着性格」は《躁鬱病発症に密接な関係がある》としている。

彼によると、《この性格の基礎は感情の経過の異常にある……一度起った感情が正常人の如く時と共に冷却することがなく、長く其強度を持続し或は寧ろ増強する傾向をもつ。此異常気質に基づく性格標識としては、仕事に熱心、凝り性、徹底的、正直、規帳面、強い正義感や義務責任感、ごまかしやズボラが出来ないなどで、従って他から確実人として信頼され、模範青年、模範社員、模範軍人等と賞められて居る種の人である》。そして躁鬱病発病の経過としては、《或期間の過労事情（誘因）によって睡眠障碍、疲労性亢進を初め各種の神経衰弱症候を発する。これは生物学的には自己保存のための疾病逃避反応（神経衰弱反応）とも謂ふべく、正常人では此際情緒興奮性減退、活動欲消失が起っておのづから休養状態に入るのであるが、執着性格者にあってはその標識たる感情興奮性の異常により、休養生活に入ることが妨げられ、疲憊に抵抗して活動を続け、従って益々過労に陥る。この疲憊の頂点に於て多くは可なり突然に発揚症候群又は抑鬱症候群を発する》と説明されている。しかし下田にとっても、躁鬱病の本態が《遺伝的異常体質に発する疾病であることに何人も異見はない》とする点においては、クレッチュマーと同意見なのである。

躁鬱病の本態を生物学的・体質的に理解することの是非はともかくとして、ここに述べられているこの病気の病前性格と発病機序との関係は実に見事であって、臨床的観察の周到さという点では、はるかにクレッチュマーをしのいでいる。しかし、ここでもやはり、状況が性格との必然的なつながりにおいて具体的に考察されているとはいえないようである。躁鬱病の発病を促す多種多様の状況は、すべて「或期間の過労事情」ということに要約されてしまっていて、その際に躁鬱病の発病に至るかどうかは、執着性格者の「感情興奮性」の量的な異常によって決まるかのように考えられている。このことは、下田がこの「感情興奮性異常」の基礎に「遺伝的異常体質」を考えていたことからもはっきりわかる。

しかし、実際の例にあたってみると、ここに描写されているような執着性格の持主は、持前の仕事熱心と責任感のために、日頃から常に一種の過労状態を自ら招いているような人なのであって、それでいながら平常は躁鬱病に落ち込むことなく、ひと一倍の働きものとして通用しているのである。このような人は、自分の習慣の範囲内にある手慣れた多忙さに対しては、驚くべく強い耐容性をもっている。しかも通常は、このような多忙のあとの疲労からの回復力も、並はずれて大きい。だから、下田が過労のあとの「休養状態」の成立の有無をもって「正常人」と「執着性格者」を区別しているのは、一般論としては事実に合致していない。そして、下田のいうような執着性格者が躁鬱病に落ち込むに先立って見いだされる「或期間の過労事情」は、彼らのこのような常日頃の精力的な活動力から考えると一見全く不可解なほどの些細な出来事についての心労から生じていることが少なくないのである。

たとえば、著者が最近治療したある四十二歳の男性は、滋賀県下の農村で農業を営みながら、農閑期にはバイクに乗って愛知県から岐阜県の山奥にまで薬の行商に廻り、疲れを知らぬタフな働きものである。ある年の秋、台風シーズンに備えて、彼は長年放置していていたみのひどくなった屋根の修理を思い立ち、何人かの職人を頼んで工事にとりかかった。彼は職人たちに対してなにかと気を配り仕事がしやすいように心がけた。彼が短期間の不眠に引き続いて重い抑鬱状態に陥ったのは、その数日後のことである。全快してから患者は、沢山の職人が自分の家の中に入ってきて仕事をするということは、慣れないことだったので、と語っている。

また、やはり著者が数年前に経験した症例は五十歳の会社専属運転手で、下田の描くとおりの執着性格者だった。彼の勤めている会社はかなり成長して大きくなっていたのに、社長の専用車は依然として古い型の国産車であったため、彼は以前から、この際ほかの会社なみに外車に買い換えるようにと進言し続けていた。ところがある年、社長が彼の意見をいれて大型の外車を購入し、彼にその車の運転がまかされることになったとたんに、彼の鬱病が始まったのである。患者はのちに、あんな大変な車はとても私の手にはおえないと思ってしまったら、がたっと気力が抜けた、と語っている。

このような症例は、実際にはきわめて多い。「循環性格」のところであげた女性の症例にしてみても、表面的にはかなりよく下田の理論にあてはまっているようにみえるけれども、彼女の鬱病をそれに先行した種々の過労状態といきなり直線的に結びつけたのでは、この病歴のいちばん重要なポイントが問題からはずれてしまうようである。彼女の場合、選挙運動に関しての疲労はすでに抑鬱症状発現後のことなのであって、この抑鬱症状自身にとっては、彼女が夫と別れたあとの生活における疲労そのものは、それほど大きい要因になっているとは思えない。つまりそこには、下田のいう「ある期間の過労事情」というような抽象的一般的な誘因ではなくて、患者の人柄そのものをそのまま反映しているような、特殊な環境的要因のようなものが生じているのではないか、逆にいえば患者の側において、そういった特殊な環境的要因に対する特殊な抵抗力の弱さのようなものがあるのではないか、ということが考えられてくる。非特異的な過労に対して特異的に反応する性格というものがあるのではなくて、病前状況そのもののうちにもはっきりした特異性が考えられなくてはならないのである。

四　躁鬱病の発病状況論

初めにも述べたように、躁鬱病の発病状況についての研究はかなり古くから行なわれてきた。クレペリーン[4]（Kraepelin）の時代には、躁鬱病は生物学的な基礎をもつ病的素質から、そのような素質自身の発展として生じるものと考えられていたから、なんらかの環境要因に由来する心理的体験にひきつづいて躁鬱病が始まった場合にも、これは偶然の一致としか考えられなかった。しかしその後、ことにランゲ[5][6]（Lange, J.）のすぐれた研究によって、少なくとも若干の種類の特殊な状況は、偶然とは片づけられないような密接な関係をもって躁鬱病の発病を導きうるものであることが明らかになってきた。ランゲによってとりだされた躁鬱病の特異的な誘発状況としては、近親者の死、対人的不和、経営上の困難、転居などがあり、ことに転居によって誘発される鬱病は、その後「引越し鬱病」（Umzugsdepression）と命名されて、状況因性鬱病のモデルケースとされている。

しかし、ランゲ自身をも含めて、従来の精神医学は、このような誘発的状況の意義を常に個体の側の生来的・素因的な反応準備状態との関連において理解しようとする立場を、一貫してもち続けていた。つまり、個体の側に病気があらかじめ準備されているからこそ、あるいは病気がすでに徐々に始まっていたからこそ、そのような状況が「誘因」となりうるのであって、病気の成立にあたっての第一義的な役割を演じるのは、あくまでも個体の側の素質であるとみなされてきた。このような考え方は、戦後の精神医学にまでも根強くもちつづけられ、たとえばシュナイダー（Schneider, K.）は、ある状況体験からの精神的動機によって躁鬱病が始まるのは、強い感情的動揺によって身体の側に変調が起こり、これが躁鬱病の身体的基盤に作用するためであって、その際の体験の内容（失恋、近親者の死、転居、郷愁など）は、病気の構造に対してなんらの意味ももたない意味盲目《ジンブリント》的な衝撃としてはたらくのだと考えている。

躁鬱病の発病状況の研究に飛躍的な進歩をもたらすきっかけとなったのは、平沢(7)も指摘しているように、今回の世界大戦の末期から戦後にかけての社会的混乱であった。戦禍によって肉親を失ったり故郷を追われたり自ら死線をさまよったりするという困難な状況下で誘発された躁鬱病が研究の対象となったことから、とりわけ鬱病に関して、種々の特別な病型の記載が生まれた。たとえばヴァイトブレヒト(8)(9)(10)（Weitbrecht）は、どちらかというと過敏で無力性の人が長期間の心理的あるいは身体的な負担のあとに気分変調と心気症とを主とする反応性鬱病像に罹患しうることを指摘して、これを内因反応性気分失調（endoreaktive Dysthymie）と名づけた。シュルテ(11)（Schulte, W.）は、そのような重荷から解放されたとたんに発病する鬱病を荷おろし鬱病（Entlastungsdepression）と名づけた。またビュルガー＝プリンツ(12)（Bürger-Prinz）は、慣れ親しんだ生活環境や人生目標が失われた場合、ことにそれが民族的な追放や迫害によっていっさいが無に帰するという形で出現した場合に生じる慢性の神経症的色彩の強い鬱病を基盤喪失鬱病（Entwurzelungsdepression）として記載した。長期間の重い疲憊状態にひきつづいて身体的症状を伴って形成されるキールホルツ[13]（Kielholz）の疲憊鬱病（Erschöpfungsdepression）も、これと近縁のものと考えられる。

これらの荷おろし鬱病、基盤喪失鬱病、疲憊鬱病などは、表面的にみればランゲの引越し鬱病と同じように、鬱病全体のうちから特殊な誘発状況をもつものをとりだして名前にした、便宜上の命名のようにもみえるけれども、実はそれらは、人間の置かれるさまざまの危機的な極限状況がその人の心的生活に対しておよぼす根源的な作用についての認識によって裏づけられたものなのであって、躁鬱病の発病機序を全体的人間的な見地からとらえて行こうとするその後の研究に対して、大きな原動力の役割を果したものということができる。たとえば、その後ヘーフナー[14]（Häfner）は、ある人が実存的危機の状況下でその人が古くから慣れ親しんでいた価値実現の可能性がせばめられ、そこで自己の実存の支えとなっているような価値が奪われることになって、この衝撃による悲しみのために、残された価値領域に新しい価値を見いだす努力すらも不可能になり、その人の可能性の領域がますますせばめられるという悪循環から生じる鬱病を「実存鬱病」（existentielle Depression）とよんだ。この考えを受け継いで、これをさらに性格論的・価値構造論的に発展させたのがローレンツァー[15]（Lorenzer）の「喪失鬱病」（Verlustdepression）である。ここでは「所有」と「喪失」をめぐる患者の体験構造の内的矛盾が、鬱病発生の原因としてとりだされている。

これらの研究の結果、明らかに状況の困難さに起因して「反応性」に起こる鬱病像が、その症状や経過のうえからみると、従来からいわれていた「反応性鬱病」ではなくて、以前は身体的基礎から発生するとみなされていた「内因性鬱病」であることが注目されるようになった。そしてこのことは、精神医学全体にとっての宿命的な謎（das delphische Orakel, コレ Kolle, K.）[16]とされていた「内因」（endogen）の概念に対する再検討を促すことになった。そしてここから生まれてきたのが、つぎに述べるテレンバッハのエンドン（Endon＝内なるもの）という考え方なのである。

五　テレンバッハのメランコリー論

躁鬱病の発病機序を考える場合に、これまでは患者の先天的体質を基盤とする病前性格と、そこに含まれている素質的な異常性を顕在化させて躁鬱病の発病を促すような誘発状況とが、それぞれ別々に切離して考えられ、そのうえで両者の間に生物学的な「刺激・反応図式」があてはめられてきたことはすでに述べた。このような考え方の背景になっているのが、古くから西洋の自然科学全体を支配してきた心と身体との二元論、さらには個体と環境、内界と外界との二元論であることはいうまでもない。さらに、古典的精神医学の主流をなす思想のうちには、精神病というものを窮極的には身体的基礎をもつ疾病とみなそうとする考えが一貫して支配的であった。そして心が環境からの影響によって、身体をまきぞえにすることなく、それ自体で異常をきたした場合を「心因性」あるいは「反応性」の精神病としてまとめ、逆に元来健全であった身体がそれ自体障碍されて、二次的に心の異常が引き起こされた場合には「外因性」あるいは「器質性」の精神病とよんで、これらをすべて除外した狭義の精神病を「内因性」の名でよぶことにしていたのである。したがって「内因性」の精神病とは、先天的・遺伝的に身体の中に刻印されている異常素質が、それ自身の法則性にしたがって発展し、心の障碍を引き起こす病気という意味であって、心の動きそのものはすべて身体的変化の結果であり、決して原因的な役割をもちえないものと考えられていた。

ところが、上に述べてきたように、躁鬱病の研究が進むにつれて、この「内因性」の疾患がときとしては明らかに心を媒介とする環境からの影響によって発病に導かれうることがわかってきた。しかも、それは最初に考えられていたような「意味盲目的」な「誘因」としてではなく、ある種の疾患特異性をもった必然的な帰結として以外は考えようがないことも、次第に明らかになってきた。

疑うべくもなく「身体因的」な法則性をそなえた躁鬱病が、やはり疑うべくもなく「心因的」な発病様式を示すという事実に直面して、西洋自然科学を支配していた心身二元論は重大な破綻をきたした。そして、そこからはどうしても、「心」と「身体」の区別をこえたひとつの作用主体のごときものを想定せざるをえないという要請が生じてきた。このような心身超越的作用主体として考えられたのが、テレンバッハのいうエンドンにほかならない。

テレンバッハ(17)によれば、エンドンとは「内なるもの」あるいは「根源」の意味であり、人間のエンドンという場合には、《人間における根源的なものを、つまり人間の根源的な存在様式を告知するものを——すなわち、人間が自然的・心的・身体的につくりあげられているという事実と、そのつくられ方とを告知するものを意味する》。それは心身の区別がそこから生じてくる源であって、心身に対して決定的な影響をおよぼすものとして「心身以前」のものであると同時に、心身からの影響をうけて変化形成を被るゆえに「心身以後」のものであるとされる。そして、いわゆる「内因性」の精神病とは、心が主導権をもつ「心因性」疾患とも、身体が主導権をもつ「身体因性」疾患とも違って、このエンドン自身が危機にさらされて生じるものであり、種々の臨床症状はこのエンドン自身の危機の心身両面への表現だとされる。つまりテレンバッハにとって「内因性《エンドゲーン》」(endogen)であるのはあくまでも病気それ自体なのであって、病気の症状は内因性とはいわれえない。内因性精神病の諸症状が、心因性あるいは身体因性(外因性)の諸疾患にも同様に現われうるのはそのためである。

さて、テレンバッハによれば、エンドンの諸特性、ことにエンドンが一定の秩序から逸脱しやすい傾向は、遺伝的に継承されうるものであるけれども、旧来の精神医学が考えていた遺伝的素質のように宿命的・固定的なものではない。それはとりわけ人間の成熟と深い関係を有し、人間の心身の成熟とは、実はそれらの起源であるエンドン自身の成熟のあらわれにほかならない。またエンドンは、人間の一生を通じてさまざまな変化を示すが、その変化は決して決定的なものではなく、常に可逆的・流動的なものである。内因性精神病の発病に際して、エンドンは一挙に急激な変動を示す（Endokinese）。しかしこの変動は、外界から孤立的に考えられた個体内部で自生的に生じるのではなくて、いつも人間彼をとりまいている周囲の世界の状況との密接に関連しあった「布置」の特殊な事情によって引き起こされる。このようにしてテレンバッハは、遺伝的素質を無視することのできない内因性精神病が、環境とのかかわりあいから、あたかも心因的な様式で発病するという事実を矛盾なく説明することに成功している。

このようなエンドン理論に基づいて、テレンバッハは躁鬱病の独自の病因論を展開している。彼はまず、生来的に鬱病（メランコリー）にかかりやすい人の諸特徴を「メランコリー親和型」（Typus melancholicus）としてまとめ、それらの諸特徴の本質をなすのは、秩序（Ordnung）にかかわる際の独特の仕方であるとして、これを「几帳面」（Ordentlichkeit）とよぶ。このようなタイプの人は、その立居振舞がきちんとしており、身辺はきれいに整頓され、仕事の上では勤勉さと良心的な義務責任感が目立ち、対人関係においては他人との衝突や摩擦を避け、他人に迷惑をかけず、他人に心から尽そうとする誠意を示す。このような人は当然周囲の人たちから好かれ、信用のおける人として尊重されるけれども、一方において大きな危険をはらんでいる。たとえば仕事の面では、こういう人は持前の責任感と勤勉さのために仕事の量はふえる一方であるのに、自分自身に対する要求水準が高いので仕事の質を低下させることができない。仕事の量と質の両方を同時に上昇させようとする努力は、やがては挫折せざるをえない必然性を含んでいる。また、対人関係の面に例をとると、他人のために尽すことに生きがいを感じているこのような人にとって、自分の身近かな人が死亡したり離れて行ったりすることは、それ自身すでに絶望的な事態を意味することになる。

このようにして、メランコリー親和型の人が慣れ親しんでいる生活の秩序が、なんらかの周囲の情勢のために乱された場合、そのような人は容易に抜きさしならない自己矛盾の中に閉じ込められてしまい、テレンバッハがインクルデンツとよんだ狭隘な空間性をもつ状況を形成する。あるいはまた、自己に対する過度の要求水準が挫折した場合には、将来は一挙に閉ざされて過去のことばかりくよくよと思い悩むようになる。これがレマネンツとよばれる退嬰《たいえい》的な時間性を帯びた状況である。このインクルデンツとレマネンツとは、メランコリー発症の準備的状況（前鬱状況 prädepressive Situation）であって、それ自体はまだ精神病とはいえない。むしろこの前鬱状況は、メランコリー親和型の人がその本質特徴のうちに内包している問題性が、いろいろな事情によって極端な形をとって危機的様相を呈したものとみることができる。そして、テレンバッハによれば、この準備状況と本来の内因性メランコリーとの間には、われわれの眼にはみえないひとつの段落があり、この間にエンドンは大きな変動を被って、ここから内因性メランコリーが発病してくることになる。

このようにしてテレンバッハは、彼のいうエンドンの病的変動すなわち内因性メランコリーの発病に至るまでの道筋を、徹底した状況因論で推し進めている。そもそも、彼のいう「メランコリー親和型」というのは、彼自身も述べているように、決して性格論的類型ではなく、「秩序への密着」という形ですでにひとつの状況類型を示している。テレンバッハが「状況」の名でよんでいるものは、決して人間を規定したり、人間によって規定されたりする外面的・環境的なものではなく、人間と世界とが一体となって構成しているそのときそのときの情勢の横断面のことなのであり、換言すればその人の生活のことなのである。エンドンの概念で心身二元論を否定したテレンバッハは、「メランコリー親和型」の概念によって個体と環境との二元論をも否定する。ここにおいては「性格」と「状況」は全くひとつのこととして語られている。そこではもはや、「性格」と「状況」との「間」に、いかなる「関係」も成立しえない。「性格」がそのまま「状況」なのであり、「状況」がそのまま「性格」なのである。このような一元論的なとらえ方は、これまでの西洋の自然科学の中ではきわめて型破りの斬新なものであって、躁鬱病研究の歴史の中でも、最も画期的な業績だということができる。ただ、このような思想は、ことに西洋人にとってはきわめて理解しにくいものであるに違いなく、必ずしも一般の賛成を得てはいないようである。

六　今後の研究のために

テレンバッハによって性格と状況がひとつのものとして取り出され、ある個人においてこの「ひとつのもの」が集約的にはたらく場所としてのエンドンの概念が示された以上、われわれは今後——少なくとも躁鬱病の発病機序を論じるにあたっては——もはやこの到達点からの後退は許されない。われわれが今後性格とか状況とかの言葉を用いる場合には、それはすでに相互に含み含まれる一体のものとして語られるのでなくてはならない。むしろ、われわれの今後の仕事は、テレンバッハによって示されたこの方向性を、いかにしてより徹底させ、より臨床的現実に近づけるかということである。

このような見地からテレンバッハの著作を検討すると、そこにはなお克服されなくてはならないいくつかの問題点が含まれている。その全部をここで述べることはできないが、われわれのテーマに関連してごく重要な二、三の点だけをとりだしてみたい。

第一に、これはクレッチュマーの循環性格についても指摘しておいたことであるけれども、テレンバッハの病因論においても、メランコリーという精神病が「どのようにして準備されるか」は説明されていても、「どのようにして発病するか」についての明確な記載は見当らない。彼によると、《メランコリー親和型はエンドンの健康な表現形式であり、内因性メランコリーはエンドンの病的な表現形式》なのであるけれども、この健康な表現形式と病的な表現形式との間にはひとつの「断絶」(Hiatus)があるという。つまりテレンバッハは、心と身体、個体と環境の二つの二元論は立派に克服しているけれども、「健康」と「病気」あるいは「正常」と「異常」の二元論についてはー指もふれてはいないといえる。この点にひとつの問題点があるのではないだろうか。

テレンバッハの業績を、おそらく最も積極的に評価したのはミュラー=ズーア[18](Müller-Suur)であるけれども、そのミュラー=ズーアはつぎのようにいっている。つまり、テレンバッハの取り扱ったメランコリー親和型の人たちは、すでに以前に鬱病の病期を経験しているか、少なくとも臨床的に病的とはみなされえない程度の気分変調を何回かくり返してきたであろうことは容易に推測できる。だから、メランコリー親和型というのはすでにこういった過去の気分変調がその人の存在様式に組み込まれて生じたものではないのだろうか、というのである。

このミュラー=ズーアの洞察はわれわれが今後この問題について考察を進めて行くうえで、きわめて重大な示唆を与えてくれている。われわれはふつう、教科書に描かれているような種々の精神症状のために、患者がすでに彼の日常生活に重大な支障をきたしている場合にのみ、躁鬱病という臨床診断を下すのであるけれども、このような患者について詳しくたずねてみると、彼らはこのような重篤な躁鬱病以外にも、常日頃からちょっとしたきっかけからスランプに陥ったり、不思議に調子が出たりする、といった気分の波を持ち合わせているのがふつうである。こういった不調はほんの数時間のこともあるし、数日間続くことがあってもよい。場合によっては、そこから典型的な躁鬱病症状が出現する代わりに、種々の身体的変調が出てくることもある。気疲れからからだの調子が悪くなる、というのはきわめてよく知られていることである（いわゆる「仮面鬱病」）。そして、このような傾向をもった人たちは、無意識のうちに彼らのスランプの原因が生活秩序の乱れにあることを知っていて、できるだけの努力をはらって物事をきちんとして行こうと心がけるようになる。こうしてできあがったのがメランコリー親和型だという見方もできるわけである。

さらに、こういうことも考えられるだろう。両親のどちらかがメランコリー親和型であった場合、その家庭は全体として几帳面さといった原理でもって支配されることになる。そういう家風の中に育った子供たちは、ちょっとした無責任さやだらしなさに対してもひどい叱責をうけることになるだろう。彼らはこのようにしていつのまにか自分自身をメランコリー親和型に育てあげられて行くのかもしれない。テレンバッハはエンドンが遺伝的に継承されうるものであることを述べているが、ここでは「遺伝」ということはかならずしも「先天的」という意味だけに解しえないのではないだろうか。もっと心理的・状況的な遺伝ということもあってもよいはずである。

このように考えると、メランコリー親和型と内因性メランコリーとの間の「正常」と「異常」の違いは、きわめて相対的なものにならざるをえない。メランコリー親和型とは、すでにそれ自体のうちに内因性メランコリーを含んだものなのであり、内因性メランコリーはメランコリー親和型の発現様式のひとつだということになりはしないだろうか。だから、テレンバッハがメランコリー親和型を「性格」と「状況」の総合としてみた見方をもうひとつ推し進めて、これを「性格」と「状況」と「内因性メランコリー」との三者の一体となった総合とみなくてはならないのではないだろうか。このように考えることによって初めて、「病前状況」と「精神病」との間の断絶の問題を解決する糸口が開けるのではないだろうか。この点と関連して注目しておいてよいのは、上にもふれたように、テレンバッハ自身、内因性メランコリーという病気自身はあくまでエンドンの変化に由来するものではあるけれども、メランコリーの「症状」は内因性のものではなくて、むしろ身体因性のものではないか、と考えている点である。この問題については、最後にもう一度ふれることにする。

テレンバッハのメランコリー論でもうひとつ問題になりそうな点は、われわれが臨床で出会う躁鬱病のすべてが、彼の述べているような筋道だった発病様式を示すとは限らない、ということである。もちろん、患者をていねいに診察し、家族から発病前のようすを克明に聞き出せば、それだけいっそう、一見全く動機なしに発病したかに思える躁鬱病の背後にも、患者自身の生き方にとっては重要であるに違いない状況的要因が見いだせるものである。しかし、そうした努力にもかかわらず、状況とはなんらの関係なしに、病気自身の規則的な周期的反復性にしたがって発病をくり返す躁鬱病も決して少なくない。事実、このことはテレンバッハ自身も認めていることなのである。したがって、上に述べたような

「状況規定的」な発病様式を示す躁鬱病と、そうでない躁鬱病（われわれはこれをかりにテレンバッハ型のメランコリーおよびクレッチュマー型の躁鬱病とよんでおいてもよいだろうと思う）との間に、どういった病因論的あるいは疾病論的な違いがあるのか、という問題は今後の課題に残されることになるだろう。

　この問題について、ことに状況ということに関連して少しだけ述べておくならば、テレンバッハ型のものの発病が多くは中年以後の、つまりすでに社会人として成熟しきった年齢に多いのに対して、クレッチュマー型の初発はもっと若年者に、つまり社会的にまだ未熟な人に多くみられる、という臨床的事実が注目される。つまり、両者はその発病状況（もちろん、患者の性格ないし人柄をも含めた意味での）が、あるいはもっと的確ないい方をすれば、その発病前の世界が違っているのである。テレンバッハ型の患者は、彼らの若いころ、つまり彼らの世界がまだそれほど社会的責任性の重荷をになっていなかったころには、少々の負担ではクレッチュマー型の発病には至らなかった。ところが若いころにはなんとかもちこたえられたものが、家庭をもち、子供が成人して自分の支配圏を離れ、社会的にも責任者の地位につく年齢に達して、しかもそこで体力的にも限界を感じはじめるようになってはじめて、躁鬱病（ことにメランコリー）の危機がはっきりと姿をあらわすことになったのだ、と考えてもよいのではないだろうか。それだからこそ、テレンバッハ型のメランコリーでは「罪責体験」が前景に立つともいえるだろう。もちろんここで、家族的・職業的配慮のもとに成立する「貧困主題」や「心気主題」は、広義の「罪責体験」のうちに含めて考えてよい。これに対してクレッチュマー型の患者においては、罪責体験、貧困体験、心気体験が出現しても、それらはもっと現実離れのした、個人的内容のものであることが多く、周囲の人びとへの配慮が稀薄である。

最後に、以上に述べたことを土台にして、躁鬱病一般の病因論についての多少の考察を試みておきたい。近年「抗鬱剤」とよばれる一連の薬物の開発によって、躁鬱病の治療はきわめて容易になり、ことにその症状は簡単に除去することができるようになった。このようにして、明らかに身体的次元において作用する化学薬品が、躁鬱病の症状を消失せしめうるということは、とりもなおさず、これらの症状が身体的次元のものであることのなによりも有力な証拠である。ここではなにも、病気と心と身体との、さらには状況との、難解な一元論を持ち出す必要は全くない。躁鬱病の症状は、その精神症状をも含めて、端的に身体的起源をもつ症状なのである。(ただし、誤解のないようにことわっておくと、躁鬱病といっても人間の病気である以上、そこには種々の程度において、いわゆる「神経症」的色彩が加味されている。これはもちろん身体的なものではないし、薬物療法によっても影響されない。)

躁鬱病の症状が身体的次元のものであるということは、さしあたり躁鬱病の病因論にとってどんな意味をもつのだろうか。卑近な例として、われわれは何か悲しい出来事があったときに泣く、という人間一般の事実を思いうかべることができよう。泣く、ということはもちろん、単に涙腺の分泌が増加する、というだけのことではないだろう。しかし、ここでもかりに「症状」という言葉を用いることが許されるならば、涙腺分泌過多は「泣く」という事態のひとつの主要な症状であり、いうまでもなく、これはそれ自体身体的現象である。だからといって悲嘆という事態を身体的次元の出来事だと考える人はいない。悲嘆という概念それ自身は、むしろ心的な状態を指していわれるのである。そこには、悲しさという心的「症状」と、涙腺分泌過多という身体的「症状」とを発現せしめるような、なんらかの根源的な事態が、まさに「状況因的」に生じているといわねばならぬ。この根源的な事態は、われわれの日常的・対象意識的な認知能力でもってしては、どのようにしても表象しえないものである。われわれはただ、ある種の直観にたよって、なんらの認識行為の媒介を必要とせずに、直接的にこの事態を感じとっている。これがまさにテレンバッハのいうエンドンの事態なのである。

躁鬱病についても、これと同じことがいえるのではないだろうか。教科書に記載されているような、あるいはわれわれが日常カルテに書きとめておくような、躁鬱病の症状はすべて身体的起源をもつ現象なのである。だからそれを、種々の生化学的・生理学的方法を用いて探索することも可能だろう。だからといって、躁鬱病が身体的疾患であるとは決していわれえないのである。ただ、ちょうど「涙もろい」といわれる人があって、些細な状況的事態ですぐに「涙腺症状」を発現するのと同じように、躁鬱病症状の出現しやすさには無限の個体差があるだろうし、それは元来身体的なものなのであるから、季節や気象条件によっても大きく影響されるだろう。しかし、それらの症状の背後にあって、それらの症状を発現せしめている躁鬱病の真の本態は、決して自然科学的方法でもっては確かめえない根源的次元に生じている。そしてこの根源的、エンドン的次元の出来事の「原因」は、その人の生来の人柄、両親やその他の人びととの出会いから形成された生活態度、そして発病前にその人が置かれていた周囲の情勢、これらがすべて一体となって形づくっている「状況」の特殊な様相なのである。

ここで躁鬱病の病因論についての、私なりの考えの概略を述べて、まとめにかえておきたいと思う。躁鬱病は、人間である限り、だれしもその危険と可能性を有している、ひとつの人間存在様式である。ただ、それが医学的治療を要する程度の病的症状を発現せしめるためには、いくつかの特殊な条件を必要とする。そのような条件としては、まずある種の先天的な素質のようなものが考えられるだろうし、実際上はこれと区別することのできない幼児期以後の人格形成の過程で獲得される性質のようなものが考えられるだろう。これを一言で「人柄」とよぶならば、このような臨床的躁鬱症状を発現しやすい人柄とは、その人の置かれている情勢の変化に順応しにくい人、それも、単に情勢の変化に背を向けるのではなくて、変化そのものに巻き込まれてしまって心身の平衡を乱しやすい人ということができるだろう。

このような平衡の不安定さが強ければ、その人はごく若いうちから、些細な状況の変化によって躁鬱症状を発現せしめ、これを何回かくり返すうちに一種の習慣が形成されて、一見なんの動機もなく躁鬱症状が発現することになるだろう。この場合、躁症状が前景にであるか鬱症状が前景にでるかは、やはりその人の人柄によってきまると思われる（この点に関しては、森山[19]のすぐれた研究がある）。

しかし、状況の変化に対する抵抗力が比較的強い人柄の人は、変化のたびに気分の動揺をきたしながらも臨床症状を発現せしめるまでには至らずに、ある期間は無事に生活を続けるだろう。しかし、次第に年齢を重ねるにつれて、その人の社会的ならびに家庭的責任はますます増大し、しかもその人の手慣れた状況と手慣れない状況との区別もますますはっきりしてくるだろう。そのような人は元来、自分にとって住み心地のよい環境を自ら形成し、自分の世界から外へは出ようとしない人であるから、親しい世界と親しめない世界との差はますます確固たるものとなる。若いころから、自分で統御できない事態が生じたときの苦痛の経験の積み重ねによって、このような人の現状維持欲求はきわめて鞏固なものとなる。そして、何人も免れることのできぬ人生の有為転変が彼を襲ったとき、彼はこれに対して躁鬱病症状の発現をもってこたえる以外のすべを知らないのである。

だから、下田のいうような単なる過労が彼を躁鬱病に導くのでもなければ、ましてクレッチュマーのいうように生来の異常素質がいつの間にか病的症状を呈するのでもない。躁鬱病症状の発現に直接先駆する状況、それは患者の現状維持欲求に対して破壊的な作用をおよぼす種類のものでなくてはならず、患者をして「取り返しがつかぬ」事態としてうけとられるような性質のものでなくてはならないのである。

この「取り返しがつかぬ」という事態は、患者の人柄（性格）の反映であると同時に、状況そのものの動きでもあり、性格と状況が一体となって形づくっているような事態である。それと同時に、それはゲープザッテル[20](Gebsattel)が「生成の障碍」とよんだような、あるいはテレンバッハがレマネンツとよんだような、生命的時間性の停滞として、内因性躁鬱病の種々の症状に基本的な方向性を与えている。一見、時間性の促進と生命力の亢進を思わせる躁状態でも、よく観察すれば、そこに根源的な生命的時間性の停滞と空転が認められるのである。

躁鬱病の発病にあたって、性格と状況はひとつの根源的方向性の両側面として、不可分の関係をもって、病的事態それ自体にまで方向性を与えている。この問題は今後なお幾多の臨床的実例について真剣に考察さるべき多くの課題を含んでいる。

文献

(1) Kretschmer, E.: Körperbau und Charakter. 19. Aufl. Springer, Berlin/Göttingen/Heidelberg, 1955.
(2) Kretschmer, E.: Medizinische Psychologie. 10. Aufl. Thieme, Stuttgart, 1950.
(3) 下田光造「躁鬱病に就いて」(米子医学誌、二―一、一九五〇)
(4) Kraepelin, E.: Lehrbuch der Psychiatrie 7. Aufl. Barth, Leipzig, 1964.
(5) Lange, J.: Über Melancholie. Z. ges. Neurol. Psychiat., 101; 293, 1926.
(6) Lange, J.: Die endogenen und reaktiven Gemütserkrankungen und die manisch-depressive Konstitution. In: O. Bumke, Hdb. d. Geisteskrankheiten. VI. Spez. Teil II. Springer. Berlin,

1928.
（7） 平沢一「うつ病の臨床精神医学的研究の現況、一九四五—一九五八」（精神医学、一—二二一、一九五九）、『軽症うつ病の臨床と予後』（医学書院、一九六六）
（8） Weitbrecht, H. J.: Zyklothymie. Fortschr. Neurol. Psychiat., 17; 437, 1949.
（9） Weitbrecht, H. J.: Zur Typologie depressiver Psychosen. Fortschr. Neurol. Psychiat., 20; 247, 1952.
（10） Weitbrecht, H. J.: Depressive und manische endogene Psychosen. In: Psychiatrie der Gegenwart. Bd. II. Springer, Berlin/Göttingen/Heidelberg, 1960.
（11） Schulte, W.: Die Entlastungssituation als Wetterwinkel für Pathogenese und Manifestation neurologischer und psychiatrischer Krankheiten. Nervenarzt., 22; 140, 1951.
（12） Bürger-Prinz, H.: Psychiatrie und Probleme der Umwelt. Stud. gen., 4; 227, 1951.
（13） Kielholz, P.: Diagnostik und Therapie der depressiven Zustandsbilder. Schweiz. med. Wschr., 87; 107, 1957.
（14） Häfner, H.: Die existentielle Depression. Arch. Psychiat. Nervenkr., 191; 351, 1954.
（15） Lorenzer, A.: Die Verlust-Depression. Verlust und existentielle Krise. Arch. Psychiat. Nervenkr., 198; 649, 1959.
（16） Kolle, K.: Die endogenen Psychosen——das delphische Orakel der Psychiatrie. Lehman, München, 1955.
（17） Tellenbach, H.: Melancholie. Zur Problemgeschichte, Typologie, Pathogenese und Klinik. Springer, Berlin/Göttingen/Heidelberg, 1961（木村敏訳『メランコリー』みすず書房、一九七八）

(18) Müller-Suur, H.: Tellenbach の "Melancholie" についての書評、Nervenarzt, 33; 473, 1962.
(19) 森山公夫「躁とうつとの内的関連について」(精神経誌、六七―一一六三、一九六五)、「両極的見地による躁うつ病の人間学的類型学」(精神経誌、七〇―九二二、一九六八)
(20) Gebsattel, V. E. v.: Prolegomena zu einer medizinischen Anthropologie. Springer, Berlin/Göttingen/Heidelberg, 1954.

III　いわゆる「鬱病性自閉」をめぐって（一九七六）

一　鬱病性自閉の概念

「鬱病性自閉」（depressiver Autismus）の概念は、クランツ（Kranz, H.）の提唱にかかるものである。彼は一九五五年に、内因性精神病の妄想主題が各時代の文化的・社会的・政治的・精神的な背景の変動からどのような影響を蒙るかを調べるために、一八八六年（厳密にはその前後五年間）、一九一六年、一九四六年の、それぞれ一世代三十年をへだてた三つの時期に、同じハイデルベルク大学精神科に入院した総計八九四名の精神病患者（うち分裂病六五一名、躁鬱病*二四三名）について、その妄想体験の内容を比較した[1]。

＊　ここに「躁鬱病」としたのは、原文ではZyklothymieである。しかし、そこで扱われている病像は、実際的にはすべて鬱病像であるし、クランツ自身もZyklothymieと「鬱病」（Depression）を同義に用いているので、以下これを単に「鬱病」とする。

この調査において、分裂病患者の妄想内容が各時期の時代的背景を敏感に反映し、ことに戦争や政治的・経済的情勢、技術文明の進歩などにそのつど即応しているのに対して、鬱病患者の妄想内容と時代的背景の関連は、一貫して驚くべき稀薄さを示した。たとえば、第二次大戦直後の――日本流にいうと一億総懺悔の――時期（一九四六）において、一二二名の鬱病患者中わずか二名しか戦争犯罪を内容とする罪責体験を抱かなかったし、追放や亡命を主題とする妄想も、ほとんど出現しなかった。鬱病患者の体験は分裂病患者のそれに比して、時代や世界との接触が遥かに少ない。分裂病者では自己と世界との関係が主として問題となるのに対して、鬱病者では自己自身との関係の方が問題となる。このことからクランツは、鬱病者の方が分裂病者よりも「より自閉的」である、と結論したのである。

一九六二年に、クランツは再度この問題を取り上げた。[2] E・ブロイラーによって「自閉症」（Autismus）の概念が作られて以来、これはもっぱら分裂病の特徴を表現するために用いられている。しかし、ブロイラー自身は、自閉症を連合解離から派生した二次症状とみなし、現実の規制を離れた空想的な、あるいは散漫な思考という、それ自体は正常人にも起りうる生理的現象のたかまったものと考えていた。これが、クレッチュマーの分裂病質概念、つまり非社交的・環境不適応的性格の概念などを経て、次第に今のように分裂病の本質を表示する一次症状と考えられるようになったのである。そして、分裂病者はその自閉症のために世界の諸事象から隔絶し、全くの孤立的内面性のうちに沈潜している、という先入見ができ上った。ところが、クランツが行ったさきの調査は、むしろこれとは逆の結果を示したわけである。

しかし（とクランツは続ける）、多くの研究者の述べているように、分裂病者はその「末期状態」に至っても、ときとして驚くべく良好な外界との疏通性と、状況に適応した行動を示す。また人間学や現存在分析のいうように、分裂病は孤立した自我自身の病ではなく、自我と世界との関わりの病であり、他者の力への自我の委譲である。K・シュナイダーの「一級症状」をとってみても、そのほとんどが自我と他者の対決という形をとっている。

これに対して、鬱病者の人間的なあり方については以前から「自我への閉じこもり」という点が強調されている。ヤンツァーリックも、鬱病者は世界を喪失して自己の生存の関心事にのみ心を奪われているために、世界との対決が問題となるような分裂病性の妄想を抱く余地がないのだといっている。鬱病性の離人体験にみられる「感情喪失感」は、このことを特徴的に示している。分裂病者の方が鬱病者よりも世界へと開かれているという主張は、両者に対する精神療法的可能性の差異からも支持される。――これが、クランツの第二の論文の要旨である。

一九六九年、彼はこの主張を今一度繰り返して強調した(3)。この第三の論文の標題は、端的に「鬱病性自閉」となっている。そこに述べられているのは、大体において前の二論文と同じ趣旨であるから、ここではその結びの部分を若干引用しておくにとどめる。

《分裂病性の自閉は、体験的に変化した世界との対決の産物であり、鬱病性の自閉は、世界を最初から排除してしまった自我の内的空間へのとらわれである。ブロイラーが分裂病者の自閉を二次的現象だといっているのは正しい。これに対して、鬱病者の自閉は一次的・原発的な現象と考えられる。ツェーは、器質病者と精神病者の言語世界についての研究の中で、分裂病者における外界の自閉的拒絶と、脳器質病者における外界との対決能力の欠如とを区別した。鬱病性自閉は第三の様式のもので、ここでは世界はそのつどの現実の体験から全面的に排除され、体験は、絶望的に自らの自我へと投げ戻されてしまっている。》

以上、クランツの見解を立ち入って紹介したのは、一般通念からみるとやや奇異に感じられる「鬱病性自閉」の概念が生まれた背景を明確にしておいた上で、鬱病者特有の自己自身および他者とのかかわり方を、一般に「自閉」の語が用いられている分裂病者のそれとの対比において、私なりに論じてみたいと考えたからであって、私がクランツの意見を採用するという理由からではない。

この概念を検討する上で、まず問題になってくるのは、以前から——とりわけクレッチュマー、E・ブロイラー、ミンコフスキーらの口を通じて——われわれにとって親しいものとなっている、鬱病者ないし前鬱病者の「同調性格《ジュントニー》」(Syntonie) の概念との関係だろう。鬱病親和的な人物は、周囲の人とすぐにうちとけ、気さくで、自分の周りに壁を作らず、周囲の動きと情感的に共振する。彼らは自分のことよりも相手のことを優先して考え、他人のために尽したがる人物（テレンバッハ）であり、世間的な義理人情に生きる人物（木村）である。このような「他者中心的」な性格特徴が、どのようにして「自閉性」というような概念と関係しうるのであろうか。

次に問わなくてはならないのは、「鬱病性自閉」が、鬱病という精神病状態における病的体験の特徴を示すだけのものか、それとも限られた鬱病相の時期を超えて健康な日常生活にまで及ぶ、鬱病親和的性格者の一般的対人態度についてもいわれうるものなのか、という点である。クランツの論文を読むかぎり、彼はもっぱら鬱病症状の自閉性しか問題にしていないように思われる。しかし、鬱病者の妄想体験が世相を反映しないとか、自己自身の世間的評価と資産と健康への自己中心的な「原不安」だけがその妄想内容となるとかいうだけのことから、鬱病者の存在が世界に向って開かれていないというような結論がひき出せるであろうか。

分裂病者が、その体験面における現実からの離隔や逃避にもかかわらず、その人間的存在様態においては共同世界に向って——それも過度に——開かれているということが明らかになったのは、ビンスヴァンガー、ヴュルシュ、ツット、クーレンカンプフなどの、現存在分析的・人間学的考察を通じてであった。ここで見出された世界への開けは、けっして症状論的レベルのものにはとどまらない。むしろ、分裂病という事態の本質が、世界への開けにおいて、間主観的な基礎障碍（ブランケンブルク）として、自他の「あいだ」の事態（木村）として、捉えられねばならないということなのである。一つの歴史的形態としての現存在のあり方であるこの世界への開けは、当然のことながら、狭い分裂病症状出現期間を超えて、病者の人生行路一般に及んでいる。鬱病についても、これと対応する意味での自閉性がはたして語られうるであろうか。

最後に、鬱病親和的性格をもつ前鬱病者が、なんらかの危機的状況から精神病に陥るとき、そこで必ずしも純粋な鬱病像が出現するとはかぎらない。躁鬱病者が一見分裂病と見誤るほどの多彩な対人的関係妄想、被害妄想、作為体験、幻声などの症状を示しうることは、あまりにもよく知られたことである。クランツは、このような症例を分裂病の方に入れて、「鬱病性自閉」から除外するのだろうか。さらに、こういった「非定型」躁鬱病の患者が、ある病相では分裂病類似の幻覚妄想体験を示し、ある病相では純粋の躁鬱病像を示しうること、また、幻覚妄想症状が薬物療法などで消褪した後に、かなり純粋な鬱病像が残りうることも、同様に周知の事実である。これは、同一人物が場合によって自閉的になったり、世界に向って開かれたりするということなのであろうか。われわれにとって、考えなくてはならない問題は、随分と多いようである。

二　前鬱病者の同調性と自己中心性

前鬱病者の性格特徴がクレッチュマー以来、社交性、同調性の標語のもとに理解されてきたことは、右に述べた通りである。クレッチュマーによって「循環気質」と名づけられた、この周知の性格像を、ここでは平沢(4)による簡明な記載から引用する。

《循環気質の人は、人づきあいがよく機嫌がよい。冗談を解し、人生をあるがままに受けとる。人に接する態度は自然で率直である。人はすぐ彼と友達になることができる。循環気質の中には陽気・快活の極に傾く人づきあいのよい型とならんで、孤独でひとり静かに暮してはいるがなお人と交わることができる者がある。この型の人は陰気であり、人との交際で不安と引け目とを感じやすいが、分裂気質にみられる人間嫌いあるいは人間憎悪の傾向はない。》

この記述には、「自閉」の概念のはいりこむ隙間はまったくない。すべてが自閉性とは正反対の様相を呈している。ところが、同じ前鬱病者についてなされた下田の「執着性格」の記述(5)においては、これとはかなり異質なニュアンスが読みとれる。

《性格標識としては、仕事に熱心、凝り性、徹底的、正直、規帳面、強い正義感や義務責任感、ごまかしやズボラが出来ないなどで、従って他から確実人として信頼され、模範青年、模範社員、模範軍人等と賞められて居る種の人である。》

ここには、仕事以外にはなんの趣味もなく、人生を遊ぶことを知らず、その律義さが場合によっては周囲の人の負担となることもあるだろうような、前鬱病者の一面が描かれている。少なくとも、ここからはクレッチュマーの描いているような、つきあいやすい好人物のイメージは浮んでこない。

これが、テレンバッハ（Tellenbach, H.）のいう「メランコリー型」（Typus melancholicus）の性格になると、秩序愛、仕事上の几帳面さ、入念さ、良心的な義務責任感などとならんで、対人関係の面での「他者優先」的配慮が、きわめて重要な標識として前面に押し出されてくる。最近出た彼の『メランコリー』改訂版[6]の「対人関係」の章から、少しばかり抜書きしてみる。

《メランコリー型の対人関係の要点は、他人のために尽すという形で他人のためにあるということである。それは、ハイデッガーのいう「尽力的顧慮」（einspringende Fürsorge）のプロトタイプである。マトゥセックらが述べているように、既婚の女性の場合には、妻として、母としての仕事を果すという規範が、なんの説明も要せずに身に着いている。夫や子供が一日の仕事を終えて帰宅してからでないと、彼女たちの生活は始まらない。クラウスが的確に指摘するように、この種の人は自分のあり方を自分で決める自由をも回避して、他人が自分に対して示してくる要求のうちに自己同一性を見出している。特に、子供に対する関係は、共感を通りこして共生的である。だれかに尽し、だれかを喜ばすことができれば、満足感がえられる。人から受け入れられないことがあると、それが頭にこびりついて離れない。メランコリー型の人は、ものをむやみに受け取らない。なにかを貰うと、何倍ものお返しをする。明白な行為を伴わないで、ただ純粋に相手のためを思うだけというあり方は、この種の人には考えられない。相手の有難迷惑などというようなことは、彼らには想像もできない。マトゥセックもいう通り、彼らが人を愛するのは、相手の個性、相手の人格を肯定するということではなくて、相手からも同じように尽してほしいという要求をかかげて相手に尽すということである。この型の人は独りでは暮せない。自分自身の存在を自分の生活の内容とすることができない。》

ここに描かれている人物像は、やはり少なからず「独善的」である。メランコリー型の人は、自分では誠心誠意相手のために尽しているつもりでいるのだけれども、その好意はかなり押しつけがましいものである。彼は、いわば自分自身の心を満すために、他者に献身的に奉仕する。

フロム＝ライヒマンらによって代表される近年の精神分析的前鬱病性格論は、この「メランコリー型」性格をいわば裏から見たものといえる。たとえば、フロム＝ライヒマンら(7)は、この自己犠牲的自己満足の背後に、極端な依存欲求と、対象喪失への恐怖とを見てとっている。やはり要点のみを抜萃すると、

《彼らは、表面的には周囲の人びととかなりうまく適応しているかにみえる。しかし詳しくみると、それはけっして真の友情や親密さではない。彼らは他人の個性や特徴には注意をはらわず、相手の有難迷惑を意に介せず、おきまりの対人的配慮を押しつける。彼らは、少数の人と

の間に、極端に依存的な関係をもちたがる。そして、相手に対して愛情や注意やサービスを要求するが、相手の側からの同様の要求には気づかない。彼らは、相手からの恨みを消し、相手から好意をえようとする目的で自分を安売りしようとする。彼らの勤勉さと良心的で綿密な仕事ぶりは、強迫性格に似ているようであるが、彼らは強迫性格者のように自分を強めるために他者をコントロールするのではなく、相手を呑み込んでしまうというしかたで他者をコントロールする。彼らの不安の主な源は、見捨てられはしないかという恐怖にある。それは、他者との関係が、相手を所有物として利用するという関係だからである。相手を怒らせて相手が離れて行くと、彼らは内的に空虚な状態に陥る。そのくせに、彼らはこの不安を、感情の相互交換を無視するというしかたで処理しようとする。面接の終りにぐずぐずと引き延しをはかって医者をうんざりさせても、彼らはそのことには無神経である。》

ここに述べられている性格像は、クレッチュマーのそれとは似ても似つかぬ姿を呈していて、これが同じ前鬱病者の性格描写だとは、にわかには信じがたいほどである。とはいうものの、このかなり意地悪く描かれた前鬱病性格をもってしても、やはり自己自身の存在の充実のために他者との依存関係を必要とするという点では、「自閉」の語の本来の意味からはまだまだ距離がある。この概念を適用することの是非を検討するためには、この概念が一般に用いられている分裂病者との対比において、鬱病者や前鬱病者の存在構造における自己と他者との関係についての、より立ち入った考察が必要である。

この点に関して、私の教室の兵頭(8)が興味ある考察を試みている。兵頭の出発点は、《自己が自己であるということが、すでに他者が他者であるということによって規定されると同時に、他者が他者であることをも規定している》ような、人と人との間柄性において、《自己と他者との個別性は、自他の間において、自他の全体性を形成し、間柄的存在として、個別性と全体性を相互否定的に、すなわち否定の否定という一つの運動を通して、実現しつつある。個別性の否定により全体性が、全体性の否定により個別性が成立する。個々の個別性はそれぞれ、自他分立の立場にありつつ否定的に自他の全体性、すなわち共同性を実現する》という認識である。

さて、前鬱病者の特徴の一つは、「八方美人」ということであり、「誰とも親しく、他人行儀に思われないように」人と接する態度である。この共感的融合的態度は、クレッチュマーによってはポジティヴな性格標識として取り上げられたが、兵頭はこれについて、《他者は人格的な個別者としては認識されず、自己にとっての〔彼の〕ありかたにおいてのみ受容される。患者はこの受容において同時に、自己自身が〔相手から〕受容されていると思っている。……他者は、このような自己中心的な受容をうけることにおいて、それ自体の個別性を喪失し、彼ら〔患者〕によって、「自己化」される。いうなれば、前鬱病者にとって、他者は彼らの「自己の内なる他者」にすぎなくなる》と述べている。重要な他者との別離がしばしば危機状況を形成するのも、それが前鬱病者にとっては「自己の一部の喪失」を意味するからである。一見「去私的」な尽力的、献身的行為も、かくして、兵頭が前鬱病者の第一の性格標識として挙げている「他者の自己化」の結果にすぎない。

兵頭のあげる第二の標識は、「自他の分立の回避」である。前鬱病者は「喧嘩が苦手」であり、対決的状況を「上手に逃げる」。その他「我慢する癖」とか「遠慮し勝ち」とかが、性格特徴として挙げられる。《彼らは、問題が生じて個別者として他者に直面せざるをえない場合、そこから退却し、それを回避し、問題から逃避してしまう……。問題は彼らにとっては自然消滅したこととなり、他者にとっては実質上未解決のままに残されてしまう。》

第三の標識は、「自他の関係の相互的交流の稀薄化」であるとされる。前鬱病者の家族に彼を批評させると、「水くさい」とか「自分本意」とかのことばがよく聞かれる。《自他の間に愛とか信頼、あるいは真の共感といわれるものが培われるためには、そもそも自他が分立していなければならない。自己と他者とがそれぞれ個別者として独立分離していなければならない。》

以上三つの対人的特徴の底を一貫して流れている基本的標識は、兵頭によると「自己執着的配慮」である。前鬱病者は、相手の気持をすぐ感じ、相手に話を合わせる。人に頼まれるといやといえないのに、自分が頼むときにはいつも相手のことを考えてしまう。他人の依頼をことわった後では、相手がどう思っているかを気にする。しかし、《このような対人態度の特徴は、他人の人格に対する配慮にあるのではなく、自己のあり方の挫折の危険に対する配慮にある。それは、他者を自己のあり方の中に取り込みうるかどうかに関す

る配慮に過ぎない。》

以上の考察の後に、兵頭はこれと分裂病（質）者との比較にも触れ、後者では他者は共同存在としての人格的他者として対決を迫るとし、《（前）鬱病者はあくまで「自己執着的存在」であり、分裂病（質）者はあくまでも「共同世界的存在」である。（前）鬱病者は「他者といる時も一人でいる」が、分裂病（質）者は「一人でいる時も他者といる」のである》という結論に達している。

この兵頭の見方の特徴は、クレッチュマー以来の「親しみやすく、人づきあいがよく、同調的で、相手に親切」という前鬱病性格をそのまま確認しながら、その背後に、他者を独立の人格として立てず、これを自己世界の中に取り込んでしまったうえで、いわば「自分の土俵の上での対人関係」に対して、自己執着的な配慮をくばろうとする、「自閉的」な存在機能を見出している点にある。以下、この独特の自閉性の核心にいますこし深く立ち入るために、鬱病者の自己の構造について、別の角度から眺めてみたい。

三　自他の役割的関係

典型的な鬱病の発病年齢は、典型的な分裂病の発病年齢にくらべて、明らかに遅い。このことはわれわれにとって何を意味するのであろうか。自然科学的医学のモデルによって考えるならば、この相違は、たとえば高血圧の好発年齢、糖尿病の好発年齢などと同じく、単なる一つの客観的事実にすぎないのであって、病因論的な説明は可能であっても、そこになんらかの了解的な「意味」を考えることは、それ自体無意味なことだろう。しかし、われわれは人間学の立場に立つかぎり、このような点にもやはり、人間学的な意味を探らなければならない。

分裂病が原則的に思春期ないし青年期に発病するということは、分裂病を自己の個別化原理にかかわる危機的事態と考える私自身の立場からは、容易に理解しうることである。自己を他者ならざる自己自身として立てる、という個別化の原理に弱点を有する前分裂病者にとって、自己がはじめて他者との全人格的対決の場に立たされる思春期、青年期は、それ自体容易ならざる危機的状況を意味することになる。

これに対して、典型的な内因性（性格状況反応性）鬱病の発病年齢は、分裂病にくらべてはるかに広い分布を示すとはいえ、大体は三十歳以降、ことに四十台から五十台の中高年齢層に集中する傾向をもつ。しかも、分裂病になる人が学生としてであれ社会人としてであれ、まだ人生の進路や身分の固まらない、内的にも外的にも不安定なステイタスにある人であるのに対して、鬱病にかかる人は、原則として非常に安定した内的・外的ステイタスにある人だということができる。受験勉強中の浪人や失業中の人は、抑鬱神経症にはかかっても、鬱病にはまずかからない。逆に、鬱病にかかりやすいのは、安定した職場で安定した地位が確立して将来への一応の見通しのついている人であり、妻として、母としての座を確保している主婦である。

このことはもちろん、中年以後という鬱病の好発年齢とも関係してくるだろう。しかし、見方をかえていうと、鬱病になる人はこれまでちゃんと働いてきた人だし、分裂病になる人は、まだ社会的にちゃんとした活動の場をもっていない人だ、ともいえる。鬱病から治った人は帰って行く活動の場があるし（逆にいうと、帰る場のない人の鬱病は治癒が難航する）、分裂病者は寛解しても帰るべき働き場が用意されていない。分裂病者の社会復帰の困難さは、単に社会の側の受け入れ態勢の問題だけに帰せられるべきではなく、分裂病にかかる人の元来のあり方にもかかわる問題であろう。

鬱病になる人は働いているし、分裂病になる人は働いていない、という単純で陳腐な違いにあらためて着目しているのは、クラウス[9]（Kraus, A.）である。「働く」といっても、病院内での作業療法などのことではなく、社会人としての働きのことをさしているのであるから、この「働き」は社会的な役割機能と不可分に結びついている。だから、鬱病にかかりうる人は、明確な役割の確立している人だといっても同じことである。

クラウスによると、前鬱病者においては、《自我アイデンティティーと役割アイデンティティーとの二重構造の内部で、優勢となった役割アイデンティティーの方への力点移動》が生じている。《いいかえると、鬱病者のアイデンティティーは、自我アイデンティティーの形成が不十分なために、もっぱら優勢な役割アイデンティティーから成り立っている。その結果として、鬱病者は社会的・対人的な役割関係《ロレンベツューゲ》の保全と安定とに極度に依存し、それによって自己の価値、自己の存在理由の確認を見出している。》――よく知られている鬱病発病状況は、すべてこの社会的・対人的役割関係の変化として説明することができる。また、従来あまり着目されなかった「役割内葛藤《イントラロレンコンフリクト》」（たとえば、ある地位への執着と、その地位への不安）や、「役割間葛藤《インターロレンコンフリクト》」（たとえば、妻としての役割と母としての役割と職業婦人としての役割との間の調整の失敗）も、この観点からはうまく説明がつく。

　このクラウスの役割論は、われわれの当面の考察にも有益な示唆を与えてくれそうである。われわれはまず、「役割アイデンティティー」に特有の間柄性の様相について考えてみたいと思う。

　自分自身、主として役割アイデンティティーに基づいて生活し、行動する人は、他者をもそれぞれの役割アイデンティティーにおいてしか見ない傾向がある。他者との間に全人格的な「我と汝」の相互開示を生きるということは、自己も他者も、互いにそれぞれの役割アイデンティティーを捨てさって、人格として相向うということである。真の恋人同士の間には、役割アイデンティティーのはいりこむ余地はない（恋愛がより分裂病に、結婚生活がより鬱病に親和的であるのは、興味深い事実である。結婚は、二人の間の新たな役割関係の樹立を構成分としている）。

　この場合、汝としての他者は、自己の存在の根底に無限に拡がるノエシス的一般者——すなわち「人と人との間」——への共同関与において、自己が自己自身の「我」を直接無媒介的に生きるのと相即的に、直接無媒介的に生きられる。「我と汝」における「汝」は、いかなる仕方においても対象としてノエマ的に客観化しえない。汝は、我がそれであるところの「対自」(pour-soi サルトル)の構成分であり、「対自」の本質的契機としての否定相から出で立っている。

これに対して、役割関係における自己と他者との間柄は、つねに相互外在的である。自己と他者とは、ただ相互の役割アイデンティティーの確認というせまいチャンネルを通じて、しかも互いに交換可能なものにまで物象化を受けた関係においてしか、交通をもたない。いっさいのノエシス的根源的経験は切りすてられて、すべてがノエマ化しつくされる。そこでは相手が人格的な「誰」であるかではなく、非人格的な「何」であるかが問題にされる。車掌と乗客、警官と被疑者、コンピューター医学における医者と患者などの関係に、われわれはその典型例を見出すことができる。

自己の根底的、ノエシス的な存在(自己が自己をあること)は、自己によってただ「生きられる」のみであるのに対して、役割的自己は、自己が任意に所有したり手離したりしうるものである。我・汝関係における自己アイデンティティーが実存(Sein)の相にあるのに対して、役割アイデンティティーは、はっきりと所有(Haben)の相にある。これと相関的に、われわれは役割的他者をも、自己にとって外在的な存在者として「所有」する。互いに一個の人格として相互に我と汝の間を生きうる夫婦も、夫として妻としての役割関係においては、互いに相手を自己の役割アイデンティティーの成立にとって不可欠な「補充」として所有する。夫という役割アイデンティティーが成立するためには、それが妻という一個の役割アイデンティティーによって補充されることが必要だからである。

所有には、つねに潜在的な「喪失」が内在している。クラウスが対人的役割関係の変化としてとらえた前鬱状況は、したがって、役割喪失状況としても理解できる。子供を結婚させて手離した親の鬱病などは、役割的自己を補充的に構成する役割的他者を喪失したという実例となろう。この場合、「役割的他者」は、必ずしも直接に他者的人物として姿を現しているとは限らない。住み慣れた住居、長期間勤めた職場、乗り慣れた自動車などの「物件」も、すべて自己の役割アイデンティティーの構成分として、所有と喪失の対象になりうる。さらに、クラウスが着目した「役割内葛藤」や「役割間葛藤」も、そこで個々の役割が十全に所有されえなくなった状況として、役割喪失状況に含めて考えてさしつかえない。

前分裂病状況が「信頼」と「不信」の座標軸をもつのに対して、前鬱病状況の座標軸が「所有」と「喪失」であるということは、すでに笠原(10)が早くから指摘している。ヴィンクラー、ロレンツァー、蔵原らの「(価値)喪失鬱病」の概念も、同様な着眼点からのものといえる。ヘーフナーの「実存鬱病」の概念をも含めて、これらの鬱病理解はすべて、前鬱病状況において喪失されるものを「実存的価値実現の可能性」という形でとらえている。しかし、以上におけるわれわれの考察によれば、この「実存的」は我・汝的な出会いの意味ではなく、むしろ、すでに役割的自己実現にまで狭められた意味でのそれであるはずである。笠原は、この前鬱病的所有関係における「持物」は「持主」にとって「かけがえのない」ものであり、《少くともそのときの「持主」たるかれにとっては、けっして他のいずれとも交換可能な代替可能なしろものではない》と述べているが、この「交換不能」は、それが自己自身の変更困難な役割アイデンティティーの構成分であるということにもとづいている。したがって、前鬱病者の「実存的価値実現」とは、ほぼ「役割的自己実現」というほどの意味に解される。

ここでいま一度、兵頭の論文に眼を向けよう。彼もいうように、《自己と他者の個別性は自他の間において自他の全体性を形成し、間柄的存在として、個別性と全体性を相互否定的に、すなわち否定の否定という一つの運動を通して実現しつつある》。我・汝的な自他の本来的相即関係を構成する、この「否定の否定」という弁証法的運動は、役割的自他の関係には全く認められない。そこにあるのはむしろ、自己の役割が役割的に出会われた他者の存在を通じて補強され支持されるという、相互肯定的、相互依存的関係であり、しかも、この「肯定の肯定」という相互性は、役割的自己の側のみから一方的に設定された仮想的相互性であるにすぎない。

兵頭が前鬱病者の第一の性格特徴として、《他者はこのような自己中心的な受容をうけることにおいてそれ自体の個別性を喪失し、彼らによって「自己化」される》と述べているのは、この役割的「相互性」の一方通行的・仮想的性格を表わしているものである。その他の性格特徴、すなわち「自他の分立の回避」や「自他の関係の相互的交流の稀薄化」も、役割的関係の優先という見地からみれば、当然のことといわざるをえない。したがって、彼のいう基本的標識である「自己執着的配慮」も、役割アイデンティティーとしての

る。自己への執着の意味に解して、はじめて正しく理解される。すなわち、《このような対人態度の特徴は、他人の〔汝的〕人格に対する配慮にあるのではなく、自己の〔役割的〕あり方の挫折の危険に対する配慮にある。他者を自己の〔役割的〕あり方の中に〔役割的に〕取り込みうるかどうかに関する配慮に過ぎない》（〔　〕内は筆者の補足）ということにな

このように、前鬱病者は相手を役割的自己に対する相関者としての役割的他者としてしか見ない。ところがその場合、相手は必ずしも同一の役割関係の中へ参加してくるとはかぎらない。相手の方が少しでも人格的関係を期待して前鬱病者と接した場合、この期待はみごとに裏切られることになる。そこで生じる印象は、まさに「水くさい」という以外のなにものでもない。この現象は、鬱病患者を治療している精神科医にとっては熟知のことである。神経症者や分裂病者が、人間として、人格としてのわれわれを求めてくるのとは対蹠的に、鬱病患者は、「医者」であり「治療者」であるという、役割的なわれわれのところへやってくる。不用意な精神療法が鬱病を悪化させたり、予期しない治療関係の固定化（それは新しい役割関係の成立を意味する）を招いて鬱病を遷延させたりすることが多いのも、このことと関係があるだろう。

四　前鬱病性格から鬱病へ

これまでは、前鬱病者の性格特徴について、その「自閉的」ともいえる自己中心的な役割アイデンティティーについて述べてきた。しかし、われわれが最初に取り上げたクランツの「鬱病性自閉」の概念は、実はこういった前鬱病性格についてではなく、鬱病の病像、ことにその妄想体験の内容について語られたものであった。われわれはもう一度、視線をこの問題に戻しておく必要がある。

病前性格と精神病の関係という問題は、精神病理学の中でもかなりの難問に属する。クレッチュマーは、循環気質—循環病質—躁鬱病の量的移行系列を、分裂気質—分裂病質—分裂病の量的移行系列に対置したが、この量的移行の考えの基礎にあるのは、同一の遺伝的・体質的反応準備性の種々の程度の発現という生物学的な仮定であった。一方、下田の執着気質は、そこに仮定されている「感情興奮性の異常」が原因となって、元来合目的的な生物学的エネルギー調整機構の異常作動としての躁鬱病が、結果として出現するものと考えられている。要するにこの両学説は、鬱病という（生物学的な）病的過程の前段階としての病前性格それ自体を（同様に生物学的な意味で）病的な性格とみなす点で共通している。この二人にとって前鬱病性格とは、とりもなおさず特定の異常性格なのである。

他方、精神分析の考え方はこれと正反対である。精神分析は一般に、対象喪失ということを鬱病発現の契機として考える。前鬱病性格とは、その人にとって対象喪失が特に大きな問題となるであろうような性格として描かれる。そして鬱病そのものも、対象喪失という事態の重みから容易に理解できる心的状態として、いわば正常心理の延長線上で考えられている。そこでは、どうして対象喪失が起きるのか、それがどうしてそのように重大な意味を持ちうるのかの論議に力点が集中されて、対象喪失が起きたということと鬱病が始まったということとはいわば無雑作に同一視されてしまい、その間の事情はあらためて問題にされない。

要するにクレッチュマーや下田の立場にも、心因論の立場にも共通していえることは、病前性格から精神病への舞台転換の問題が、あまり真剣に議論されていないということである。しかしわれわれは、精神医学の問題として鬱病を扱うのである限り、この点を避けて通ることはできない。

この難問をはっきり意識しながら、結果としては十分な答を出せなかったのが、テレンバッハの人間学である。彼は、メランコリー型とよばれる病前性格が、それ自体に内在する矛盾から、抜き差しならぬ自縛状況（Inkludenz）と負目状況（Remanenz）に陥り、その極点において、人間の内なる自然としてのエンドンが病的変動を来して鬱病が始まるものと考えたが、この自縛と負目という構造をもつ発病前状況から精神病としての鬱病への道程は、同一平面上での連続的移行ではなく、そこに一つの深い断絶《ヒアトウス》があるものとした。この「断絶」は、現象的には「絶望」として、構造的には非連続的な「エンドン変動」として規定されてはいるけれども、それが人間学的にいかなるものであるのかについては、ほとんど語られていない。

この問題についての私自身の考えは、いずれ詳しい症例に即して述べなければならないことであるが、ここでは予想的に次の点だけを述べておく。性格というものはすべて、自己が現実との接触面において自らを他者に向って表現する戦略である。だから、内面的な自己の体制に問題があれば、性格はそれだけ防衛線的な機能を果すことになる。前分裂病性格ないし分裂病質の防衛的な意味については、すでに多くのことが言われてきているが、前鬱病性格の形成に関するわれわれの知識は乏しい。しかし、分裂病との類比で考えると、鬱病とは前鬱病性格の防衛線が、なにかの事情で破綻を来したときの破局反応として理解できる。その場合、それまで性格形成によって糊塗してきた自己の弱点が、一挙にさらけ出される危険が生じる。そこでその個体は、第二段のより応急的な戦略を発動して、いわば本土決戦でこの危機を乗り切ろうとする。鬱病の臨床症状とは、この種の応急的防衛戦略として理解できるのではなかろうか。

ということは、現象面においてわれわれの眼に入ってくる前鬱病性格も、鬱病の症状も、ともにその根底にある人間学的事態そのものではない、ということである。われわれは、律義で働き者で他人に尽力的に気をつかう前鬱病性格の底に、他者を自己の役割アイデンティティーの中に取り込んで自己の所有物とするという「自閉的」な構造を見てきた。同じ見方で鬱病を見るならば、クランツのように、妄想体験の世相からの隔絶というような現象面での特徴だけから、その「自閉性」を論じることはできないことになる。

クランツは、鬱病者の妄想には他者や世界との対決という内容が出現しないというけれども、実は分裂病以上に明確な関係妄想、迫害妄想、被害的幻聴が鬱病にも出現することは確実なことである。ただ、私がこれまでにも指摘しているように[11]、鬱病における対人的妄想は、主として自己の名誉や面目に係わるもの、財産の侵害や配偶者の不貞に係わるものが多く、妄想対象は通常、きわめて限局された日常的現実性の一局面に設定されていて、分裂病性妄想のような超現実的拡散傾向を示さない。

この現実密着的な被害・関係妄想と、昔から鬱病妄想の三大主題とされている罪責、心気、貧困妄想とに共通していえることは、それらがすべて「取り返しがつかない」という前述語的意味方向を有していることである。私は、かつて鬱病者の罪責体験を論じた際[12]、前鬱病性格の基本的特徴を「現状維持への活動的執着」と表現し、これが種々の事情によって維持できなくなったとき、「取り返しがつかない」という前述語的・ノエシス的気分が発生して、鬱病が始まるのだと述べた。鬱病妄想において取り返しのつかぬ仕方で破滅に瀕しているのは、自己の倫理的状態であり、健康状態、経済状態であり、さらには身近な他者との友好関係、日常的共同世界での安寧である。これらの主題のどれが妄想内容として選ばれるかは、自己の価値体系内部の重点配分のいかんにかかわっている。しかし、それらがいずれも自己世界の「所有的」安全が脅かされている事態であることに変りはない。自己の所有的なあり方の基盤が回復不能な形で毀損されては「あとの祭り」(post festum)であるから、ここで鬱病の基礎的事態を「ポスト・フェストゥム的事態」と呼んでおこう。鬱病者は、自らの過去のすべてをポスト・フェストゥム的な失敗であったと体験するのみならず、本来可能性として開かれているはずの将来すらも、ポスト・フェストゥム的な確定性においてしか見ようとしない。

鬱病者の被害・関係妄想のこのようなポスト・フェストゥム的性格とは違って、分裂病者の妄想は、より根源的な実存の相における自己存在が、自己を否定する契機の無気味な力に委ねられ、「他有化」されて、自己自身であるという可能性がその根底から危機にさらされるという構造をもつ。鬱病者の妄想がいわば完了態でのみ語られるのに対して——ここで「完了態」がふつう「所有」(haben)の助動詞を使用することは、鬱病者の「所有的」世界投企との関連において興味ぶかい——分裂病者の妄想は、つねに不確定な、未完了の未来に向って開かれている。それは、つねに予感に満ちた不安の情態性において、来るべき可能性を先取している。鬱病妄想の「後の祭り《ポスト・フェストゥム》」的な完了性に対して、ここではむしろ「先走り《アンテ・フェストゥム》」(ante festum)*的な未完了性ということがいわれうるかもしれない。

* このante festumの語は、もともとルカーチ[13]がブルジョアジーの保守的イデオロギーについて用いた「後の祭的意識」(post festum Bewußtsein)に対して、ガベル[14]がプロレタリアートの革命的イデオロギーを特徴づけるために導入した「前夜祭的意識」(conscience ante festum)にヒントをえたものである。ちなみに、ガベルはこの両種の意識ともに(それぞれ「過去および未来の物化《レイフィカシオン》」として)分裂病的性格をもつものと考えている。

鬱病妄想のポスト・フェストゥム的性格と、分裂病妄想のアンテ・フェストゥム的性格との対比については、さらにハイデッガー的な存在論の立場からも興味ある考察が可能である。詳細は別の機会にゆずらなくてはならないが、ここではただ命題的に次の点だけを取り出しておこう。

ハイデッガーにおいて、人間存在（現存在《ダーザイン》）は「関心」（Sorge）として「ある」（sein）といわれるが、そのようにして人間のありかたそのものである関心《ゾルゲ》は、「自らに先立ってすでに〔世界の〕うちに・〔内世界的に出会う事物の〕許《もと》にある」（Sich-vorweg-schon-sein-in〔der Welt〕als Sein-bei〔innerweltlich begegnendem Seiendem〕）という三分節的構造をもっている。[15] この各分節はそれぞれ、①将来的に自己自身へと向って「ありうる」（seinkönnen）こと、②既在として自己のあり方へと投げいれられ、自己の存在を「あらねばならぬ」（zu-sein-haben）こと、③現在的に配慮的日常性の世界に没入していること、という三様の時間性格に対応している。このうち、第一の自己自身へと向って「ありうる」（sein-können）という様態が、分裂病妄想のアンテ・フェストゥム性に対応し、第二の自己の存在を「あらねばならぬ」（zu-sein-haben）が、鬱病妄想のポスト・フェストゥム性に対応していること、後者においては、所有即完了の Haben が問題になることはいうまでもない。分裂病者が妄想の中ですら自己の主体的・実存的存在可能を求めて出立しようとするのに対して、鬱病者は自己の（被投的な）役割アイデンティティーの回復不能な喪失に直面して、自己自身の背後に取り残され（テレンバッハのいうレマネンツ）、この負目に絶望的に身をこわばらせるのである。

われわれはさきに、前鬱病者における自他の関係は、我・汝関係における「否定の否定」の弁証法的運動において生きられるそれとは違って、あくまでも相互外在的・相互肯定的であり、他者は自己の役割アイデンティティーの構成分としてしか関与の対象とならないことを見てきた。ところが、いま述べたように、妄想的他者の出現によって一見共同世界との通路が開かれているかに思われる鬱病者についても、これと全く同じ相互外在性と役割的自他関係が見出される。ただここでは、元来は自己の役割アイデンティティーを肯定的に補強するべき役割が想定されているはずの日常的他者が、逆にそれの存立を脅かし、自己の役割的価値所有を喪失の危機にさらす「敵対的」他者の様相を呈しているだけである。

さきにも述べたように、われわれはここで前鬱病性格から鬱病像への舞台転換という問題を主題的に論じようとするものではない。われわれはただ、前鬱病者の自己中心的で幻想的な役割一体性が破れて鬱病相が始まった後も、自己は依然として自己中心的な役割アイデンティティーの中に閉じこもり、「所有と喪失」の座標軸から外れることがない、という点だけを確認しておきたい。鬱病者のあり方が「自閉的」であるということは、クランツがいうように彼らの妄想体験が現実の社会に無関心であるという理由からよりも、むしろ彼らの自己が全人格的な他者に向って開かれていないだけではなく、自らの自己存在可能に向っても開かれていないという理由から、いわれるべきことなのである。

前鬱病者の性格は、その正面像を見る限り、やはり同調的であり社交的である。われわれは彼らから、分裂病者に特徴的である冷たさや疏通困難の印象を感じない。にもかかわらず、前鬱病者と鬱病者との背後に共通して見出される存在構造は、身近な他者を自己の役割的世界に完全に取り込んで、自分本位の役割的共生関係を結ぼうとする「自閉的」なあり方である。鬱病の発病状況も、この或る意味ではきわめて「非現実的」な存在構造それ自体に含まれる自己矛盾から理解できるのかもしれない。

五　鬱病者と分裂病者のアイデンティティー

クラウスによれば、鬱病者は自我アイデンティティーの形成が不十分なために役割アイデンティティーが優勢を占め、病者は社会的・対人的な役割関係の中に自己の存在価値の確認を見出しているのだという。ところで、この「自我アイデンティティーの形成不全」とは、いかなる事態をさしているのであろうか。一般に仮定され、私自身も従来から主張しているように（「自我アイデンティティー」の語を「自己の個別化」と読みかえるならば）、これはむしろ分裂病者にこそ特異的なことではないのだろうか。鬱病と分裂病という、臨床疾病論的にも人間学的・現象学的にも、恐らくは質的にことなった二つの事態についての考察が、「鬱病性自閉」の概念を導入することによって混乱した上に、これはさらに一つの混乱をつけ加えることにはならないだろうか。

そもそも、「アイデンティティー」という言葉は、この概念の創始者であるエリクソンに当ってみてもわかるように、けっして使いやすい言葉ではない。少なくとも現象学的な考察に耐えうる概念とするためには、この言葉はさらに細分化された規定を必要とする。分裂病という事態を招くような「自我アイデンティティーの形成不全」と、鬱病という事態を招くようなそれとは、別種の規定を必要とするような二つのことなった概念なのではあるまいか。クラウスのように「自我アイデンティティーの形成不全」というだけでは、実はなにひとつ明確な意味内容は言い表されていないことになりはしないか。

メラニー・クラインの「パラノイド態位《ポジション》」と「抑鬱態位《デプレッシヴ・ポジション》」の概念は、その極端に思弁的な性格にもかかわらず、こういった問題の考察に際して、かなりの示唆を与えてくれる。ただしわれわれは、これらのポジションを、クラインのように人生のごく早期の特定の時点に狭く定位する必要はない。われわれにとって有用と思われるのは、分裂病性のアイデンティティー危機の発生源としての「パラノイド・ポジション」が、鬱病性のアイデンティティー危機の発生源としての「デプレッシヴ・ポジション」よりも——時間的のみならず存在論的にも——先行するということであり、また、後者は前者において問題となっていた「自己と非自己」の統合の課題をすでに一応は克服したところに成立していて、この統合された「自己」について善・悪、すなわち他者による受容・不受容にかかわっているということである。

分裂病にかかわる「自己」の問題点は、自己が他者ならざる自己、非自己ならざる自己として個別化しうるかどうかという点にある。自己が自らを非自己から分離して個別化するという営みは、けっしてある一時期に一挙に達成されることではなく、不断に成就しつづけねばならない一つのプロセスである。そして、このプロセスは一応、思春期から青年期を乗りきることによって、ほぼ十分に体得されたとみなしうるだろう。しかし、人間にとって人と人との関係とは、つねに非自己による自己の否定的限定を意味するのであるから、自己が一応の安全な自己性を一貫して確保するためには、自己は自らの「弱さ」に応じた堅固さをもつ「よろい」を身にまとう必要がある。自己の個別化準備性がかなり弱くて、この「よろい」がかなり堅固なものである場合、われわれはこれを「分裂質」(Schizoid) と呼ぶのである。ある意味では、これも「役割アイデンティティー」と呼ばれてよい面をもっているが、「役割」という場合それがかなりの程度にまで「自己」と同化しているのにくらべると、より「自己外在的」であり、「真の（弱い）自己」とは異質のものであり、より硬質的である。

前鬱病者の場合、自己の非自己に対する個別化という問題は、一応解決ずみであると考えてよいだろう。前分裂病者と違って、前鬱病者は自己の自己性についての確実な感覚を身につけている。彼は、分裂質的な「よろい」を身にまとう必要がほとんどない。前鬱病者が同調的であり、他人に対して開放的・社会的でありうるのは、そのためだろう。その反面、前鬱病者の「自己」にとっての重大な問題点は、自己が身辺の重要な他者――それは前分裂病者の場合のような「非自己一般」ではない――によって、受け容れられるか否かという点にある。他者によって受け容れられない場合、彼は絶望と自己非難のうちで気力を喪失してしまう。他者による受容は、前鬱病者にとっては、いわば生命的要求のごときものとなっている。

クラウスのいう「鬱病者の自我アイデンティティーの形成不全」とは、このようにして、分裂病者における自己の個別化の弱さとはまったくことなった意味に、つまり、自己価値の保全のために他者からの受容を必要とするという意味に解される。したがってここでは、「自我アイデンティティー」に代って主導権をうる「役割アイデンティティー」も、他者一般に対して身にまとう「よろい」ではなく、自己をそのつど他者にとって受容可能なものとするための「演技」の意味をもつことになる。それは他者から自己を閉ざすためのものではなくて、他者に対して自己を売り込むためのものである。前者においては、他者は自己存在に対する否定的原理として、その反自己性において見られている。後者においては、他者は自己存在に対する肯定的原理として、その没他者性において見られている。他者が自己存在の構成分として、真の他者性を失って自己の中に取り入れられているということ、これが前鬱病者および鬱病者における「自己中心性」なのであり、「鬱病性自閉」の概念が現象学的になにかを意味しうるとするならば、それはこのことをおいて他にはないであろう。

文献

(1) Kranz, H.: Das Thema des Wahns im Wandel der Zeit. Fortschr. Neurol. Psychiat., 23; 58, 1955.

(2) Kranz, H.: Der Begriff des Autismus und die endogenen Psychosen. In: H. Kranz (Hrsg.): Psychopathologie heute. Thieme, Stuttgart, 1962.
(3) Kranz, H.: Depressiver Autismus. In: Hippius u. Selbach (Hrsg.): Das depressive Syndrom. Urban & Schwarzenberg, München/Berlin/Wien, 1969.
(4) 平沢一『軽症うつ病の臨床と予後』(医学書院、一九六六)
(5) 下田光造「躁鬱病に就て」(米子医誌、二―一、一九五〇)
(6) Tellenbach, H.: Melancholie. Problemgeschichte, Endogenität, Typologie, Pathogenese, Klinik. 2. erw. Aufl, Springer, Berlin/Heidelberg/New York, 1974.
(7) Fromm-Reichmann, F.: Psychoanalysis and Psychotherapy. The University of Chicago Press, Chicago, 1959(早坂訳『人間関係の病理学』誠信書房、一九六九)
(8) 兵頭建樹「うつ病の病前性格に関する精神病理学的考察」(名市大医誌、二三―七二、一九七二)
(9) Kraus, A.: Melancholiker und Rollenidentität. In: Schulte u. Mende (Hrsg.): Melancholie in Forschung, Klinik und Behandlung. Thieme, Stuttgart, 1969.
Kraus, A.: Die Bedeutung des sozialen Rollenverhaltens für die Auslösung und den Verlauf manisch-depressiver Psychosen. In: Walcher (Hrsg.): Zur Systematik, Provokation und Therapie depressiver Psychosen. Hollinek, Wien, 1973.
(10) 笠原嘉「内因性精神病の発病に直接前駆する心的要因について」(精神医学、九―四〇三、一九六七)
笠原嘉「精神医学における人間学の方法」(精神医学、一〇―五、一九六八)
(11) 木村敏「躁うつ病の非定型病像」(臨床精神医学、二―一九、一九七三、『木村敏著作集』4、弘文堂、二〇〇一)

(12) 木村敏「うつ病と罪責体験」(精神医学、一〇—三九、一九六八——本書I章に再録)
(13) Lukács, G.: Geschichte und Klassenbewusstsein. Gabel——(14)より引用。
(14) Gabel. J.: La fausse conscience. Les éditions de Minuit, Paris, 1962, p. 50.
(15) Heidegger, M.: Sein und Zeit. 7. Aufl., Niemeyer, Tübingen, 1953, S. 192.

Ⅳ　離人症の精神病理　（一九七六）

一　症状の輪郭

一般に「離人症」と総称されている現象は、のちにも述べるようにけっして一義的に定義しつくせる単一症状ではなく、またその臨床的・疾病学的意義もきわめて漠然としている。しかしこの現象は、単に臨床精神医学的な症状論の対象となるだけにはとどまらず、哲学的・心理学的・自我心理学的・現象学的にきわめて重大で興味深い問題を提供してくれるところから、古来多くの研究がこの現象に対してなされており、その点では他の多くの精神症状のなかでも特異な地位を占めている。これらの議論に立ち入る前に、数名の症例についてこの症状が実際に示す種々の姿を概観しておくほうが便利だろう。紙数の関係で、本来は最も重要であろうと思われる生活史その他の基礎的な事項は最大限に省略して、この症状が患者自身の口からどのように語られるかに焦点をしぼることにする。

症例1 * 当時二十四歳の女性。診断、離人神経症

十七歳の夏に雑沓のなかで突然「どういってよいのかわからない大変な恐怖感」に襲われ、「もし私が自分の心を一点に集中することができなかったら、大変なことになるだろう」と考えた瞬間に、まるで暗示にかかったようにそのとおりになってしまった。彼女は「自分というものがなくなってしまった」と感じ、それと同時に見るもの聞くもの触れるもののすべてが現実性を失ってしまい、ものが、「ある」という感じがなく、なにをしても自分がそれをしているという感じをもてなくなった。彼女は種々の精神医学的治療を受けるがなんの効果もなく、二十三歳の年に自殺を図って著者のもとに連れてこられた。患者は非常に知的な女性で、外面的には、独得の絶望的で陰鬱な表情を除けば何らの異常も認められなかった。つまり彼女はこの自己喪失感、非現実感以外には何らの「精神異常」も身体的病変も有していなかった。彼女が著者に語ってくれた体験をまとめると、およそ次のようになる。

《自分というものがまるで感じられない。いまここでこうやって話しているのは嘘の自分です。なにをしても自分がしているという感じがない。感情というものがいっさいなくなってしまった。嬉しくもないし悲しくもない。私が苦しいと言っているのは苦しいという感情のことではなく、苦しみそのもののことです。私が苦しいという感じをもっているのではなくて、苦しいということがあるだけ。私のからだもまるで自分のものでないみたい。だれか別の人のからだをつけて歩いているみたい。物や景色を見ているとき、自分がそれを見ているのではなくて、物や景色のほうが私の眼の中へ飛びこんできて私を奪ってしまう。いつも周囲の世界が私の中へはいり込んできて、自分のほうからそれをどうするということができない。以前は音楽を聞

いたり絵を見たりするのが大好きだったのに、いまはそういうものが美しいということがまるでわからない。音楽を聞いても、いろいろの音が耳の中へはいり込んでくるだけだし、絵を見ていても、いろいろの色や形が眼の中へはいり込んでくるだけ。なんの内容もないし、なんの意味も感じない。テレビや映画を見ていると、本当に妙なことになる。こまぎれの場面場面はちゃんと見えているのに、全体の筋がまるで全然わからない。場面から場面へぴょんぴょん飛んでしまって、そのつながりというものが全然ない。時間の流れもひどくおかしい。時間がばらばらになってしまって、ちっとも先へ進んでいかない。てんでばらばらでつながりのない無数の今が、今、今、今、今、と無茶苦茶に出てくるだけで、なんの規則もまとまりもない。私の自分というものも時間といっしょで、瞬間ごとに違った自分が、なんの規則もなくてんでばらばらに出ては消えてしまうだけで、今の自分と前の自分とのあいだになんのつながりもない。一瞬間ごとに別の自分の屑みたいなものが出てきて、それが無数にうず高く積み重なっていくので、ずっと以前にあった本当の自分がだんだん遠くなり、見えなくなってしまう。空間の見え方もとてもおかしい。奥行きとか遠さ近さとかがなくなって、なにもかも一つの平面に並んでいるみたい。高い木を見てもちっとも高いと思わない。鉄のものを見ても重そうな感じがしないし、紙きれを見ても軽そうだと思わない。とにかくなにを見てもそれがちゃんとそこにあるのだということがわからない。色や形が眼にはいってくるだけで、「ある」という感じがちっともしない。》

＊　この症例については著者はすでに二回報告した[33][34]。生活史などについてはそれを参照してほしい。

この症例はまれにみるほどみごとに離人症のあらゆる特徴を完備した典型例である。そのうえ、この患者は離人症以外の精神的・身体的症状をほとんど示しておらず、社会的な対人関係の面でも別段の異常を示していない。そしてただひとつの症状である離人症が数年以上にわたって持続している。これに対して次の症例では、離人症は単なる部分症状にすぎず、そのほかにきわめて多彩な神経学的・精神医学的症状を示しており、身体的所見も豊富である。また症例1の患者がどちらかというと内面的自己の変容について多く語っているのに対して、次の患者はより多く身体的自己の変容を問題にしているのが特徴である。

症例2＊　現在四十二歳の女性。診断、未確定

《わたし春夏秋冬といった季節感のことはさっぱりわかりませんが、暑い寒いという温度の高低はわかります、温度の高低はわかりますが、暑い寒いといった感じはどうもピンと来ません。叔母さんに云われないと暑くなって夏になっても冬と同じ服装をしていますし、又反対に冬になっても夏と変らない恰好のままでいたりして、お母さんに「風邪ひくやないか」と叱られています。……ただ今までの既成概念から菊が咲くと秋で、秋になると紅葉が色づき紅葉狩りをするなどといったことはわかりますが、感じといったものは皆目ありません。何だか外界の対象が影のようにぼんやりして、感じがぼやけてピンと来ません。……この間は病院から遠足に行きました。本当に久し振り、十年振りのことでしたがやはり別に感慨はありませんでした。

別に少しも面白くも楽しくも嬉しくもなかったし、そうかといって反対につまらなくも面白くなくも楽しくもないとも感じませんでした。相変らず何も感じませんでした。何処へ行ってもただ単に視野に映るものが違うということだけに過ぎません。本当にただ単に視聴覚に訴え、肉体的に感じることだけで、精神的な感じの方は相変らずで何も感じることができません。要するにノー・フィーリングには変りありません。……このところずっとまた眠れません。昨夜も一睡も出来ませんでした。でもわたし眠れなくても別に身体の調子悪いとは感じません、身体少しもしんどくもだるくもありません。眠れなくても別に夜の時間が長い、なかなか経たないとも思いません。むしろわたしの知らぬ間に眠れぬままに早く時間が過ぎ去ってしまってすぐ朝になってしまうように思えます。……また食べ物は食べだしたら残しておくことができません。パクパクと食べてしまいます。そしていくら食べてもいくら食べても少しもお腹ふくれるのを感じずお腹一杯になったという満腹感を感じることが出来ません。その反対に少しも食べなくても一寸もお腹減ったという空腹感も感じません。食べても食べなくても、食前も食後も全く同じです……》(患者の手紙より抜粋)。

＊ この症例は藤縄昭[14]が記載しているものであるが、著者もかつて長期間主治医だったことがあり、ここに引用する手紙とほとんど一言一句ちがわない手紙が著者のもとへも数通きている。この患者の神経学的・脳病理学的病歴については大橋博司[59]が報告している。

この患者は気脳写における著明な脳室拡大を示し、明らかに脳器質的変化をきたしていて、それに応じて主として「間様態的感応症状群」(intermodales Induktionssyndrom) を中心とする多彩な神経学的・脳病理学的症状と内分泌系の調節異常とを存している。多くの専門研究者が検査を重ねてきたがいまだにその基礎疾患を確定しえないままに、すでに二十年余の症歴を経過している。著者自身の想定では、この脳器質的病変や内分泌失調は原発性のものではなく、むしろ一種の重症神経症ないしは心身症的な病態が二次的に脳器質的変化を結果したものでないかと思っている（この患者は最近病没した。剖検所見によると脳の器質的変化は認められなかったという(83)——一九八一年）。

離人症はまた、分裂病や躁鬱病のような内因性精神病の部分症状としてもみられる。分裂病の場合には多くは初期症状として、ときには妄想症状が消失したあとの交替症状として出現しやすい。躁鬱病では、ある一回の病期が完全に離人症によって占められることもある。ごく簡単にその数例を示す。

症例3　現在二十三歳の女子大生。診断、分裂病

大学二年のころ失恋したり友人に裏切られたりというショックがつづいて発病。

《距離の感覚が変だ。歩いていると道路や塀が接近してくる。いろいろな場所でそれぞれの感じの違いがない。美しいものを見てもなんにも感じない。心が欲しい。物の判断がつかなくなった。カオスというか、自分が生まれる前の状態。物の扱い方がわからなくて、みんなくしゃくしゃになっている。そんな自分と正常なときの自分とを区別している自分がある。学校へ行っても、本と自分と先生とが一枚の板になってしまう。本屋へはいっても本が表面だけのもの

で、街を歩いていても、ロボットのようで、他人を見ていてもその人の背景が消えてしまって、自分がなんだか勝手に動いている。結局スライド的なのか、そのときそのときこうしたらいいのだという自覚が消えてしまって、それに静かになってしまっているという感じ、自分が主にならずに物が主になってしまっている。昔の自分も忘れてしまったみたい。物が小さいときのような、まだ近代化されていないような世界。成長してきた自分がなくなってまったく新しい自分が出てきたみたい。だから今はものすごく静か、車も止まっている感じ、活動的でなくまったく静止的。》

この症例は症例1に似ているようであるが、それに比べて、単に実在感が消失しているというだけではなく、そこに何らかの「新しい」、別種の実在性のごときものが暗示されている点、分裂病的な色彩を感じさせる。

次に示すのは躁病における離人体験である。躁病者にも一過性に離人症が出現しうることについてはハウク[19]（Haug, K., 1939）も述べているが、いずれにしてもこれはきわめてまれなことである。

症例4＊　当時約三十五歳の女性。診断、反応性躁病

子供が風邪で高熱を出し、解熱剤をのませたところ全身にひどいピリン疹が発現し、それが消退したのちにも全身かさぶただらけになってしまった。これに大きなショックを受けて急に

多弁となり、無茶苦茶にはしゃぎだした。《なにもかもとっても可愛らしい。まるでおもちゃの世界みたい。家中がクルミ割り人形に出てくるような、妖精の国みたいで、家具も建具もお菓子でできているみたい。雲の上か天国にいる感じ。身体がフワッと浮いて、重力なんかなくなって、このままそこらを飛んで行けそう。》

＊ この症例は著者の同僚の夫人で、まったく私的に治療したため病歴の記載がない。ただ、珍しい症例であったために記憶が鮮明に残っているので、それに基づいて記載した。

これに対して鬱病者の離人体験は一過性のものや不全形を含めると、非常に頻度の高いものである。ただ、現在手もとに適当な症例がないので、ゲープザッテル[15]（v. Gebsattel, V. E., 1937）が報告している症例を引用しておく。

症例5 四十三歳の女性。診断、内因性鬱病

《私は自分自身ではありません。私は自分の存在から離れてしまいました。考えることも感じることもできません。私は生きていないのです。私の身体は死んでしまったのです。怖るべき空虚！ まるで空虚が空虚ばかりで一杯にみたされているみたいです。私が空虚を感じとっているのではなく、私が空虚そのものになっているのです。私は屍臭です、病気はもう私自身と一体になってしまって、もう病気ではなく私自身なのです。私は空虚ですから存在しないのです。「ある」ということがどこかへ行ってしまいました。他人の心を感じることができないというのは怖ろしいことです。私と夫との間には空虚しかありません。なにもかも死んでしまっ

たように動かない、なにかが見えていてもそれが見えているということがわからない。なにも見えないのです。これは心の眼の故障です。なにもかも平板で長さも奥行きもありません。私の自己がものすごい速さでどんどん遠ざかって行きます。懸命に追いかけるのですがどうしても追いつきません。私が赤道の周りをぐるぐる走っているのに、赤道自身が同じ速さで回転しているみたいなものです。追いかけているのは空虚な私で、どんどん逃げて行くのは昔の私、本当の充実した私です。》

これらの症状からわかるように、離人症症状の中核をなしているのは、

(1) 自我とか自己とかいわれるものの変容感ないし空虚感、あるいは消失感。自己の体験や行動に関する自己所属感ないし能動性意識の喪失。感情の疎遠感ないし消失感。

(2) 自己の身体を含めた対象知覚界の変容感ないし疎隔感。対象の実在感の稀薄化ないし喪失。非現実感。美意識、意味意識の消失。

(3) 時間体験と空間体験の異常。充実感と連続感の喪失。

離人症において「失われた」と訴えられる自我の実在、体験や行動の自己所属性、外界の現実性、時間・空間の流れや広がりなどは、われわれが日常けっして絶えず反省的に意識していることのない、いわば体験野の背景をなしていることがらである。だからこれらのことがらが「失われる」とはどういう事態を意味するのかを、自分自身の経験に照して

追体験することはむずかしいし、これを実際に体験している患者にとっても、それを言語的に表現してわれわれに説明することは非常に困難なことであるように思われる。

しかし、そうだからといって、離人現象はけっしてまったく特殊な、「正常」な心的生活から絶対的に隔絶した「奇病」だというわけではない。上の症例にもあるように、これはかなり短期間に全治する躁鬱病にも社会生活の面で何らの制約も伴わない神経症にも出現するし、さらにはいわゆる健康者のうちにも一過性にこの現象を体験したことのある人はかなり多いはずである。鋭敏な感受性とすぐれた自己観察力をもつ文学者や哲学者は、ふつうの人よりもより多くこの体験を知っており、これをみずからの作品のなかに記載している人も多い。その最も有名な例は、しばしば引用されるアミエル（Amiel, H. F.）の日記である。また後に述べるように、フロイト[13]（Freud, S.）も自分が若いころに体験した離人現象についてロマン・ロラン（Romain Rolland）に手紙を書き送っている。

二　離人症の概念をめぐって

1　用語について

「離人症」という言葉は dépersonnalisation（仏）、Depersonalisation（独）、depersonalization（英）を三浦百重[48]（一九三七）が邦訳したものである。新福尚武と池田数好[72]（一九五四）はこれを「人格喪失感」と訳している。

この体験を最初に医学的症状として記載し、原因についての考察を試みたのはクリサベール[38](Krishaber, M.)である。彼はこの症状を、脳の刺激のために血管系統の過敏が生じ、そのために神経系に貧血と栄養障碍をきたした結果と考えて、これを「脳心臓性神経症」(névropathie cérébrocardiaque)と命名した(一八七三)。このころシェーファー[68](Schäfer, O.)はこれをメランコリーの一亜型と考えて、「無感覚性メランコリー」(Melancholia anaesthetica)と名づけている(一八八〇)。現在用いられているdépersonnalisationの名称は、一八九八年にデュガ[10](Dugas, L.)によって提唱されたものである。彼はこの語を「人格の疎隔」(aliénation de la personnalité)の意味に用いている。ユリウスブルガー(Juliusburger, O.)は一九〇五年[31]にこの状態をシェーファーと同じく一種の抑鬱状態と考え、患者の訴える意識や思考や感覚の抑制と客観的な所見とが一致しないことから、これを「偽似メランコリー」(Pseudo-Melancholie)と名づけた。デュガの命名をドイツ語圏ではじめて用いたのはエスターライヒ[56](Oesterreich, K.)と思われるが(一九〇六)、彼はDepersonnalisation*の語を自我ないし人格の喪失感の意味だけに用い、これと「知覚界の疎隔」(Entfremdung der Wahrnehmungswelt)とを分けて論じている。これ以来、このEntfremdung**の語は、ドイツ語圏においてはDepersonalisationの語とならんで(ときにはまったくの同義語として)用いられるようになった。英語圏においては、depersonalizationを自我喪失感の意に用いた場合、これに対して外界の疎隔感を表わすためにはfeeling of unreality(オーバンドーフ[55]Oberndorf, C. P.)などの語が用いられたりしていたが、マイヤー＝グロス[41]（Mayer-Gross, W., 1935）はマポーザー（Mapother）にならってこれをderealizationとよぶように提案し、その後、この表現はドイツ語圏やフランス語圏においてもしばしば採用されている（Derealisation, déréalisation）。

＊　エスターライヒはフランス語のdépersonnalisationの綴りをそのまま用いているが、その後のドイツ語圏の著者はドイツ式にnを一個しか書かないのが慣例である（仏：personne, 独：Person）。ちなみに、英語では最後のsがzになる。

＊＊　周知のごとく、このEntfremdungの語はヘーゲル（Hegel）からマルクス（Marx）へと受け継がれた弁証法哲学の重要な概念であり、この場合には「疎外」と訳されている。この意味の英・仏語alienation, aliénationは、現在は離人症の意味には用いられていない。

ヴェルニッケ[82]（Wernicke, C.）は、われわれの体験を、①自我意識についてのもの（Autopsyche）、②身体性についてのもの（Somatopsyche）、③外界についてのもの（Allopsyche）の三領域に分けたが、ハウク[19]はこの分類を利用して、離人症における自我疎隔感を自我意識性（autopsychisch）、身体疎隔感を身体意識性（somatopsychisch）、外界疎隔感を外界意識性（allopsychisch）の離人症と名づけている。あとにも述べるように、典型的な離人症状においてはこの三契機が一体となって出現するために、この区別は人為的・非現象学的の感をまぬがれないが、症例によってはこれらの契機がかなり判然と分離して出現するものもあり、症状記載のうえでは便利な用語である。

2 定義

離人症の定義に関しても、用語に関してと同様に、諸家のあいだにかなりの差異が認められる。この不統一は、ある程度までこの症状の成因についての見解の違いを反映するものと考えられるが、成因論については後述することにして、ここでは代表的な定義だけをいくつか紹介するにとどめる。

デュガは離人症を単に「自我の喪失感」と定義した。これに対してシルダー[69](Schilder, P., 1914)は、《その人が自分の以前の存在からすっかり変わってしまったと感じる状態》と定義している。シルダーはさらに次のように書いている。《この変容は自我にも外界にも及び、その人は自分自身を人格として認めることができなくなってしまう。自分の行為はすべて機械的になされるように思われる。彼は自分の動作を第三者のように眺める。外界はよそよそしく、はじめて見るように思われ、その現実性が失われてしまう。》このシルダーの定義は――マイヤー＝グロスもいっているようにこれは「定義」というよりはむしろ簡潔な「記載」というべきだろうが――その後の多くの著者によって踏襲されて、一つの規範的な定義とみなされている。

ブムケ(Bumke)の精神医学全書で離人症の項目を担当したハウク[19](一九三九)は、次のようなきわめて公式的な定義を与えている。《われわれは離人症およびこれに近縁のすべての現象を、一部は意識化され、一部はより感覚的にとらえられ、種々の程度の明確さをもち、ときには苦痛な、ときには無関心な、ときには快い感情的色彩をおびるところの

自我についての疎隔体験と定義する。》

最近の文献のなかから代表的なものとしては、離人症についての数多くの論文や著書のあるマイヤー[45]（Meyer, J.-E.）は、Depersonalisation と Derealisation をまとめて、《われわれの意識内容の現実性格（Realitätscharakter）の根本的変容》であり、《この変容は自我意識の面では自我感（Ichgefühl）あるいは自我所属性（Meinhaftigkeit）の喪失として、対象意識の面では非実在性（Unwirklichkeit）あるいは疎遠性（Fremdheit）として体験される》と述べている。

わが国の文献のなかでは、新福・池田[72]は《狭義の人格喪失感とは、体験に際して、それが自己のはたらきであるという能動感を伴わず、そのため自我の実在感が著しく減弱または喪失し、自我の疎遠感、変化感を意識する状態である。広義の人格喪失感とは、このほかに外界および自己身体の非実在感、疎遠感、変化感をも意味する。何れの場合にも認識能力、判断能力はおかされてなく、必ず病識を有し、多くの場合、不快苦悩の感情を伴う》という定義を下している。

3　疾病学的位置づけ

「離人症」の概念をめぐってのいまひとつの論点は、これが種々の精神病や神経症に共通して現われうる非特異的な部分症状なのか、それともかなり特異的な基礎障碍に由来する独立した症状群なのか、あるいは場合によっては独自の症患単位を形成しうるのか、といった問題である。

以前には、離人症を鬱病の一型あるいは一症状とみなす見解が大勢を占めていた。前述のシェーファーによるMelancholia anaesthetica、ユリウスブルガーによるPseudo-Melancholieなどの命名はこれを端的に表わしている。症状名としてのDepersonalisationが定着したのちでも、クレペリーン、ハイルブロンナー（Heilbronner, K.）、ヴィルマンス（Wilmans, K.）、ランゲなど、本症状と鬱病との密接な関係を主張した学者が多い。ハイルブロンナーなどは、離人症が訴えられる場合にはつねにメランコリーを考えるべきである、とすら述べている[21]。またゲープザッテル[15]（一九三七）も、本症状が精神衰弱症や精神分裂病にも出現しうることを認めながらも、典型的な離人症状が出現するのは躁鬱病圏においてであると述べている。最近ではペトリーロヴィッチ[61]（Petrilowitsch, N., 1956）が、鬱病の一型としての「疎隔鬱病」（Entfremdungsdepression）を独立させようとした。

フェーデルン[11]（Federn, P., 1956）は体験野の疎隔と自我の離人現象とに別個の疾病学的位置づけを与えている。つまり疎隔体験は鬱病圏に属するのに対して、離人体験は自我の統一性の解体が患者自身により知覚されているものであって、分裂病圏に属するという。ただそれは分裂病そのものではなく、別個の近縁疾患であって、自我障碍（彼のいう「自我備給」の喪失）が分裂病より軽度であり、分裂病に比して身体自我の備給がより多くおかされているとする。小川信男[57]（一九六二）の見解もこれに近い。彼によると、離人症ないし離人神経症は《一つのおそらくはverdünnt〔稀薄〕な形で長く持続する初期の分裂病的反応形態の一つと解し得ると思う》とされ、しばしば分裂病との関連が指摘されている強迫神経症よりも《もう少し分裂病圏内に入り込んで来ている》と考えられている。一般的にいって離人症における知覚や感情の疎隔感に重点をおいて考える人はこれを鬱病圏に近づけ、自我喪失感に視点を合わせる人はこれを分裂病圏に近づける傾向があるといえるだろう。

しかし、大多数の研究者は、離人症はけっして単一の疾患群に所属したり、いわんや診断的な意味をもつ症状ではなく、いかなる精神病や神経症にも、あるいは器質性脳疾患にも、またときには健康者にも出現しうる、まったく非特異的な症状だとする見解に傾いている。たとえばマイヤー＝グロス[41]（一九三五）は次のように書いている。《離人症は、抑鬱が深まったり、妄想幻覚性分裂病状態が始まったりしたときには消失する。神経症の場合には主症状であったり、他の症状といっしょに現われたりしうる。つまり、離人症は「非特異的症状群」なのであって、種々の疾患が「軽症である時期に」（during the stage of minor intensity）出現する》——《この症状群の全体は脳のなかに「あらかじめ形成されている機能的応答」（a preformed functional response of the brain）とみなされる。それはこの中枢器官の特徴的な一つの反応形式であって、この反応形式はさまざまな原因によって発動されうるものである。》ハウクも、《今日ではわれわれは、離人症体験が単に大多数の精神病や粗大器質性脳損傷に出現するだけではなく、体質因性および外因性ないし心因性に誘発された——急性および慢性の——神経衰弱、精神衰弱状態にも出現し、さらには正常人にも多かれ少なかれ一過性の現象として稀ならず観察され、またある種の薬物によって実験的に惹起することすらできるものであることを知っている》と書いている。

離人症の臨床的位置づけに関するこのような不一致の原因について、新福・池田は《この概念の意味する自我意識障害の範囲が余りに広汎にわたり、精神病理学的に当然区別せらるべき雑多な症状が、無雑作にこの名称に一括論及されていることにもよるであろう》と述べ、《①広義に解釈された自我意識障害の意味での本症は、他の症候に伴い、或は稀には短期間単独に各種の精神疾患に一症候群として出現し得るものである。②しかしながら、一般に本症を現わす疾患の中で、特に本症のみをもって終始し特異の経過をとる一群が存在し、いわば本来の人格喪失感として、之を一疾患単位と考え、他のものと区別することが合理的である》として、この両者をそれぞれ「離人症様症状」および「離人症」とよぶことを提唱している。

たしかに、離人症症状が一方において各種の精神疾患や精神状態の部分症状ないし経過症状として出現しうることは疑いないし、他方、ほとんど何らの前駆症状もなく突然離人症症状が発現して、数年あるいは十数年の長期間にわたって完全に単一症状的に持続するという例も、多くはないにしても確実に存在する。このような単一症状性・慢性離人症を、その他の部分症状性の離人症状から区別して取り扱うことは、すくなくとも臨床的には便利なことだと思われる。その意味で、清水将之[71]（一九六五）はこのような一群の離人症を一臨床単位としての「離人病」（Depersonalisationskrankheit）とよぶことを提案している。

これに対し、井上晴雄[24]（一九五六）はギーゼ[16]（Giese, H.）にならって「離人神経症」（Depersonalisationsneurose）という概念を採用しながらも、《神経症における離人症現象を随伴症状の有無やその経過から分類して離人症を一疾患単位とすることには無理がある》とし、《強烈な精神的葛藤、強度の不安感、欲求不満、急激な感情変動、持続的感情緊張等の心的状況におかれた個体が神経症になった場合、その主要症状の前景に離人現象があらわれたものは、その経過、随伴症状の如何に拘らず離人神経症と称することが妥当である》と考えている。つまり井上にとって離人神経症とは疾患単位ではなくて、不安神経症や強迫神経症と同一レベルにある神経症の一型である。そして井上は、ギーゼが彼の「離人神経症」を《神経衰弱的色彩、すなわち神経衰弱症状のある精神病質（「精神衰弱症」）に現われるものとして限定しているのに対し、《その発生する個体の素質とか環境を問題にするよりも、離人症の発生状況をとりあげた方が合理的であると思う》と述べている。

ここで私見を述べるならば、著者はこの井上の見解にほぼ賛成である。他のあらゆる精神病理学的現象の場合と同様、離人現象についても、これを横断面的な状態像や発症後のそれの変動のみに着目して分類したり位置づけたりすることは、具体的・臨床的実例の豊かな現象学的意味内実に対する不当な単純化を意味している。現象学的態度にとどまるかぎり、われわれは患者が「離人症」と命名されうるような現象を現在の時点において示しているという表面的事象よりも、なにゆえに患者はこのような現象を示さねばならなかったのか——つまり、「離人症」という表面的現象においてみずからを示している根源的事態は何なのか――を問わねばならないだろう。そしてその根源的事態は、場合によっては神経症として、あるいは分裂病として、鬱病として、あるいはまた場合によっては器質性脳疾患として「診断」されうるものである。そしてこの「診断」は、同じ理由から、けっして「症状論的診断」であってはならず、あくまでもその患者という人間の「生き方」、「あり方」を問題にするような「人間学的診断」でなくてはならない。だから著者は、離人現象が前景的中心症状をなしている症例については、必ずしも「離人神経症」だけではなく、ペトリーロヴィッチのいう「疎隔鬱病」(Entfremdungsdepression) や、あるいはまた「離人分裂病」というような表現を用いることも可能であると思う。

三　離人症の成因に関する諸学説

1　初期の感覚説

はじめにも述べたように、離人症の現象を最初に医学的に記載したクリサベール (Krishaber, 1873) は、これを脳神経系統と心臓血管系統とのあいだの調整の乱れによって起こるものと考えて、これを「脳心臓性神経症」と命名した。そして彼は、こうして生じる脳神経系の貧血・栄養失調状態によって感官知覚に種々の機能障碍が起こるのだと考えた。

このクリサベールの報告はテーヌ(78) (Taine, H. A., 1880)、リボー(64) (Ribot, Th. A., 1894)、W・ジェイムズ(28) (James, W., 1891) をはじめとする哲学者や心理学者の興味をひき、一時期、離人症は精神医学よりもむしろ哲学的考察のテーマとなった。そこで考えられていたのは、患者の感官知覚に異常があるために患者は誤った直観を受けとることになるが、一方患者の判断や理性や記憶などの高次の精神機能はおかされていないから、患者は与えられた誤った印象を信じこむことなく、これを「なじめない」、「非現実な」印象として感じとることになる、という解釈であった。

これらの感覚論者は、外界の疎隔感だけではなく、自我の変容感や喪失感をも感官知覚の障碍によって説明しようとした。たとえばテーヌは、感覚の変化があまりにも唐突であるために自己の以前の状態と現在の状態とのあいだに深い亀裂が生じ、新しい感覚はみずからの由来を保証してくれるような旧い感覚系列から遊離して、自分自身にとって疎遠なものとなる。そこで患者は、自分が変わった、自分がなくなったと感じるのだという。またリボーやジェイムズは離人症患者がしばしば訴える身体感覚の異常に着目して、自己身体の変容感が以前の自分と現在の自分との非同一性、ひいては自我の非存在感を引き起こすのだと考えている。

しかし、これらの感覚論者が仮定していた感官知覚の障碍は、その後の研究者（たとえばジャネとレイモン[29] Janet, P. & Raymond, F., 1903）の検索によって実際には証明されえないものであることが明らかとなった。離人症患者は、理性や判断において正常であるだけではなく、感覚機能においても健康者と変わるところはないのである。こうして初期の素朴な感覚説は、その根拠を完全に失うことになった。

2 体感説

個々の感官知覚の障碍が実在しないことが明らかとなって、次に登場したのは主としてヴェルニッケ門下たちによる体感説である。ヴェルニッケ[82]によると、すべての感官知覚は本質的に二つの成分から成り立っている。つまりそれは、知覚の純感覚的内容と、それに伴っている「器官感覚」（Organempfindungen）の二つである。後者は感官刺激を感受した器官や身体部分から発生するもので、特にそのつどの筋肉活動やそれに対応するその有機体自体の運動によって生じる。この運動は、感覚の門戸を外来の刺激に向かって開き、最適の知覚を得ようとしてなされるものである。だから、この器官感覚はいっさいの感官知覚の前提条件である。

このヴェルニッケの器官感覚説に基づいて、たとえばシュトルヒ[74]（Storch, E., 1901）は特に筋肉感覚（Muskelempfindungen）に着目し、知覚疎隔を「筋知覚」（Myopsyche）と「感受知覚」（Pathopsyche）との連合の解離によって説明しようとした。つまり彼によると、種々の知覚にはふつうこの筋知覚が伴っていて、そのために現実性格が与えられているものなのに、両者のあいだに解離が生じて筋知覚が感官知覚から分離すると、知覚の実在性が失われるのだという。シュトルヒによるとまた、人格の喪失感も筋知覚と感受知覚の連合麻痺の結果である。感覚内容から現実性格が欠落した場合に、これは外界の疎隔として体験されるか人格ないし自我の変容あるいは喪失として体験されるかの二通りの可能性があって、なぜあるときは一方の、あるときは他方の道が選ばれるのかはわからない、と彼はいう。

フェルスター[12]（Foerster, O., 1903）はシュトルヒの筋感覚説を継承しながら、違った解釈を加えている。彼は知覚の変化に関する患者の訴えと客観的な知覚障碍の不在との矛盾から、患者の知覚はヴェルニッケの器官感覚もシュトルヒの筋感覚も含めて正常であるのに、患者はこれに対して十分に注意を向けないのだという。個々の器官感覚すべての記憶像は密接に結びついていて、何らかの器官感覚が生じるたびにそこからこの結合の全体がよびさまされ、したがってすべての感官知覚に身体性の意識全体が伴うことになる。われわれがすべての知覚を自分自身に属するものとみなしているのはそのためである。だからこの器官感覚に対して十分な注目がはらわれないと、知覚の自我所属性が失われることになる。

W・ジェイムズ[28]（一八九一）によると、身体感覚（bodily sensibility）の障碍は、彼が主観的自我（I）に対して客観的自我（me）と名づけたものの変化をもたらす。この説を継承してルヴォー・ダロンヌ[63]（Revault d'Allonnes, 1905）は、離人症は内部的身体意識である内臓感覚（sensations viscérales）の減弱、すなわち「内臓感覚麻痺」（hypêsthésie viscérale）の結果であると考えた。

これらの体感説は結局のところ、彼らの主張する器官感覚、筋肉感覚、身体感覚、内臓感覚などの実在が客観的に証明しにくく、ましてその障碍を個々の患者について検出することが困難であったため、やがてかえりみられなくなった。しかしのちにも述べるように、離人症を単純な「感覚障碍」、「知覚障碍」のレベルで考えるのではなく、患者の人間存在全体が世界に向かって開かれている、その「開けの場所」の「異常」としてとらえようとする場合、そこではどうしても人間と世界との根源的な交り（ミンコフスキー Minkowski, E. のいう「現実との生命的接触」contact vital avec la réalité）を可能にする一種の「感覚」が問題となってこざるをえない。そして、のちにわれわれが「共通感覚」(koinē aisthēsis, sensus communis）として問題にするような（一六四頁以下）この種の「感覚」は、見方によっては一種の身体感覚とみられぬこともない。*

＊　身体感覚を Koenästhesie, cênesthésie などというのも、この「共通感覚」(Gemeinsinn）からきた言葉である。

3　感覚錯誤説

ベルナール＝ルロワ(4)（Bernard-Leroy, E., 1898）は、離人症の基礎には、動作や考えや感じ（sentiments）が意識の中にはいってくると同時に、ふつうなら新奇で見慣れない意識状態にのみ付随しているはずの漠然とした感情状態（état émotif vague）あるいは特別な感じが生じてくるという事態があると考えた。つまりここでは疎遠感がいわば「誤った感じ」として生じていることになる。

ピック[62]（Pick, A., 1903）によれば、離人症の一次的現象は「熟知感」（Bekanntheitsgefühl）の病的な脱落であって、疎遠感はその結果もたらされたものだという。

リップス[39]（Lipps, Th., 1902）は次のように考える。われわれの体験するものの諸要素やそれらの結合の仕方は、ふつうわれわれによく識られて（bekannt）いる。そこで新奇なという感じは、それらの要素がふつうは今体験しているのとは別の心的複合（Komplexe）と結合している場合にのみ生じてくる。ところがこの（現在の体験とは別の）心的複合が新しい体験に際してちゃんと働かなかった場合には、そこに誤った熟知感が生じてくる（いわゆる「既視体験」déjà-vu）。反対に、対象がよく知られているのに、この熟知感を引き起こすべき過去の同種の心的複合がうまく働かず、その対象を知る以前の記憶が引き出された場合には、対象は誤って疎遠な、新奇なものとしてみえてくる（いわゆる「未視体験」jamais-vu）。いわゆる離人症体験は本質的にはこの未視体験であって、健康者にもよく現われる既視体験と機構的に非常に近いものである。

ハイマンス[23]（Heymanns, G., 1904）は、離人症においてよく知っている字がしばしば瞬間的に奇妙に感じられる現象に着目して、これは心的エネルギーの低下のために諸表象間の連合作用が減弱し、その字が元来それと結びついている意味表象をよび起こさなくなったためと考えた。つまり離人症の根底には、そのような表象連合の弛緩を引き起こすような心的エネルギーの減弱がある。この説はその点で次に述べるジャネの精神衰弱説に似ているが、錯誤感情説一般についてみられる強い連合心理学的色彩を有している点でジャネと異なっている。

4　ジャネの精神衰弱説

ジャネ[29]（一九〇三）は離人症を彼のいう「精神衰弱」（psychasthénie）の一徴候としてとらえる。彼の精神衰弱は現在の疾病分類からみるとたいへんに広い概念であるが、そこに含まれている多様な徴候はすべて「実在機能」（fonction du rêel）の減弱という基本障碍をもっている。

実在機能というのは、われわれが最も充実した、最も強い心的緊張を駆使しうるときにのみ営むことのできる、実在界への最高度の適応機能である。それは外界を単に知覚するだけではなく自己の身体との関係において把握することであり、外界を抽象的に認識するだけではなく、自己の現在の行動に最も適合した記憶を喚起することである。実在機能によって可能となる適応行為には、次のようなものがある。①現実への有効なる行動、自由と統一の感を伴う行動、②実在感を伴う対象の把握、③現在の認識体験、すなわち現在化（prêsentification）（村上[51]による）。精神衰弱症においては、このような実在機能は種々の程度に減弱ないし消失するが、それほど高い心的緊張を必要としない低次の機能、つまり利害関係のない行動（習慣的行動など）、純粋に表象的な記憶、想像、抽象的推理、情緒的反応、無意味な運動的反応などはおかされることなく保持されている。

この実在機能の障碍は、種々の精神衰弱症状（強迫観念、恐怖症、ある種の分裂病症状など）の基礎にある生物学的色彩の強いプロセスであるが、この障碍がときとして患者自身によって自覚され、表面的に訴えられることがある。そのようなとき、患者は「空虚感」(sentiment du vide) をいだく。これが臨床的に離人症といわれている状態である。

この説に対してたとえばシルダー[69]は、ここで「実在機能」といわれているものが何であるのかが必ずしも一義的にはっきりしていない、離人症患者でりっぱに現実の社会生活に適応している人もいるし、完全に現実から遊離している妄想患者などで「実在機能」を保有している人もある、ジャネのいう「実在機能」は現実生活とは何ら関係のないものである、というような批判を行なっている。実際、精神分裂病者などで人格の統一性や自由な自律性が失われているようにみえるのに現実感の減弱を何ら訴えなかったり、著しい外界の疎隔感を訴える離人症者が自我の統一性については何らの問題を抱いていなかったりするのをみると、ジャネのいうような包括的な説明ですべてが解決されるとは思えない。

5 感情説

ユリウスブルガー[31]（一九〇五）は、決断不能、意志欠如、思考抑止、悲哀、自責、自殺念慮などのほかにヴェルニッケのいう「器官感情」(Organgefühle) の障碍を有する症例を報告して、これを主観的不全感と客観的所見との不一致のゆえに「偽似メランコリー」(Pseudo-Melancholie) と命名した。これが現在の離人症に相当することはすでに述べたとおりである。彼はのちに（一九一〇）[32]この偽似メランコリーにおける疎隔感の成立について次のような説を立てている。知覚においては感覚内容とそれに伴う感情的色彩とを区別する必要がある。感情的色彩は器官感情あるいは「活動感情」(Aktionsgefühl) によって与えられる(前出体感説をも参照)。偽似メランコリーにおいてはこの器官感情の意識化の過程に変化が生じて、その結果「表象意識」(Ideopsyche) と「感情意識」(Thymo-psyche) とのあいだに「乖離」(Sejunktion) が起きるのだという。彼はこの乖離を「感情失調」(Disthymie) ともよび、ヴェルニッケの用語を用いて「自我意識性、身体意識性、外界意識性の感情失調」(autopsychische, somatopsychische und allopsychische Disthymie) を分けている。

心理学者のエスターライヒ[56](一九〇五〜〇七) は詳細な自験例四例と、他の著者たちの症例との綿密な分析を行ない、また当時までに公にされた多数の離人症学説を丹念に検討して、離人症研究史上きわめて重要な総説を書いた。しかし、すぐれた総説の著者にはままありがちなように、彼自身の学説は比較的単純なものである。彼もまた本症成立に際して感情の果たす役割を重視した。彼によると、知覚界の疎隔も人格喪失感も共通して「一般的な感情抑止」ことに「能動性感情」(Aktivitätsgefühl) の抑止 (Hemmung) によって生じるものである。《精神衰弱における知覚界の疎隔の決定的原因は、知覚過程の感情成分が抑止(つまり疲憊性抑止)という著しい変化をこうむる点にある》、《感官知覚に伴う一次性および連合性の感情色彩の中に抑止が生じると、世界の相貌は一変する。現実は疎遠な、新奇なものに見える》、《感情生活の抑止は人格の内面にも同様の結果をもたらす。

人格はみずからが変化し、疎隔になったと感じ、自分を別人のように思ったりいっさいの自我意識を失ったりする》。

この「能動性感情」はG・シュテリング[76]（Störring, G., 1900）によれば「意志感情」（Willensgefühl）であり、これは外的な意志行為に際しても内的な意志行為（注意過程と思考過程）に際しても働いている。意志感情の中には《考えた行動を実行する際にはたらく諸感情と緊張感とが含まれている。この緊張感（Spannungsempfindungen）は行為の実現を促進する感情と融合して、この感情に能動的性格を与える》。ふつうこの能動性感情は、身体的・精神的変化の原因としての意志とみなされ、自我の自発性もそこにみてとられている。したがって、この感情が障碍されると、患者は自己の意志が自分の行為の原因であるという感じをもつことができない。

レーヴィー[40]（Löwy, H., 1908）も、離人症者には精神的に活動しているという感情が欠如しているという。彼はこの感情を「活動感」（Aktionsgefühl）と名づけた。それは彼によれば《感情的・精神的に活動していることの特別な一形式であり、精神的活動それ自体への関心である》。患者は自分が行動していることを承知していながらそれを実感しえず、自分が身体をもっていることを承知していながらそれが自分のものだという実感をもたず、対象を知覚しながら知覚しているという実感がなく、自分が考えている際にも考えているという実感が湧かず、自分が実際になにかの感情をいだいているときにも自分が感じているという実感がもてない。これらはすべて一般的な活動感の障碍の特徴型であって、レーヴィーはこれらを「動力感」(Impulsgefühl)、「自発感」(Initiativegefühl)、「知覚感」(Wahrnehmungsgefühl)、「思考感」(Denkgefühl)、「感情感」(Fühlgefühl) などと名づけた。これらの「活動感」はそれの内容へと向けられることなく、精神的に活動しているという事態そのものに向けられている点で、ふつうの意味の感情と異なっている。だから「活動感」の欠如ということはエスターライヒのいっているような「一般的な感情抑止」のことではない。

E・シュテリング[75] (Störring, E., 1933) は、G・シュテリングのいう能動性感情を重視しながらも、離人症の原因を単一の精神機能に還元してしまうことに反対し、そこにはすくなくとも四つの因子が働いていることを主張した。すなわち、

(1) シルダー (後出) によって論じられた「固執的自己観察傾向」(krampfhafte Selbstbeobachtungstendenz) ——この自己観察傾向から生じる離人症はその他の離人症とはかなり違った様相を呈する。患者は内的な緊張状態を大きな苦痛として体験する。

(2) G・シュテリングのいう「能動性感情」(Aktivitätsgefühle) の障碍——能動性感情は意志過程における自発的衝動の感情であるから、これが失われると患者は自己の行為がまるで自動機械のようだと感じる。

(3) 「身体感覚感」(Körperempfindungsgefühle) の変容——感覚論者や体感論者たちのいうような身体感覚そのものの障碍は、客観的に実証しえない。身体感覚に伴う実感が失われるのである。

(4)「夢のようにぼんやりした状態」(traumhafte Benommenheit) ――これは従来からの諸症例にも顕著な症状として報告されているが、E・シュテリングはこれには離人症の原因としての意味があるという。この状態は強い興奮(多くは不安)状態あるいは疲憊状態と関連して出現し、外界や自我意識の疎隔を引き起こすだけでなく、前述の能動性感情喪失の原因ともなる。

6 初期の現象学的方向

これまでみてきたように、前世紀末から今世紀初頭にかけての離人症学説は、この症状の原因を感官知覚の障碍に求めたり、より基礎的な一般感覚ないし身体感覚の変容に求めたり、あるいは連合機能の錯誤や能動性感情ないし活動感情の欠落に求めたりして、各学説のあいだには激しい論争が絶えなかったのであるが、これらすべてに共通していえることは、著しい要素主義的なモザイク理論であって、離人症のごとき症状の成立している場所としての精神の領域を感覚、思考、意志、感情などの多くの要素的機能に分解して、それら相互間の関係を論じようという、きわめて思弁的色彩の強いものであった。今世紀にはいってこのような要素心理学的傾向が衰退し、代わってフッサールの現象学やフロイトの精神分析理論、さらにはゲシュタルト心理学、ハイデッガー(Heidegger, M.)の存在論などの影響が強くなってくるにつれて、離人症理論にも大きな変化が現われてくる。すなわち、これまでのような要素的精神機能の障碍を単純に想定する試みに代わって、より根本的な主体の態度あるいは存在様式、ことに自我の対象界に対する全体的なかかわり方のようなものが議論の中心になってくる。ここではまず、「現象学」から影響を受けた初期の研究者として、ヤスパース（Jaspers, K.）とシルダーの二人をとりあげてみる。

ヤスパース[30]は彼の『精神病理学総論』（初版一九一三年、第二版一九一九年、第五版一九四八年）において、《あらゆる発達した精神生活には、一つの主体が客体（対象）に対立し、一つの自我が内容に向けられていることを知っているという、それ以上は還元不可能な根本現象がある。われわれはこれに従って対象意識（Gegenstandsbewußtsein）と人格意識（Persönlichkeitsbewußtsein, 第二版以降は自我意識 Ichbewußtsein）を対比できる》と述べ、「対象意識」の項において「異常な知覚性質」の一様式として「知覚界の疎隔」を扱い、「人格（自我）意識」の項において「自我の能動性の意識の異常」として「人格感喪失」（離人現象）を扱っている。ヤスパースの「現象学」はわれわれが今日フッサール―ハイデッガー―サルトル―メルロ゠ポンティの流れにおいて理解している現象学とは、その名称以外にはなにひとつ共通点がないとすらいえるほど異質なものであって、そこにはなによりもまず現象学が究極の目標として追求している、主観客観の分離以前の根源的現象への遡行という態度が欠けている。したがって離人症論に関しても、そこからは従来の用語の不適切な諸学説の記述的整理以上の（あるいはたかだかのところ、思弁的成因論の排除という消極的な試み以上の）積極的な貢献は見出すことができない。

シルダー[69]（一九一四）は離人症を、強迫的・固執的な自己観察に由来するものと考える。

彼はまず、主体的な「中心自我」(das zentrale Ich) と客体的な「自己」(Selbst) を区別する。これはジェイムズの「主我」(I) と「客我」(me) の区別に対応するものである。そしてシルダーによると、離人症において《変化しているのは本来の意味の自我としての中心自我ではない。変化するのは自己であり人格 (Persönlichkeit) であって、中心自我は自己のこの変化を知覚している。だから離人症は一定の健全な能力を前提としている。自己の変化は (仮にこのように区別することが許されるとすれば) 感覚・感情・記憶・思考などの精神的要素の変化の結果ではなく、中心自我がみずからの体験の中へ以前のようにはいり込めなくなったことに由来する。自己は分割されないままで自我から流出することができなくなり、そのために魂を奪われたように思われる。感覚・感情・表象・思考などが意識流に内在しているだけでは充分でない。それらが中心自我によって把捉されるだけでも不充分である。満足すべき充分な体験が生じうるためにはこれらの内容の把捉の中に自我のすべての現実の傾向が統一的に矛盾なく含まれていなくてはならない。離人症者の体験は矛盾した、非統一的なものである。そして、この非統一と矛盾とを彼の自我が知覚している》。

離人症体験のモデルとしてシルダーは次のような自分自身の体験をあげる。彼自身が研究に熱中してそれで頭がいっぱいになっているときに一人の患者がやってきて、いつもの訴えを繰り返す。彼はやむをえずその相手になるが、彼はその自分自身の声を他人の声のように聞く。患者の声はうるさく耳につく。患者がなにか奇妙によそよそしく思われる。

まるですべてが現実とは別の世界へはいり込んでしまったようだ……。この非現実感は、彼の体験が彼の中心自我の傾向と矛盾し、そのために注意が対象から離れて体験自身へ向けられたためである。体験がその体験の背景（中心自我の傾向）に即して生じているときには、その体験は「真正」（echt）であるが、それが中心自我から遊離し、それと矛盾している場合には表層的な「非真正」（unecht）のものとなる。離人症者の体験は非真正のものである。シルダーはフッサールの「明証性」（Evidenz）の概念を用いて次のようにいう。《明証な感情は明白に見てとられる（感じとられる）感情背景のうえに与えられる。非明証な感情は混乱したあるいは矛盾した感情状態のうえに与えられる。真正の感情とは明証的な、つまりすべての傾向と合致した、自我の基本方向に沿った感情にほかならない。離人症の感情障碍においては、感情背景と一致した明証的な感情が生じない。そこで生じるのは自我の深層から由来しない非真正の感情のみである。》離人症体験の非真正さ、非明証性は上の例のごとき感情の領域だけではなく、知覚・表象・記憶・思考・意志・自己意識など、精神活動のすべての面にわたって論じられる。

このようにして、シルダーによれば離人体験のすべては、意識の志向作用（フッサールのいうノエシス）が何らかの反対傾向（多くの場合に自己観察傾向）に妨げられて志向対象に没頭できず、その結果非真正な体験内容（フッサールのノエマ）を生み、その結果ますます自己観察傾向が強まる、という事態として解釈される。

シルダーはその後も長年にわたって離人症を彼の研究の中心的テーマの一つとしてきた

が、その後の彼の学説は現象学を離れて精神分析的なものに変わった。

7　初期の精神分析的学説

離人症は精神病理学的に、ことに自我心理学的にきわめて興味深い症状であって、精神分析理論の絶好の対象となったのは当然である。同じ理由から、フロイトがこの離人症に関して一篇の著作も発表していない（ベルグラーとアイデルベルク Bergler, E. & Eidelberg, L., マイヤー＝グロス）のは不思議なこととして受け取られている。しかし、実はフロイトは論文こそ書いていないものの、自分自身若いころ一過性の離人体験を経験したことがあり、晩年になって（一九三六）この体験についてのかなり立ち入った分析をロマン・ロランあての手紙という形で書き残している[13]。フロイトの自己分析はたいへんに興味深いものであるから、その要点を紹介しておくことにする。

一九〇四年の夏、フロイトは弟といっしょにトリエステで短い休暇を送っていた。二人はコルフ島へ足をのばすつもりでいたのだが、トリエステで会った友人のすすめで計画を変更してにわかにアテネを訪れることにする。アテネ行きの船が出るまでのあいだ、二人は理由のない不快感を感じていた。アテネに着いてアクロポリスにのぼったフロイトの念頭には、《ぼくらが学校で教わったとおりのことが現実にあるなんて！》という奇妙な考えが浮かぶ、その瞬間、彼にはアクロポリスの光景が現実離れしたものにみえた。

この離人体験についてのフロイト自身の解釈は以下のごとくである。あまり裕福でない家庭に育った彼にとって、アクロポリスはギムナージウム時代からの憧れの対象であったが、自分で実際にアクロポリスの土を踏めるなどということは当時はまったく考えられないことだった。短い夏休みに友人から突然アテネ行きをすすめられたとき、それはいわば「すばらしすぎて本当とは思えない」(too good to be true) ことだったのである。離人現象の二つの一般的性格は、それが自我の防衛機制であるということと、それが自我の過去の記憶、それも抑圧された不快な体験に由来するということである。そしてこの抑圧された体験とは、彼の場合、幼時の貧困のために遠方への旅行を断念しなければならなかったという事情にほかならなかった。こんなに遠くまで来ること、「こんなことになる」(so weit zu bringen) ことはまったく不可能なことだと思われていた。それが思いがけぬ仕方で実現したとき、フロイトの自我はまだその現実を信じることができなかった。そして、トリエステで船を待っているあいだに経験した不快感は、抑圧された願望の充足に伴う罪責感だったのであり、幼時に父に対して感じていた批判と軽蔑とに関係があった。それはまた、父よりも偉くなろうとすることに対する罪責感でもあった。

さて、死の三年前に書かれたこの印象深い書簡を除けば、フロイトは離人症についておそらく一言も論じていない。しかし一九二〇年代にはいってから、数多くの精神分析家が離人症に関する理論を発表している。それらはすべてフロイトのリビドー理論や抑圧理論を大なり小なり図式的・公式的に操作したものであって、フロイト自身の深い自己分析と比べるといかにも思弁的、抽象的の感をまぬがれない。

たとえばヌンベルク[53](Nunberg, H., 1924)は、疎隔感が最も多く現われるのは分裂病であるとし、これを「世界没落感」と関係づけている。そしてフロイトにならって、この「世界没落」には非常に大きな「リビドー喪失」が対応しているものと考える。《ときには自我喪失感にまで至りうるこの疎隔感は、したがってリビドーの一時的中絶の強烈な知覚に基因する。……このリビドー喪失は早期幼児期において果たされなかった衝動充足をふたたびめざめさせる。これは幼児にとって重篤なナルシシスティックな痛手を意味したのであるが、自我のこの痛手が無意識から頭をもたげるのを心の中で(endopsychisch)再知覚した患者にとっては、周囲の世界も自我もともどもに変容して疎遠なものに思えるのである。……もちろんここで次のような疑問が生じてくる。なにゆえにすべての抑圧に際してつねに疎隔感が生じないのであろうか。真の抑圧は反応形成や症状形成を残すものであるのに、これが離人状態においては欠如している。離人症以外の神経症においてはリビドーの活動が自我から疎隔されてもなお、症状という回り道を通ってある種の満足が達成される。これに対して純粋の離人状態においては(症状形成がなされないために)種々の期間持続する不満足の状態が成立している。……分裂病と鬱病では、自我と自我理想とが真っ向から対立している。それに基因する葛藤の中で、分裂病では自我理想がナルシシスティックな自我に屈服し、鬱病では自我が自我理想に屈服する。これに対して離人症では、自我が自我理想の要求を満たしえないことが知覚され、訴えられるだけで、そこからなんらの反応も形成されない。自我理想は(自我の感官知覚、感覚、感情などの現実性に関して)自我との関係を断絶してしまっている。自我理想は自我についていっさい関知しようとしない。》——一言でいうならば、ヌンベルクにとって離人症とは、《リビードーの欲求が満たされえないでいるという状態を、現在の自我が知覚しているという事態》なのである。

モルゲンシュテルン[49]（Morgenstern, S., 1931）は離人症を《精神分析的見地から考えて一つの疾患単位》であるという。離人症は性の発達史における決定的な時期に起こる。《離人症患者にとって（現実の疎隔は）いろいろな対象から切り離されたリビードー成分の自己のほうへの移動である。しかしそれは幼児的・ナルシシスティックな諸状況への退行という意味においてではなく、大人の意識生活の中心的課題をなすところの、世界を新たに感覚してゆくという領域における自己へのリビードー固着の意味においてである。》このモルゲンシュテルンの見解は、明らかにシルダーの「自己観察傾向」説からの影響下にある。《離人症は昇華の不成功を意味する心理的機転である。》《タブーが離人症患者に通常の性的満足をあきらめさせる。彼はそのために苦痛を感じ、彼の注意を哲学的問題へと移して、それによって彼自身および彼の周囲の世界の変化についての感じを表現することによりこの苦痛から逃れようとする。》

ベルグラーおよびアイデルベルク[3]（一九三五）は、二例の分析例に基づいて、特有の「離人症機制」（Mechanismus der Depersonalisation）を自我による超自我の「籠絡」（Kaptivierung）と解釈している。エスのリビードーの衝動願望は主としてアナールな露出（anale Exhibition）である（これはたとえば患者が幼時、かくれんぼのとき机に頭をかくして尻をかくさずに笑われた追想とか、別の患者が父親にやさしく尻を叩かれた追想とかから導かれた前提である)。この願望は自我によって防衛されねばならないが、その際にまず出現するのは無意識の願望を防衛する場合にきまってみられる不安である。次には非現実感、「呆然自失」(Sichnichtauskennen) ないしは「馬鹿になること」(Verdummung)、理解の障碍、疑惑、知的不確実さなどが出現する。これらはすべて、自我が超自我に対して「自分は馬鹿である、自分がそんな願望をもっているのは本当ではない」という弁解をしているのである。さらに一歩進むと、自我は「自分のことは自分で気をつけます」という態度を超自我に対して示す。これも超自我を籠絡する一つの手段であるが、この際注目すべきことには、エスの本来の露出症的欲動がのぞき症的欲動 (Voyeurtum) に姿を変えてこの自己観察傾向の中へ「密輸入」(hineinschmuggeln) されていることである。だからこの自己観察は、「たてまえ」からいうとデモ隊が機動隊に協力して自己規制をやっているようなものであるけれども「ほんね」は機動隊をうまくまるめこんで (Captatio) ナルシシスティックなのぞき症的自己観察欲求を満足させているのである。もちろんこの満足は自我にとっては無意識であり、自我に所属しないものとして疎隔されている。この両面工作は新たな不安発作、罪責感、絶望発作、重苦しい憂うつを引き起こすことになる。

オーバンドーフ (Oberndorf, C. P.) は一九三四年[54]に、離人症の機制を「思考の性愛化」(erotization of thought)、すなわち思考や脳とペニスとの等置における快感、および身体自我と不調和の超自我形成(異性の親との同一視に基づく男性における女性的超自我および女性における男性的超自我）に由来するものと考えた。一九三六年[55]に彼はこう書いている。《非現実感の本質は両性的葛藤（bisexual conflict）の存在にある。患者は異性に特有と考える思考タイプを抑圧する。そして患者は自分が選んだ思考タイプに対して、通常はかつて自分を拒絶した親に対して向けられていたであろうところの過大なリビドーを向ける。》この「思考の性愛化」は、たとえばエスナール[22]（Hesnard, A.）によっても主張されている。彼によると離人症者は《情動的に抑圧されている。彼の思考は強度に性愛化されている。彼は自分自身の人格を性的願望の対象にすることによって、合法的かつ経済的に性の問題を解決しうるものと思っている》。

これらの精神分析的諸理論は、いずれもかなり詳細な症例記述を基礎にしていて、それぞれに興味深いが、各人が自分の患者の自己描写や自由連想から得られた個人的な表現をかなり強引に一般化して、離人症一般の本質を仮定しようとしているところに無理があるものと思われる。フロイト自身が自説を明確に示さなかったこともあって、諸家の見解は非常に不統一であるが、しいていえば前述のシルダーによる「過度の自己観察」の仮定が大多数の分析家に承認されて、かなり共通の出発点となっていると思われる。

8　フェーデルンの自我心理学説

ウィーンに生まれてフロイトに直接師事したフェーデルン[11]（Federn, P.）は、若いころから離人現象に対して特に大きな関心を示していた。その当時の論文はすべてドイツ語で書かれている。一九三八年アメリカに亡命したあとも、彼はなおこの主題を追求した。そして一九四九年になされた「離人症」と題する講演の中には、彼の自我心理学的離人症論の集大成をみることができる。これらの論文や講演は彼の死後『自我心理学と精神病』(英語版一九五三年、ドイツ語版一九五六年)という著作集の中に収録された。

フェーデルンの学説の支柱となっている二つの主要仮説は「自我備給」(ego-cathexis, Ichbesetzung)の概念と「自我境界」(ego-boundary, Ichgrenze)の概念である。

周知のごとくフロイトは当初、自我には属さない無意識の衝動であって、ナルシシズムにおいて自我へと向けられるリビドーと、自我の諸機能を支えて自己保存を目的とする「非リビドー的備給エネルギー」とを区別していたが、のちになってこの区別を撤回した。ここに「自我リビドー」(Ichlibido)の概念が成立する。リビドーは元来「生の本能」のエネルギーを表現する術語であるのに対して、後年のフロイトは「死の本能」の存在をも仮定した。彼の後継者たちはこれをエロス(Eros)に対するタナトス(Thanatos)と名づけたが、このタナトスの存在に関しては精神分析家のあいだでも賛否両論が分かれたまま現在に至っている。

フェーデルンはこの「自我リビドー」と「タナトス」(これを彼自身は「モルティドー」Mortido と名づける)とが融合した自我エネルギーを「自我備給」と命名した。われわれの自我はわれわれ自身によってさまざまの強さで、また、さまざまの広がりで体験される。「自我」とはこのたえず変化する「自我感」(Ichgefühl)のことにほかならない。そしてこの自我感の成立を可能にし、自我の諸機能を保証している有機体エネルギーが「自我備給」なのである。

自我は主体であると同時に客体でもありうる。フェーデルンはシルダーと同様、主体としての自我（Ich）と客体としての自己（Selbst）とを区別する。主体としての自我は文法上の動詞の能動型・受動型・再帰型の諸様態に対応するさまざまの仕方で体験される。「能動的自我備給」は計画・思考・行為・注意などに際して、「受動的自我備給」は刺激欲求に際して、「再帰的自我備給」は自己愛や自己嫌悪に際して働く。しかし自我ないし自我感の原本的・原始的形態はこの三様態のいずれにも属さず、むしろギリシア語の「中動型」（Medium）*の様態に属している。これに対応するのが「中動的自我備給」（mediale Ichbesetzung）である。これはドイツ語の自動詞で表わされるような事態、たとえば「私は成長する」「私は生きている」「私は老いる」「私は死ぬ」などを規定している。フェーデルンによればフロイトの「一次的ナルシシズム」はけっして再帰型のものではなく、まったく中動的なものだという。また、日常生活における感覚的・運動的・知的諸機能が空虚なつまらないものとならず、快適で親近感のあるものとして感じられるのは、自我備給の中動的リビドー成分のおかげである。

＊　主語自身が動作の直接目的となったり、「自分のために……する」あるいは「互いに……する」の意味を含んだり、自分の能力によって動作を行なったりする場合に用いられるギリシア語の動詞特有の様態。

フェーデルンのいまひとつの重要な説明概念は「自我境界」である。これには外部的のもの（äußere Ichgrenze）と内部的のもの（innere Ichgrenze）があり、前者は自我所属的な内界を自我非所属的な外界の刺激から分かつものであり、後者は自我所属的な内界をエスの刺激から——つまり前意識的に自我から排除されて抑圧された心的衝動から——分かつものである。上述の自我備給は自我境界を強化確立して、自我と非自我との区別を明確にするとともに、自我には「内部的精神性」（innere Geistigkeit）を、非自我には「外部的現実性」（äußere Wirklichkeit）を保証する。「内部自我境界」すなわち自我とエスとの境界を補強しているエネルギーは「逆備給」（Gegenbesetzung）とよばれる。睡眠時や幻覚妄想状態などにおいてはこの逆備給が減弱ないし中絶するので、抑圧された心的衝動が自我の内界に侵入することになる。「外部自我境界」は上述のように内面的自我性と外面的現実性とをともに確立するための「感覚器官」である。（自我境界は現実性のあらゆる統覚 Apperzipieren に対する感覚器官である。）外界は、それが明瞭に知覚されただけではまだ「現実的」とは感じられない。外界からの刺激が現実性を得るためには、それは外部自我境界を通過しなくてはならない。逆に十分に備給された外部自我境界を通過した非自我的刺激は、何らの「現実性の吟味」（Realitätsprüfung）を要さずに現実的と感じられる。

以上の説明から、フェーデルンが疎隔体験を外部自我境界に対する自我備給の減弱とみなしていることは明らかだろう。上述の講演（一九四九）において、彼は《疎隔と離人症は分裂病とは別種の、しかし近縁のグループに属する自我疾患（Ichkrankheit）である。

自我備給の喪失は多くの場合に分裂病よりも軽度である。（自我備給のうちの）リビドー成分が不足している点と、分裂病に比べて身体自我の備給がより減弱している点が特異的と思われる》と述べている。ここで「リビドー成分」といったのは、もちろん「モルティドー成分」に対してのことである。フェーデルンは、自我意識・自己所属感の障碍としての離人体験と、外界および内界についての現実感喪失としての疎隔体験とをはっきり分けて考える。《離人と疎隔はともに単一症状的である。……この両疾患はその名称によって定義されている。疎隔（Entfremdung）の名称のほうが離人（Depersonalisation）の名称よりも正確である。後者はむしろ「自我アトニー」（Ich-Atonie）と呼ぶべきだろう。つまりそれは自我の内的堅固さの喪失の意味である。……離人症とは自我の解体（Auseinanderreißung）の主観的体験である。》《（外界の）疎隔と（内界の）離人とは別の症状である。患者は両者を正確に区別している。両者の区別は力動的には次のようである。疎隔においては自我境界のみがリビドー成分を失っているのに対して、離人に*おいては自我の中核がリビドーを失っている。自我備給の中の他の（リビドー以外の）諸成分も欠乏しているのかもしれない。自我の末梢備給と構造備給とは別の機能を営むから、構造的備給欠乏の症状（すなわち離人症状）には疎隔的性格が伴わないのである。》《内界の疎隔は離人体験の一部ではない。ただ、離人体験によって孤立した内面的事象が二次的に疎遠に感じられることはしばしばある。それにもかかわらず、自我境界の機能が減弱しているのか自我の統一の機能が減弱しているのかの区別はたいせつである。したがって、外界と内界の疎隔を単一の自我疾患としてまとめ、これと離人症とを分けるほうがよい。》《高度の内面的疎隔は疾病学的および臨床的に神経症群にではなく鬱病群に属する。自我備給の統一性の解体としての離人体験は、疾病学的にも臨床的にも分裂病群に属する。》

＊　フェーデルンは自我備給にリビドー成分とモルティドー成分だけでなく、のちには第三の成分として「中性エネルギー」(neutrale Besetzungsenergie) をも考えた。これはいかなる生命的機能に際しても働いている。

最後に、フェーデルンの離人症論の特徴は、彼の自我心理学がフロイトの精神分析から出発したものであるにもかかわらず、そこには精神分析特有の心因論的色彩がきわめて少ないことである。上に述べた離人現象の自我心理学的基礎構造とは別に、フェーデルンはさらにこの「自我備給欠乏」そのものの病因論についてもふれているが、それは著しく生物学的なものであって、特に性ホルモンの消費と異常な(サドマゾヒスティックな)性行為を重要視している。したがって、彼の治療法も、精神療法というよりはむしろ精神衛生的な色彩が強い。ことに、軽率な精神分析が病状を悪化させる危険のあることをいましめている。このこととも関連して、フェーデルン理論には前項に紹介した諸家の説のように幼児期のリビドー発達史についての考察がない。したがって彼の学説は、精神分析的用語を用いてはいるものの、本来の精神分析とも、力動的心理学とも区別すべきものであろうと思う。

9　離人症の存在論的人間学

現象学的あるいは存在論的人間学と名づけられるべき立場から離人症の現象に迫ろうとした先駆者は、いうまでもなくゲープザッテル[15]（一九三七）である。ただ彼の離人症論は広い意味での本症状全般に関するものではなく、一人のメランコリー患者に出現した離人症体験の解釈を通じて、むしろメランコリー者の存在様式を解明しようとする意図のもとになされたものである。しかし、彼の紹介している症例（一一一頁の症例5参照）の離人症は、あらゆる点からみて本症状の特徴を完備した典型例であって、したがって彼の離人症論は本症状の本質を非常にするどくとらえたものということができる。

ゲープザッテルは、患者が繰り返し訴える「空虚」の体験を出発点とする（そこでは当然前述のジャネの「空虚感」sentiment du vide との関連が問題になる）。患者は世界の空虚（「世界は存在しません。あるのは空虚ばかりです」）および自己の空虚（「私が空虚を感じとっているのではなく、私が空虚そのものなのです」）を訴える。ここで「世界」というのは客観的対象世界ではなく、「私」がそれに向かって実存することによってのみ意味と充実と現実性を保っているような「私の世界」のことである。このような世界の非存在はシュトラウス[77]（Straus, E.）のいう「人間と世界との共感的全体関係」（sympathetisches Totalitätsverhältnis）の障碍の結果である。これはいっさいの知覚・感覚・認識に先行する根源的対世界関係で、現存在（Dasein）の生成（Werden）の可能性と深い関係がある。ハイデッガー[20]によると「現に（世界の内に）ある」ということは「現に（世界の内に）ありうる」ということにほかならない。鬱病においてこの現存在可能が停止すると、「私の世界」もまた消失する。患者は個別的な感覚的経験の変化から世界の非存在や非現実を感じとるのではなくて、世界の空虚があらゆる感覚作用に先行し、感覚は現実性を目覚めさせる代わりに空虚を実現してしまう。

世界の空虚と自我の空虚とは同一現象の両側面である。触覚を例にとると、物に触れることは同時に物に触れられることであり、能動相と受動相との統一である。世界との全体的関係が障碍されると、自我は自己自身にも出会えなくなる。「自分自身を定立すること」の自明性が失われる。自我は世界とのかかわりから隔絶されて空虚となって静止し、ひたすらこの空虚化した自分自身を観察する。さて、この患者の場合、この自己観察は「空虚化した自我」が「充実した自我」を必死に追い求めて永久に追いつけないという特異な比喩で述べられている。患者は必死に突進しながら同一個所に止まって先へ進まない。これはほかならぬ鬱病の焦躁感そのものである。この空虚化した自我はいわば客観的・顕勢的自我であり、そのつどの現存在内容である。それを観察している自我はいわば主観的・潜勢的な「自己」(Selbst) である。人間の人格はピラミッドの頂点がそのつどの状況の中に組み込まれているようなもので、この頂点に顕勢的自我があり、ピラミッドの底面が潜勢的自己である。この自己はあらゆる人間的行為の背景として、自我の生成の一歩一歩に伴っている。離人症においては顕勢的自我が顕在化の可能性を失うと同時に背景的自己から切り離される。自己は単なる物体的対象と化した自我を絶えず観察するか、あるいは自我は自己にふたたび到達しようとして果たせない。

このようにして、自我と世界の空虚感、非現実感、非存在感が出現しうるのは、一般に「空虚」(Leere) なるものが可能だからである。《この可能性としての空虚が現存在の本質に属しているからこそ、空虚は精神病の中に出現してこの症状像を規定しうる。空虚の中での実存とは、人間学的には人間存在の一つの可能性を意味する。そしてこの可能性は世界および自己自身の人格の現実的実現の停止と同じことである。……実存するということは実存しうるということと同義である(ハイデッガー)。このことからただちに言えることは、鬱病者は彼の抑止 (Hemmung) ——それはなによりもまず生成の抑止(内的時間の停止、シュトラウス、ゲープザッテル)であり可能性の停止である——のために、つまり抑止がはびこればそれだけいっそう、実存の全可能性を失い、現存在内容の貧困化の進行という方向に進むということである。つまり抑止が患者を空虚に引渡す。》

これがゲープザッテルの離人症論の概要である。この学説は離人症論の歴史上、画期的な一歩をしるした卓抜したものではあるけれども、なおいくつかの不満を残している。最も大きい不満は、彼が自我の空虚と世界の空虚とは同じ一つの根源的事態(世界との共感的全体関係の障碍)の両面であることを繰り返し述べてはいるものの、やはりよく読むと自我の空虚のほうを最初に置いて、世界の空虚は自我の空虚の「投影」(Projektion) であるという言い方をしていることである。ここではまだ、西洋的思考法の出発点である内界と外界との二元論がぬぐい去られていない。さらにここでは、実存的空虚を基礎づけている「生成の抑止」(Werdenshemmung) が単に存在論的・人間学的「概念」として語られているだけであって、それはいわば「鬱病」という意味盲目的病的過程の責任に帰せられてしまっている。

テレンバッハ[80](一九五六)もゲープザッテルと同様に離人体験をもとにしてメランコリーの本質に迫ろうとした。彼が特に問題にしたのは、離人症における空間性の問題である。離人症者においては周囲空間 (Umraum) がその奥行きや垂直性 (重力感の喪失) において変容するだけでなく、内面空間 (Inraum) も狭小化や空虚化の変容をこうむる。しかしこのような離人症者の空間性はカント的な並存的空間の概念では十分に解明しえない。そのような「体験される空間」ではなく、「生きられる空間」を問題にせねばならない。ハイデッガー的にいえば、客観的事物存在 (Vorhandensein) の空間ではなく、われわれ自身 (Dasein) がそれである存在の空間が問題である。ハイデッガーによれば世界とは現存在自身の性質であり、客観的事物存在は世界をもたない。現存在の空間性とは、「世界に親しく住みつくこと」である。《現存在がメランコリーにおいて彼なりの仕方で空間を見出すのは、彼の世界内存在の空間性が根本から変化しているからである。》

世界内存在としての現存在にとって、内世界的な事物は道具 (Zeug) として出会ってくる。道具の存在性格は「手もとにあること」(Zuhandensein) であり、その空間性は「近さ」(Nähe) である。ただし、この近さは間隔 (Abstand) を計測して決定されるような近さではなく、現存在の配慮的な世界との交わりのなかで見出されているという意味での近さである。離人症者においてはこの近さが失われ、事物は均等に奥行きを失って平面的にみえる。事物は道具的性格に属すべき「しかるべき場所」と「方位」を失ってどこにあろうが同じことになってしまう。事物は現存在から切離された単なる客観的存在（Vorhandensein）に化し、点的な構造の空間性をおびる。

マイヤー（一九五六、[42] 一九五七、[43] 一九五九[44]）は、外界の疎隔（Derealisation）と自我の喪失感（Depersonalisation）は本質上同一のものであり、「感情喪失感」（Gefühl der Gefühllosigkeit）と感覚知覚の障碍とはこの両者を結びつけるものだという。そして両者の共通点は《自我の孤立化、自我と外界との交わりの困難、自我の世界からの隔絶にある》。両者は同一の「自我―外界―関係」の障碍の二形式である。

著者[33]（一九六三）は、これまで西洋的思考法によってのみ解釈されてきた離人症論のなかへ日本的思考法を導入しようとした。著者がこの論文の出発点としたのは前述の症例1（二〇五頁参照）の女性患者である。《通常われわれは自我の存在についての確信を失わない。……しかし全く素朴な現象学的疑念によってすら、（自己自身に対する）「反省」によっては根源的な自我に到達しえないことがすぐわかる。というのは「自己意識」をいかに深めても……そこに見出されるのはすでに客観化されつくした、限定された自我の模像にすぎないからである。……「自己意識」で確かめられることはたかだか、客観界の一部として現前化された「自我」の表象像あるいはわれわれの身体の……状態が、つまり客観化された自我イメージ（Ich-Image）が、明白な「自我性」（Ichqualität）、私のという性質（Meinhaftigkeit）をおびているということだけである。私には、われわれの存在感や自我の実在の確信は、ほかならぬこの自我イメージの反省にともなう「自我性」によって保証されていると思われる。……自我そのものの直接の認識によってではなく、それ自体すでに客観界に属している自我イメージの特有の「性質」によって、自我の存在の確信が与えられる。》《……だから自我喪失の訴えは客観界の空虚化の鏡像にほかならぬ。ゲープザッテルのいうように外界の空虚が内界の空虚の投影《プロイエクツィオーン》なのではない。逆に内界の空虚が外界のそれの逆投影《イントロイエクツィオーン》なのである。》《十三世紀の一禅思想家（道元）は、自我が万物を照すのではなく、万物が自我を照しにやって来るのだ、と言った。われわれが内へ向けた眼によってとらええぬ自我は、かえって外部に、つまり対象界の中に出会われる。》《知覚に際しては内的な動きが知覚対象に加えて表現される。この対象に加えて表現された内部運動は……現象学的にはさきに「自我性」となづけた自我イメージの反省の性質と同じものである。……この（表現的な）「余剰」なしには物の世界の現実性はありえない。……知覚における感覚と表現のこの共働を、われわれは（西田幾多郎にならって）「事実」（Tatsache）と呼ぶ。》――「事実」は次の四つの契機によって構成されている。①自我が疑いえない実在として確認され、対象界はその実在を支える基盤となる。②反面、対象は事実を通じて確固たる意味と存在を与えられ、意味を与える自我はむしろ背景的なものとなる。③自我と世界の両者は完全に事実の中に没入して、ものが見えたり聞こえたりするという事実だけがある。④しかし自我と世界、主観と客観の明確な分離対立も、ただこの事実にささえられてのみ可能である。――《以上のことから、離人症とは「事実の不成立」のことにほかならない。》――この「事実」とは、自我が知覚に際して自我自身を対象の中にみる、つまり対象の中に自我を顕在化（Aktualisieren）するということである。――そこで、《離人症の根源的現象は、世界との出会いに際して事実が成立しえないこと、意識の志向作用において自我が自らを顕在化しないことである。》

このドイツ語で書かれた論文においては、著者はけっしてまだ十分にその意を尽していない。西田幾多郎の「事実」の概念の導入は、離人症の根本機制を解明するうえで著者自身にとってきわめて重大な意義を有することであったが（この概念を、著者はその後「こと」として表現し、客体的な「もの」と対置している）、ドイツ語の特性に拘束されざるをえなかったことと、「自我」概念に関する思索が十分でなかったことが原因となって、この「事実」そのものを十分に一元論的にとらえつくしているとはいえない。著者のその後の思想的展開については、次項においてふれることにする。

10 日本における離人症論

村上仁[50]（一九四三）は、離人症を《強迫観念と深い関係を有し、その構造も或る程度迄類似して居る症状》と考え、神経質的な性格者、何らかの心的衝動の結果、分裂病、躁鬱病または他の器質脳疾患などにもみられる症状であると述べている。そして、《離人症の根柢にも矢張り生活への能動性の減退が存し、離人症的症状はこの生活への能動性の変化の自覚として説明》しうるものと考える。この能動的変化の原因はきわめて雑多であるが、村上は特に分裂病と離人症との近縁性に大きな注目をはらっている。《強迫観念と同じく離人症も分裂病の初期に、即ち自己の状態に対する認識能力の存する間に現れ、分裂病過程の進行と共に消失し、又は他の症状に変形する。》《作為現象はすべて離人症的症状の特別の形、即ち自己の心的機能の自己非所属感に客観化の過程の加わったものとして見ることが出来る。……離人症者が病識を消失すると屡々《しばしば》妄想的観念に移行し得る。……離人症が急性に発生する時は……世界没落体験と区別し難いことがある。……病的過程の進行と共に、離人症的症状は主観的自覚としては殆んど存在しなくなり、他覚的にのみ心的能動性の減退が不活潑性、無意志状態、昏迷として認められる様になる。》このような見解は、村上が分裂病の基本障碍として「能動性の減退による心理学的自我の崩壊」を想定しているところから考えて、当然の帰結ということができる。

島崎敏樹[70]（一九四九、一九五〇）は分裂病を「人格の自律性の意識の障碍」としてとらえ、これを「人格の他律性の意識」と「人格の無律性の意識」に区別した。前者はたとえば作為体験、催眠体験、思考奪取として、後者はたとえば妄想着想、思考化声、独語、空笑、常同行為などとして現われる。そして島崎によると、離人症には他律性の意識としてのものと、無律性の意識としてのものとの両方があるという。《分裂病の自我感喪失には本性上他律体験と同じものがあるのであって、これを言い表わす病者の態度の如何によって、或は自我感喪失ともなり或は他律体験ともなるのである。即ち、他者の圧力の方に即して陳述が行われれば他律体験となって現われ、自我の無力の方に即して陳述が行われればば自我感喪失という離人症になる。……自我の外で（自我と無関係に）精神活動が起ることを自我が明瞭に意識する場合には、無律体験は離人症の一つとなって現れる。……ここではひとりでに考えが生滅するという性質の自我感喪失がみられる。》――問題はこのような「他律」と「無律」の区別が外見上の記述的な区別にとどまらないで、なにがしかの本質的差異に対応するものかどうかという点であろう。

新福尚武と池田数好(72)（一九五四）は、クリサベールからジャネに至る離人症成因論を批判的に紹介したうえで、人格喪失感の発生を能動感とか統一感とかいった自我体験の異常に求める研究態度に対して疑義を提出している。《多くの患者は外界の変化を通じて自我の変化を体験する。……鬱状態などにおいて外界印象に著しい変化が生ずることは極めて当然であるが、それらにおいてはこの変化を通じて自我の変化が意識体験されるのではなかろうか、従って、この場合には実在喪失感、従って自我そのものの変化が問題になる。》《離人症の基礎症状は、発病の当初からすべての症例が訴える……あの自我変化の意識の中に求められるであろう。唐突として現れる、この変化の意識こそ、すべての個々の症状の基礎にあるものと考えられる。ここにわれわれは人格障害の一つの型を見るのである。それは、われわれが人格と呼び、主観的に意識と呼ぶものの、一方的連続的な進行を支えている或る種の機能そのものの障害である。》要するに新福と池田は、離人症の機構を従来の諸家が試みているように感覚、感情、意志、能動感、統一感、自己観察といった、いわば「正常心理」の範囲内にも位置しているような諸概念から「説明」するのではなく、いってみればより「超越的」な「自我そのもの」の障碍を仮定しているように思われる。

井上晴雄[24][25]（一九五六、一九五七）は、まず離人症が主症状として前景に出ている神経症、すなわち「離人神経症」についてその発生状況を考察し、《強烈な精神的葛藤、強度の不安感、欲求不満、急激な感情変動、持続的感情緊張等があって個体が神経症になった場合、その主要症状の前景に離人現象があらわれたものは、その経過、随伴症状の如何に拘らず離人神経症と称することが妥当であると思う》と述べ、次に分裂病性の離人症については、《鬱病者の離人体験が抑鬱的気分の結果あらわれた感情的な精神症状であるのに対して、分裂病者のそれは全然質を異にした、実体的、感覚的離人体験である。それは正常人の言葉では表現し難い……分裂病のそれは自生的に、無媒介的にあらわれた分裂病的離人気分とも言うべきものの上にあらわれてくる……》と述べている。井上の研究はむしろ記述現象学的に諸現象の表現様式の差異を丹念に差別しようとする点に重点がおかれていて、理論的な成因論的考察にはほとんど立ち入っていない。

西丸四方[52]（一九五八）はわれわれの意識野の中心を占める「前景体験」と意識の辺縁にあって漠然と意識されている「背景体験」との交替現象として、種々の精神症状を説明しようとする。《離人症では、前景的な体験の背景にあって、それに生命感、実在感といった色彩を与えているものについて、その消失が前景に立つようになる。実在感の消失が前景に立つと、視覚的知覚は背景的となるので、離人症の患者は物がよく見えないという》と考える。

竹内直治[79]（一九五九）はこの西丸の前景背景学説を特に離人症に対して主題的に適用して、次のように述べている。《あらゆる精神異常を背景体験の前景化異常とみることができる。これは正常の前景体験とは違っている。背景体験には状態的なものと対象的なものとあり、状態的な背景体験が前景化するとそういうものの喪失感が体験される。離人症状は実在感、現実感、生命感、親和感、体感、自己所属感、実行感、自己同一感などの状態的背景体験の前景化によって、そういう状態的背景体験の喪失感が体験されたものである。》――このいわゆる「背景精神病理学的」理論は、種々の離人症理論の中でもひときわ注目されるべきユニークな思想である。ただ著者自身の考え方では、離人症においては「背景体験における消失の前景化」（西丸）あるいは「背景体験の前景化による喪失体験」（竹内）といった考え方をするよりも、われわれの通常の体験そのものの「前景」の中にすでにそれの「肉づけ」として組み込まれている「背景」的な性質が離人症においては脱落するために、「前景」そのものがいわば形骸化して空虚な「前景」として体験されるのだと考えたほうがよいのではないかと思う。

木村定[36]（一九五九）は「神経症性離人症」の成立機制を論じるにあたって、ジャネの「心理的力」と「実在機能」に関する学説およびフェーデルンの「自我備給」と「自我境界」に関する学説とを総合的に利用し、さらにこの両学説には述べられていない精神分析的早期生活史的考察を加えて、以下のような見解に達している。《早期生活史においては愛情過多や愛情不満等が多くみられ、その結果愛情評価の能力が著しく歪められている。又その生活史的発展として、対人関係における特有の易感性・独占欲・強い権力欲・自己主張等の性格特徴が著明である。……従ってこの事実は将来の愛情不満によりつよい情緒的混乱が招来される可能性を示している。本症の出現に先立って、心理的力の消耗を来す様な内的緊張が一定期間持続しており、かかる状況下において、愛情遮断や愛情への重大な脅威や、或いは権力欲やそのあらわれとしての自己拡張の傾向の中断が生じると、之が契機となって急激に心的緊張が低下し二次的行動が減退し離人症状が現われる。……患者の自我備給をみると、その自我エネルギー（自我備給）の総量が乏しく、従って対象に向けられる備給も減少している。この減少の原因としては、生来性の素質と内的緊張の持続が考えられる。この結果外部に対する自我境界の弱化がおこり、……投影の機制によって一次的な自我障碍が、二次的に外部対象の疎隔感を招き離人症状が成立する。》——この考察は前述のフェーデルンの自我心理学説における生活史的力動論の欠如に対する補足として、またこれとジャネの心的エネルギー学説との総合として、きわめて興味深い見解である。

小川信男[57]（一九六一）はまず分裂病心性の研究の一環として離人症の問題をとりあげ、サリヴァン（Sullivan）、フロム＝ライヒマン的な心理療法的関与に基づく詳細な症例記載に基づいて分裂病性離人症の世界に対するすぐれた洞察を示している。彼によると《離人症において失われると感じられる感情は、主として喜怒哀楽の如き共感的社会的感情に係るもの》であり、よくみられる体感異常に関しても、それは《身体的諸感覚や本来の食慾、性慾自体でなく、それらに深くからまっている「加工された部分」ではないか》、そしてこれは《つきつめれば人間関係において形成されて行く社会的心性（心的しきたり、ないしconventionalな心性）ということになる》と述べている。

小川[58]は次に（一九六五）離人症そのものについての、やはり症例分析中心の論文を発表し、各症例の心理療法的面接局面の推移を逐一たどりながら含蓄の多い諸見解を提出している。まず離人症独特の「空虚」の問題について、《人間存在は共感過程において連帯するのであるが、そのようなものが失われるとき、本来の空虚と孤独はむき出しとなるだろう。……空虚や孤独自体は症状ではない。それをあるかたちで露呈することが症状といえる》と述べ、治療者がこの空虚に《全心をぶち込んで傾聴し応答した》ことによって《そこには相互に手応えのあるもの、気持の底に深くひびき合うものが感じられ》、《クライエントは身辺の足場を見出すと共に自然との新鮮な出会いを経験する》経過が語られる。《かくてクライエントは関係において自己を確立してゆく。対人交互作用過程において自己過程（self-process）（ジェンドリン）は推進される。》離人症者はよく《時計のゼンマイが止まった》と表現するが、《ゼンマイとはこの場合、周囲の人間や事物や象徴や自分を経験してゆくプロセスである。いわば周囲及び自分との交互作用の経験過程である。……人はそこにおいて何かを感じ、また形づくってゆく。……このように経験過程は「感じてゆく過程」(feeling process) と「形づくってゆく過程」(formal process) とに大別しうるが、この二つは普通は相伴ってゆく。社会性において共感過程 (empathic process) とコンヴェンショナル・プロセスとが伴ってゆく。》離人症は《feeling process (empathic process) の弱化ないし停止が主であり、……それに比して conventional process (formal process) の比較的維持により、無気力ながら割合整った外見を呈し、……また「離人症状の形成」が可能となる》。そしてこのことが、両過程が《ともに全面的に弱化し硬化》する分裂病との違いを示している。

清水将之[71](一九六五)は諸種の精神病に認められる非特異的症状としての離人症状から、本症状を中核症状として終始し、長期間の追跡でも他疾患への発展をみない、一臨床単位としての「離人病」(Depersonalisationskrankheit) の存在を主張した。ここには症状論的・疾病論的な精密な考察はなされているが、成因論にはふれられていない。

著者[34](一九七〇)は前述のドイツ語の論文における表現の不備を補って、日本語で次のように述べた。《「自分がある」ということと、「(対象的に考えられた)物がある」ということは、共に「ある」という言葉を用いながら、けっして単純に同時に解されてよいものではない。直に主体的な意味での「自分がある」ということは、対象化された「自分というもの」があるということではなく、「自分ということ」が成立しているという事態をさしているものと考えられなくてはならない。そして、この「自分ということ」は、「自分というもの」の存在によってただちに成立していることではなく、むしろ自己以外のいろいろなもの――一般的に言って世界――がいまここで自分にとって「ある」ということにおいて、世界の側から照らされるようなしかたで成立しているのだと言うことができる。……つまり離人症においては、自己の非存在が外界へ投影されて世界の非存在が感じられるのではなくて、むしろ世界の非存在ということにおいて自己の非存在が感じとられているということができる。》《知覚における対象構成の働きといわれているもの、それは……いろいろなものを「いまここにある」という形で述語的に統一する行為を意味する。そして、この「いまここにある」という形でものを述語的に統一する行為が能動的に働いているかぎりにおいて、私は私の自分自身があるということをも、この同じ「いまここに」において感じとっているのである。この「いまここに」と言われる場所は、ものと私自身とを同時に成立せしめる場所として、元来私自身の内にあるのでもなければ外にあるのでもないけれども、仮に言うならば、それは私自身のいわゆる自我意識や反省の内ではなく、むしろ対象界のほうに、つまり私自身の外にある……。》

　ところでこの自己の存在を保証し、これをいわば照らし出すところの「もの」の存在、世界の実在はいかにして構成されるのか、この問題について著者は最近の著書[35]（一九七三）において次のように考えた。《現実が真に現実的に「ありありと」、「真に迫って」感じとられるためには……その感覚が「手にとるように」、明確に「つかみとられる」のでなくてはならない。つまりそこには単なる受動的な受容ではない、ある能動的な努力感を伴った行為の要素が含まれている。私たちの現実性体験には……一種の「手ごたえ」の印象がある。……知覚に伴う一種の抵抗感は、単に知覚対象の一定の感覚質の現実性を保証するだけのものではなく、窮極的にはその対象全体の実在性を保証するものである。》そして著者は、この抵抗感に対応する「能動的な努力感」は結局のところ私たち自身の「存在への意志」、「生への意志」なのであり、《私たちの生や存在は、みずからが生きており存在していることの確かな証しを絶えず求めている。この証しこそ、世界が私たちに向かってくりひろげている抵抗感、現実感にほかならない》と述べている。その意味で著者[34]（一九七〇）はまた、離人症を《肉体および精神の死を伴わない純粋な自我の死》、《自我が自ら求めて招いた……自我の自殺》とも述べた。自己はみずからの存在を拒否するために世界への能動的関与の努力を停止し、その結果世界の抵抗感が失われて世界の非実在を招く。このような世界否認機制は必ずしも純心因的な神経症性離人症に限られることなく、いわゆる内因性精神病における自己の世界との対決の姿勢としても選ばれうる。妄想・幻覚症状や強迫・恐怖症状がときとしてすっかり離人症状に置換されてしまう場合があるのは、このことを裏づけている。

　しかし他方、そもそも人間という有機体にとって離人症とよばれる体験が可能であるためには、人間の存在一般がそうであるように、この体験もまたしかるべき物質的基礎をもたねばならない。「心因性」の離人症についても、それが発生しなくてはならなかった必然性（Müssen）としての「世界否認」の機制と、それが「離人症」という形で達成しえたという可能性（Können）としての物質的（脳器質的）基礎とは、はっきり区別して考える必要がある。ある種の間脳症、薬物による実験精神病、さらにはてんかんの精神運動発作時の症状としても離人症類似の非現実体験が生じることは、この症状の成立に関する器質的・生命機能的可能性を物語るものであって、本症の心因論を安易に一般化することをいましめるものであろう。

11　新しい仮説――共通感覚の障碍としての離人症

本症状の生命機能的可能性については、前述のごとく（感覚説、体感説、感情説など）すでに多くの学説が立てられている。しかし当時の学説はすべて、それ自体誤った要素心理学的仮説に基づいていたため、その後かえりみられなくなっている。ジャネの心理的力低下説やゲープザッテルの生成抑止説は示唆に富むものではあるが、あまりにも一般的すぎて、それぞれ「精神衰弱」や「鬱病」の基礎障碍を述べてはいても、それらの病態において、さらにどのような特異的な条件がほかならぬ離人症現象を現出するのかについては十分に述べられていない。

われわれがいま、生命機能というものを要素心理学的に解体することなく、人間の世界に対する全体的な関与の機能としてとらえるとき、感覚も感情も意志も知性もすべてこの全体的関与の部分的側面としての意味をおびてくる。そしてそれらすべての根底にミンコフスキーが「現実との生命的接触」と述べ、シュトラウス（Straus, E.）が「世界との共感的全体関係」と述べたような、人間と世界との根源的通路づけを可能にする一種の「感受能力」を認めなくてはならなくなる。

アリストテレスは彼の著書『デ・アニマ』III、四二五において「共通感覚」(Koinē aisthēsis, sensus communis)という一種の根源的感覚について述べている。これは視・聴・嗅・味・触という五つの「特殊感覚」に対して、それらのすべてに共通して含まれる感覚という意味である。この共通感覚によってわれわれは、異なった領域の感覚相互間(「白い」と「甘い」など)を区別したり比較したりできるし、運動・静止・大きさ・数などのような諸感覚に共通して感覚されるものを知ることができる。またわれわれの構想あるいは想像(phantasia)は共通感覚が触発されて生じた質的変化が残留することによって可能となる。

これをいますこし敷衍すると次のようになる。われわれはたとえば砂糖をなめたときだけに「甘い」というのではない。子供を抱く母親の情感も「甘い」し、未熟な考え方も「甘い」し、感傷的な音色も「甘い」。これらのすべてにはひとつの共通の「感触」があり「気分」がある。また、「白い」感じは単に白紙をみたときだけではなく、「しらじらしい」雰囲気にも備わっているし、芭蕉の句では「石山の石より白し秋の風」とも詠まれている。「白い」とはこれらのすべてに共通な感触であり気分であり雰囲気である。ということはとりもなおさず、元来の砂糖の甘さ、白紙の白さが単なる生理学的な味覚や視覚だけのものではなくて、他の感覚領域への転移を可能にするようなプラス・アルファを含んでいるということである。これが「共通感覚」にほかならない。また、たとえば運動や大きさの感覚についてみても、それが網膜や皮膚上の刺激点の時間的移動とか、興奮範囲の空間的広がりだけのものではなく、そこにあらゆる感覚質、さらには表象をも通じて共通の、「動き」の感じが生じうるためには、「共通感覚」とよばれるプラス・アルファが伴っていなくてはならないことはいうまでもなかろう。

さて、このような働きをもつ「共通感覚」というものを仮定してみると、離人症体験において欠落しているものは、まさにこの共通感覚以外のなにものでもないことがわかる。たとえば症例1（一〇五―一〇六頁参照）では《音楽を聞いても、いろいろの音が耳の中へはいり込んでくるだけだし、絵を見ていても、いろいろの色や形が眼の中へはいり込んでくるだけ。なんの内容もないし、なんの意味も感じない》といわれ、症例2（一〇七―一〇八頁参照）では《暑い寒いという温度の高低はわかります……が、暑い寒いといった感じはどうもピンと来ません。……本当にただ単に視聴覚に訴え、肉体的に感じることだけで、精神的な感じの方は相変らずで何も感じることができません》と述べられている。

あらためて述べるまでもなく、アリストテレスが「共通感覚」と名づけたこの基本的感受性は、人間と世界とのあいだの根源的な通路づけを可能にし、人間にとってそもそも「世界」といわれうるようなものを現前せしめる働きをになっている。この感受性の欠落するところでは「世界」は単なる「感官刺激の束」としてわれわれの感覚表面に突きささってくるカオスにすぎず（一〇五頁の症例1参照）、われわれのほうからこれを積極的に「世界」として構成することができない。アリストテレスは「共通感覚」を「構想の能力」

と考えたが、この「構想」とは単なる想像や空想の意味をこえて、現勢的な構成的知覚に際してつねにいっしょに働いているものでなくてはならない。

著者は先に、世界が世界として成立しているということにおいて、その「こと」から照らされるような仕方で自己が自己として成立するといい、また世界の「現実性」とは畢竟われわれ自身の「生への意志」の反映であることを述べた。この「生への意志」が世界の現実性を構成するためには、対象界からの多様な感覚与件が「共通感覚」を通ることによって統覚的に総合されなくてはならない。この統覚的総合が離人症者においては成立しえなくなっているのであり、そのために世界はその現実性を失い、自己は自己として自覚されえなくなるのである。

この「共通感覚」は人間に備わったひとつの「能力」である以上、もちろん何らかの物質的基礎をもっていなくてはならない。それが有機体のどの部位に局在せしめられうるような機能であるのかという問題は、なお将来の研究課題として残るであろう。この点については、いわゆる「側頭葉癲癇」の精神運動発作として著しい離人症体験が生じうることや、ペンフィールド(60)(Penfield, W.)らの刺激実験において側頭葉から離人症類似の体験が記録されていることなどが重要な手がかりを提供してくれる。またLSD‐25、メスカリンその他の幻覚剤の服用によっても離人症体験の得られる事実は、離人症と間脳領域との関連を物語っているだろう。いずれにせよ、何らかの形で物質的基礎をもった有機体機能としての「共通感覚」を仮定することによってのみ、心因性および器質性の離人症を統一的に理解する道が開けるにちがいない。

四　臨床的諸問題

1　離人症発現の条件

離人症の頻度、年齢や性別との関連などに関してはまだ統一的な見解は出されていない。これは最初にも述べた本症状の定義そのものの不統一と関連している。自我の喪失感と対象界の非現実感ないし非実在感を完備し、しかも他に随伴症状を伴わない典型的な単一症状性離人症に限定するかぎり、その発現は非常にまれなこととされている（ハウク）。この点に関する比較精神医学的な調査はまだなされていないけれども、著者自身の経験ではこの種の単一症状性離人症（これは井上のいう離人神経症や清水のいう離人病にほぼ相当する）の日本における頻度は、ヨーロッパ諸国におけるよりもかなり高いのではないかと思われる。

発病年齢についてマイヤー゠グロスは彼の調査した二六例中、三十歳以上で発病したものは六例で最年長は三十九歳、二例は二十歳以下で、発病年齢の平均は二十六・六歳であると述べている。ハウクやサパースタイン[67]（Saperstein, J. L.）は、本症は子供には発現しないと述べているが、[65]他方、ロバーツ[7]（Roberts, W. W.）は発病年齢を四歳から十九歳と述べ、ジェイコブソン[27]（Jacobson, E.）、ブランク（Blank, H. R.）、スタム[73]（Stamm, J. L.）

らはそれぞれ五歳から七歳児における離人症を記載している。こういった見解の相違も、やはり離人症の概念を広くとるか狭くとるかによって生じるものであろう。狭義の単一症状性離人症についてみれば、清水もいうように十代の後半から二十代にかけての年齢層に最も多い。ただこの点に関して注意をしておく必要があるのは、患者が自己の離人症をはっきり訴えて来診したのちに診察者の質問にこたえて、《私には物心ついたときから自分というものがありませんでした》とか《今の状態はもう子供のときからつづいているのです》とか訴える例がかなりあるということである。この陳述をどう解するかはそれ自体むずかしい問題であって、ここでは立ち入って考察できないが、患者自身のこういった陳述も発病年齢についての意見を左右する一つの要因となりうるだろう。

性差については、女性に多いという意見が大勢を占めている（アックナー Ackner, B.,[1] マイヤー＝グロス、津田清重[81]）が、ロバーツは性差を認めていない。木村定の症例においては三〇例中男一六例、女一四例である。著者自身は、単一症状性の離人症に限っていえば、女性のほうがやや多いのではないかという印象をもっている。

もし離人症の概念を広くとって、種々の精神病や器質性疾患の随伴症状としての離人体験まで含めることにするならば、年齢や性別について言及すること自体が意味をなさなくなるだろう。

病前性格についてもまったく同じことがいえる。狭義の離人症については、マイヤー＝グロスは二六例の三分の一に外向的軽躁性格を認め、分裂病質が五～七例、強迫性格が五例、ヒステリー現象を示したものが三例であったという。ハウクは心的分化度の高い、内回的で、体験に強い感情が伴い、調和の乱れに敏感で、しかも内的な不調和、緊張、抑圧、自信喪失、自己観察、強迫現象、消極性などに傾きがちな人が最も高い「離人症能力」(Depersonalisationsfähigkeit) を有するという。著者の経験では、典型的離人症者は一般に知的水準が高く、抽象的思考に長じ、文学的・芸術的感覚を有しており、特定のかなり明白に意識された理想的自己像を有している反面、この理想像と自己の現実の姿とのギャップに悩み、かなり意欲的・活動的に自己の向上を試みてきたというタイプの人物が多いようである。

離人症症状の発現が多くの場合きわめて唐突であることについては多くの著者の意見が一致している(マイヤー＝グロス、ハウク、新福・池田、井上、清水)。著者の経験したある女子高校生の症例は、《学校で悲しいことがあって机の上に顔をふせていて、急に頭を上げたとたんに自分自身がまったく変わってしまった》と述べている。

本症状発現に直接先行する状況について、新福・池田は《発病に先立つ一定期間、強い感動体験、或は持続的な感情緊張が見出され》、《これらの緊張が何らかの理由で俄かに解消乃至頓座した直後の発病が多い》と述べ、木村定も、《本症の出現に先立って、心理的力(ジャネ)の消耗を来す様な内的緊張が一定期間持続しており、かかる状況下において愛情遮断や愛情への重大な脅威や……自己拡張の傾向の中断が生ずると、之が契機となって急激に……離人症状が現れる》と述べている。クラール[37] (Kral, V. A.) とジェイコブソンとは、第二次大戦中に強制収容所に送られた政治犯が入所後の最初の数週間に体験した離人症体験について報告している。

2　他の精神症状との関連

(1)　既知体験と未知体験

離人症と既視体験(déjà-vu)あるいは既知体験(Jemals-Erlebnis)、および未視体験(jamais-vu)あるいは未知体験(Niemals-Erlebnis)との関連については、すでに古くから論じられてきた。ことに、離人症の成因を「熟知感」(Bekanntheitsgefühl)の脱落に求める学説(ピック、リップスなど)においては、この両種の体験は離人症とほとんど同列に扱われている。確かに正常人において既知体験もしくは未知体験が出現するのは《ぼんやりした状態あるいは疲労状態において、注意力低下の現れとして》(アルブレ Albrès, A.)[2]であって、この出現条件は正常人における一過性の離人体験の出現条件に等しい。また側頭葉癲癇の精神症状としての離人現象は、現象的にも既知あるいは未知体験と区別できない場合が多い。しかし他方において、神経症や精神病において離人症が前景症状に出現している場合に、既知体験や未知体験がそれの部分症状として出現するという例はあまりみられない(清水は彼の二〇例中の三例にこの合併を認めているが、具体的記載は行なっていない)。むしろ神経症者や精神病者における既知・未知体験はそれ自体独立した症状として、離人症状とは分離して出現するほうが多いのではないかと思われる。

(2) 強迫症状

強迫観念や強迫行為と離人症との関係についても従来から種々に論じられている。ジャネの精神衰弱説においては、両者はともに心的緊張の低下による「実在機能の喪失」としてとらえられる。ただその場合、離人症はこの障碍が直接に自覚されたものであるのに対して、強迫現象は心理的緊張（tension psychologique）の低下によって過剰になった心理的力（force psychologique）が、より低級な心的機能を無意味に発動させる「派生現象」（dérivation）であるとされる。これはあたかもジャクソン（Jackson, H.）が神経学において唱えた「陰性症状」と「陽性症状」の考え方に対応するものである。村上仁[50]も、離人症と強迫観念との深い関係を指摘し、両者ともその根底には《生活への能動性の減退》があって、強迫観念においてはそのために《生活が停滞し、未来への発展能力を失》って《過去の生活の反芻が発現》するのに対し、離人症は《この生活への能動性の変化の自覚》と考えられるとしている。マイヤー[43]（Meyer, J.-E.）は《離人症と強迫症とは自我・世界関係の互いに対極的な二つの障碍である。離人症では人は世界からの断絶を苦しみ、強迫症では世界に対する自然な間隔と安らぎを失う》と述べているが、これは患者の訴えの表面だけを見た皮相な見解である。ゲッペルト[17]（Göppert, H.）は強迫症を「人格の自己表現の障碍」と考え、これを一種の離人症の表現形式として理解しようとする。強迫行為に際しては、行為の完了後に「終了時空虚症状」(terminales Leersyndrom) が出現するが、これはそれ自体としては体験されず、患者の不安や当惑 (Ratlosigkeit) からうかがい知ることができるのみである。これに対して離人症では「現在的空虚症状」(aktuelles Leersyndrom) が体験されるのだという。

臨床経験からいっても、強迫神経症の患者が同時に種々の程度の離人症様の体験を述べることはまれではなく、一方離人症者はある意味では絶えず (シルダーのいうように)「自己観察強迫」に悩まされているのであって、強迫症状はあらゆる精神症状の中でも最も離人症に近縁の症状だといってよい。

(3) 恐怖症状

強迫症状の場合と同様に、種々の恐怖症状に際してもこれに離人症の合併する例は少ない。ロス[66] (Roth, M.) は彼の扱った全恐怖症患者の三分の二以上が軽い離人症を合併していると述べ、これを「恐怖・不安＝離人症状群」(phobic anxiety-depersonalization syndrome) と名づけた。ただしこの場合、重症持続性の離人症が合併することはまれであるという。逆にいって典型的な離人症に恐怖症状が合併することはまれである。著者が最近経験した男子患者は、数年間かなり強度の対人恐怖 (自己視線恐怖) に悩んだのち、ある時期から突然に離人症に陥り、それとともに対人恐怖の症状は完全に消失した。患者自身、自分の離人症体験がいわば恐怖症からの避難場所になっているという洞察を有しており、《つまらない人生だけれども、以前の苦痛とくらべればまだしも今のほうがいい》と述べている。心因論的な表現を用いるならば、部分的防衛としての恐怖症が維持しえなくなったとき、患者は離人症の機制を用いて現実を全面的に否認し、二次的な防衛に成功しているといってもよいだろう。

(4) 恍惚体験

離人症の体験がふつうに考えられているように多くの場合に苦痛や絶望感を伴うか、あるいはさもなくば無感動・無関心な感情麻痺状態を伴うかのいずれかであるとするのは、現象的には誤りである。現象学的意味はともあれ、現象面のみに限っていうならば、逆に快感を伴ったり、恍惚・没我の体験を伴ったりする離人症もまれにではあるが実在する。最初にあげた症例4（一一〇頁参照）の反応性躁病の患者の離人体験がその一例である。このようなプラスの感情方向をもった離人症が存在することを最初に指摘したのはハウクである。だから彼は、デュガが離人症に与えた定義（「自我喪失感」）は狭すぎるとし、むしろ方向的には中立の「自我変容感」のほうが正しいとした。一般の離人体験を「失相貌」（Entphysiognomisierung）（木村[33]）とするならば、このようなプラスの感情方向をもつものは「過相貌」（Hyperphysiognomisierung）の様相を呈するといってよい。この種の「過相貌性離人体験」は、純粋の躁鬱病の場合よりも、むしろある種の意識解体を伴った非定型精神病、ことにいわゆる「多幸・不安・精神病」（Angst-Glückspsychose）に出現することが多い。ただし、現象学的にみるならば、この種の多幸や恍惚と不安や絶望とは、けっして対極的な、反対方向のものということはできない。この両者はむしろ堅固な立脚点としての地盤を失って自己が支えを失った上下運動を始めただけのことであって、それがたまたま上昇であるか下降であるかは本質的には重大な問題ではない。著者はこの点でビンスヴァンガー[5]とは意見を異にする。ちなみにビンスヴァンガー[6]の症例エレン・ヴェスト(Ellen West)もややこの種類に近い離人体験を有していたのではないかと思われる。

(5) いわゆる分裂病症状

いわゆる分裂病症状、*ことに作為体験などの被影響体験と離人症とのあいだに密接な関係を仮定した見解は、以前から非常に多い。ジャネは彼のいう精神衰弱と分裂病のあいだに漸次的移行を認め、作為的体験(これを彼は「収用感情」sentiment d'emprise とよぶ)を特別な形の離人症と考えている(村上[50])。村上も《分裂病がその初期に病的過程によって来る人格の解体を自覚し、作為現象、妄想知覚等の異常体験を訴える……彼等は時としてその本質的な症状なる心的能動性の減退及びそれによる現実からの脱離をも自覚し、訴え得ることがある。この訴えは種々の形をとるが、何れも離人症に属する症状と考え得る……》、《一般に作為現象はすべて離人症的症状の特別の形、即ち自己の心的機能の自己非所属感に客観化の過程の加わったものとして見ることができる》、《離人症者が病識を消失すると屢々妄想的観念に移行しうる(例えばコタール症候群)》、《離人症が急性に発生する時は……世界没落体験と区別しがたいことがある》などと述べている。島崎[70]は分裂病者においては「人格の自律性の意識」が障碍されるとし、これを「他律性の意識」（主として作為体験）と「無律性の意識」（主として妄想着想、思考化声、独語、空笑、常同行為など）とに大別しているが、このいずれにも離人症的体験を帰属させている。フェーデルン[11]は広義の離人症を人格喪失感としての離人症と対象疎隔感とに区別して、前者は分裂病と同一の「自我病」（Ichkrankheit）に属するものと考えた（上述）。小川[57]は分裂病者において失われる「現実」を生物本来の存在に係わるnaturalな現実と、共感的社会的感情に係わる「心的しきたり」としてのconventionalな現実とに区別し、離人症は後者の意味での現実との接触喪失（deconventionalization）として根本的には分裂病心性に属するものと考えた。

＊　「いわゆる」と書いたのは、ここにあげる症状は分裂病を中心として発生するものと一般に考えられているのに対し、著者はむしろこれらの症状の多くを疾病学的には非特異的なものとみなしているためである。

実際、分裂病やいわゆる分裂病症状を呈する精神病のなかで出現する離人症的な体験は、種々の観点からこれらの精神病固有の症状と密接な関係を有している。それはたとえば、妄想体験との交替現象として出現することがある。著者の現在治療中の二十五歳の男子患者は、二十歳のときに「自我漏洩症状群」を発現し、二十三歳以来それに代わって外界の非現実化を主徴とする離人症を発現している。彼の場合「恐怖症状」との関連の項（一七三―一七四頁）であげた症例と同様に、離人症が一種の防衛機制として用いられているという解釈も可能であろう。一般に妄想や作為体験などの前景的な陽性症状は、離人症によって置換され、離人症の持続するかぎり背景に退いている場合が多い。

これに対して、ミンコフスキー[47]が「現実との生命的接触の喪失」として、小川がdeconventionalization、ブランケンブルク[8]（Blankenburg, W.）が「自然な自明性の喪失」（Verlust der natürlichen Selbstverständlichkeit）としてとらえたような分裂病の（背景的・陰性症状的な）「基礎障碍」が、そのまま病像を支配しているような場合には、病像それ自体が多分に離人症的色彩をおびてくる。したがってここでは離人症状との交替現象のようなものはみられず、この離人症的色彩をおびた背景症状のうえに断片的な妄想症状が前景として出没するということもしばしばある。このような病像をみているかぎり、離人症と分裂病とを同一の根本的機制に属するものとみなす考えは当然生じてくるだろう。しかし、このような病像を支配している離人症的色彩と、いわゆる「離人神経症」ないし「離人病」における典型的な単一症候性の離人症とのあいだには、やはり看過しえない現象的差違があるのではないかと思う。その差違というのは、結局のところ、自己の個別性そのものが解体に瀕しているか、それとも個別性は保持されたうえで（あるいは個別性を保持しつづけるために）世界および自己の現実性が否認されているかの差違といえるのではないだろうか。こうして問題は窮極的には、先にふれた離人症の生活史的必然性と生命機能的可能性の問題に帰着することになる。

(6) 意識障碍

離人症と意識障碍との関係は、主として側頭葉癲癇、脳器質性疾患、中毒性精神病などにおいて問題となる。

脳波上側頭部に焦点放電を示すいわゆる「側頭葉癲癇」（temporal lobe epilepsy, Temporallappenepilepsie）は、痙攣発作や意識喪失発作（精神停止発作 psychoparetic attacks）以外に、多彩な自覚的・他覚的精神症状を伴う「精神運動発作（psychomotor attacks, psychomotorische Anfälle）を有している。そして、自動症、錯覚、幻覚、行動や言語表出の異常、体感異常などと並んで、離人症様の外界疎隔や自我変容感、既知体験、未知体験などがその主要な症状となる。癲癇患者におけるこのような外界変容感と熟知感の異常は、「夢幻状態」（dreamy state）とよばれているが、この語をはじめて用いて、これと側頭葉との関係を仮定したのはジャクソン[26]（一八九九）である。しかし、これよりも三十年前にグリージンガー[18]（Griesinger, W., 1868, 1869）は、この現象を癲癇の「代理症」（Äquivalente）として記載している。彼の記載によると、《患者は両脚で立っているのにまるで夢を見ているようで、つじつまのあわぬことをおこなったりしゃべったりして、あとからそれを想起できない》。患者は、《感官知覚はいつもと違っているとしか言いようのない仕方で意識される。鳥の鳴声も身内の人の声も、風のそよぎもいつもと違うし、身体も健康時とはちがった物質でできているように思える》という。著者自身のある女性患者は彼女の側頭葉発作を「喪失」と「異音」と「幻覚」の三つに区別している。「喪失」においては彼女自身は自覚的には意識を失っているが、その間に種々の自動症が観察される。「異音」とは家族や主治医など熟知している人物の声が《いつもとは全然違って、まるでずっと遠くから叫ばれているように聞こえる》現象であり、ときとしてそれは《死んだ母親の声》として聞かれる。「幻覚」では主として幻聴（人の声）が聞かれる。「異音」と「幻覚」は多くの場合「喪失」の前駆症状をなすため、彼女はこれを「喪失前」とも名づけている。

側頭葉癲癇の精神運動発作としての離人症の特徴は、それが既知体験、未知体験を合併し、また「身体像」（body image）ないし「身体図式」（Körperschema）の変容を伴うことの多いことである。持続時間は数秒ないし数分の短いものから、数時間ないし数日間に及ぶものもある。また、この症状は側頭葉癲癇の本来の発作としても、大発作の前兆（Aura）としても出現する。

癲癇以外の器質性疾患に出現する離人症ないし類似の体験については、ハウク[19]が詳細に記載している。彼があげているのは脳炎および脳炎後のパーキンソン状態、脳動脈硬化症、脳卒中後遺症、脳外傷、脳腫瘍などの粗大器質性脳疾患、脳振盪、脳血管運動性意識障碍、薬物中毒（メスカリン、ハシッシュ、コカイン、睡眠剤）、急性および慢性のアルコール中毒などである。最近流行のＬＳＤ－25やプシロシビンも離人症様体験を発現させることがある（マイヤー[45]）。ペンフィールドとジャスパー[60]は側頭葉皮質の電気刺激によって、既視体験、未視体験、非現実感などの離人症様体験を観察している。

3 離人症の「治療」

離人症が本来の意味での「疾患」ではなくて単に表面的な「症状」にすぎない以上、離人症それ自体についての「治療」ということはありえない。「治療」はすべて離人症の原因をなしている基礎疾患に対して行なわれる。

ただ、以前からアモバルビタール（イソミタール）の少量を徐々に静脈内に注射することによって、離人症状を一過性に消失せしめうる場合のあることが知られている。しかし、それはけっして持続的な効果を期待しうるものではないし、多くの場合にはむしろ一時的な回復からふたたび離人症に逆戻りした患者に、より大きな絶望感を与えて、自殺の危険を増大させることがある。だから著者はこの手段を利用することには原則的に反対である。

すでに述べたように、神経症や内因性精神病における離人症には、多くの場合に「苦痛な現実からの逃避」という防衛的性格が含まれている。したがって、患者の本来の苦痛をそのままにしておいて離人症だけを除去しようとすることは、患者をより大きな危険にさらすことを意味する。他の多くの精神症状に対する治療一般についていえることであるが、離人症の場合にも、その「対症療法」は本来の意味の「治療」ではありえないことを銘記しなくてはならない。

文献

(1) Ackner, B.: Depersonalization. I. Aetiology and phenomenology. J. Ment. Sci., 100; 838, 1954; II. Clinical syndromes. J. Ment. Sci., 100; 854, 1954.
(2) Albrês, A.: L'illusion de fausse reconaissance. Diss. Paris, 1906. ―― (19) より引用。
(3) Bergler, E. & Eidelberg, L.: Der Mechanismus der Depersonalisation. Int. Z. Psychoanal. 21; 258, 1935.
(4) Bernard-Leroy, E.: Sur l'illusion dite "dépersonnalisation." Rev. Philos., 46; 157, 1898. ―― (56) より引用。
(5) Binswanger, L.: Traum und Existenz. In: Ausgewählte Vorträge und Aufsätze I. Francke, Bern, 1955.（邦訳、荻野・宮本・木村訳『現象学的人間学』みすず書房、一九六七）
(6) Binswanger, L.: Schizophrenie. Neske, Pfullingen, 1957.（邦訳、新海・宮本・木村訳『精神分裂病 I』、みすず書房、一九五九）
(7) Blank, H. R.: Depression, hypsomania and depersonalization. Psychoanal. Q., 23; 20, 1954. ―― (9) より引用。
(8) Blankenburg, W.: Der Verlust der natürlichen Selbstverständlichkeit. Ein Beitrag zur Psychopathologiesymptomarmer Schizophrenien (Beiträge aus der Allgemeinen Medizin, H. 21). Enke, Stuttgart. 1971.（木村敏・岡本進・島弘嗣訳『自明性の喪失』みすず書房、一九七八）
(9) Cattel, J. P.: Depersonalization phenomena. In: American Handbook of Psychiatry (ed. by Arieti, S.). Vol. III, Basic Books, New York, 1966.
(10) Dugas, L.: Un cas de dépersonnalisation. Rev. Philos., 45; 500, 1898. ―― (56) より引用。
(11) Federn, P.: Ego psychology and the psychoses. Imago Publ. Co., London, 1953. Deutsche

Ausgabe : Ichpsychologie und die Psychosen. Hans Huber, Bern, 1956. ―― (46) に一部再録。
(12) Foerster, O. : Ein Fall von elementarer allgemeiner Somatopsychose. (Afunktion der Somatopsyche.) Mschr. Psychiatr. Neurol., 14 ; 189, 1903.
(13) Freud, S. : Brief an Romain Rolland (Eine Erinnerungsstörung auf der Akropolis). Aus : Ges. Werke Bd. XVI, S. 250, Imago Publ. Co., London, 1950.
(14) 藤縄昭「精神病理学」(症状論)(村上・満田編『精神医学』医学書院、一九六三)
(15) Gebsattel, V. E. v. : Zur Frage der Depersonalisation. Ein Beitrag zur Theorie der Melancholie. Nervenarzt, 10 ; 169 u. 248, 1937. Neudruck in : Prolegomena einer medizinischen Anthropologie. Springer, Berlin, 1954. ―― (46) に再録。
(16) Giese, H. : Über "Depersonalisation." Eine klinische Studie. Z. Neurol. Psychiatr., 81 ; 62, 1923.
(17) Göppert, H. : Zwangskrankheit und Depersonalisation. Karger, Basel, 1960.
(18) Griesinger, W. : Über einige epileptoide Zustände. Arch. Psychiatr. Nervenkr., 1 ; 320, 1868/69.
(19) Haug, K. : Depersonalisation und verwandte Erscheinungen. In : Bumke, O. : Hb. d. Geisteskrh., Erg-Bd. I, Springer, Berlin, 1939.
(20) Heidegger, M. : Sein und Zeit., 7 Aufl., Niemeyer, Tübingen, 1953.
(21) Heilbronner, K. : ―― (19) より引用。
(22) Hesnard, A. : La signification psychanalytique des sentiments dit de "dépersonnalisation" ―― (49) より引用。
(23) Heymanns, G. : Eine Enquete über Depersonalisation und "Fausse Reconnaissance". Z.

Psychol. Physiol. Sinnesorgane, 36 ; 321, 1904.
(24) 井上晴雄「離人神経症に関する一考察」(精神経誌、五八—六九六、一九五六)
(25) 井上晴雄「精神分裂病における離人症の現象学的考察」(精神経誌、五九—五三一、一九五七)
(26) Jackson, J. H. & Stewart, P. : Epileptic attaks with a warning of a crude sensation of smell and with the intellectual and (dreamy state) in a patient who had symptoms pointing to gross organic disease of the right temporo-sphenoidal lobe. Brain, 12 ; 534, 1899.
(27) Jacobson, E. : The self and the object world. In : The psychoanalytic study of the child. Vol. 9, p. 75. International Univ. Press, New York, 1954.
(28) James, W. : The principles of psychology. London, 1891.
(29) Janet, P. & Raymond, F. : Les obsessions et la psychasthénie. Tome I et II, Alcan, Paris, 1903.
(30) Jaspers, K. : Allgemeine Psychopathologie. Springer, Berlin (1 Aufl. 1913, 2 Aufl., 1919, 5 Aufl., 1948). (初版邦訳：西丸四方『精神病理学原論』みすず書房、一九七一。第五版邦訳：内村・西丸・島崎・岡田『精神病理学総論』上巻、岩波書店、一九五三)
(31) Juliusburger, O. : Über Pseudo-Melancholie. Mschr. Psychiatr. Neurol., 17 ; 72, 1905.
(32) Juliusburger, O. : Zur Psychologie der Organgefühle und Fremdheitsgefühle. Z. Ges. Neurol. Psychol. 1 ; 230, 1910.
(33) Kimura, B. : Zur Phänomenologie der Depersonalisation. Nervenarzt, 34 ; 391, 1963. ——(46)に再録(邦訳「離人症の現象学」『木村敏著作集』1、弘文堂、二〇〇一)。
(34) 木村敏『自覚の精神病理』(紀伊國屋新書、一九七〇、『木村敏著作集』1)
(35) 木村敏『異常の構造』(講談社現代新書、一九七三、『木村敏著作集』6)

(36) 木村定「神経症性離人症の精神病理学的研究」(関西医大誌、一一—二九、一九五九)
(37) Kral. V. A.: Psychiatric observations under severe chronic stress. Am. J. Psychiatr., 108; 185, 1951.
(38) Krishaber, M.: De la neuropathie cérébro-cardiaque. Paris. 1873.
(39) Lipps, Th.: Vom Fühlen, Wollen und Denken, Leipzig, 1902.
(40) Löwy, H.: Die Aktionsgefühle. Ein Depersonalisationsfall als Beitrag zur Psychologie des Aktivitätsgefühls und des Persönlichkeitsbewußtseins. Prag. Med. Wschr., 1908. —— (75) より引用。
(41) Mayer-Gross, W.: On depersonalization. Br. J. Med. Psychol., 15; 103, 1935. —— (46) に独訳収録。
(42) Meyer, J.-E.: Studien zur Depersonalisation. I. Über die Abgrenzung der Depersonalisation und Derealisation von schizophrenen Ichstörungen. Mschr. Psychiatr. Neurol., 132; 221, 1956.
(43) Meyer, J-E.: Studien zur Depersonalisation. II. Depersonalisation und Zwang als polare Störungen der Ich-Außenwelt-Beziehung. Mschr. Neurol. Psychiatr., 133; 63, 1957.
(44) Meyer, J.-E.: Die Entfremdungserlebnisse. Über Herkunft und Entstehungsweisen der Depersonalisation. Thieme, Stuttgart, 1959.
(45) Meyer, J.-E.: Depersonalisation und Derealisation. Fortschr. Neurol. Psychiatr., 31; 438, 1963.
(46) Meyer, J.-E. (Hrg.): Depersonalisation. Wissenschaftliche Buchgesellschaft, Darmstadt, 1968.
(47) Minkowski, E.: La schizophrénie. Paris, 1953. (村上仁訳『精神分裂病』みすず書房、一九五四)

(48) 三浦百重「離人症」(日本精神神経学会宿題報告、一九三七)
(49) Morgenstern, S.: Psychoanalytic conception of depersonalization. J. Nerv. Ment. Dis., 73; 164, 1931.
(50) 村上仁『精神分裂病の心理』(弘文堂、一九四三)、村上仁『精神病理学研究』(みすず書房、一九七一)に再録。
(51) 村上仁『異常心理学』(岩波全書、一九五二)
(52) 西丸四方「分裂性体験の研究」(精神経誌、六〇—一、一九五八)、西丸四方『臨床精神医学研究』(みすず書房、一九七一)に再録。
(53) Nunberg, H.: Über Depersonalisationszustände im Lichte der Libidotheorie. Int. Z. Psychoanal., 10; 17, 1924. ——(46)に再録。
(54) Oberndorf, C. P.: Depersonalization in relation to eroticization of thought. Int. J. Psychoanal., 15; 271, 1934.
(55) Oberndorf, C. P.: Feeling of unreality. Arch. Neurol. Psychiatr., 36; 322, 1936.
(56) Oesterreich, K.: Die Entfremdung der Wahrnehmungswelt und die Depersonnalisation in der Psychasthenie. Ein Beitrag zur Gefühlspsychologie. J. Psychol. Neurol., 7; 253, 8; 61, 141, 220, 9; 15, 1905〜1907.
(57) 小川信男「分裂病心性の研究。離人症と両面性の問題をめぐって」(精神経誌、六三—六二、一九六一)
(58) 小川信男「離人症」(異常心理学講座第一〇巻、井村・懸田・島崎・村上編、みすず書房、一九六五)
(59) 大橋博司『臨床脳病理学』(医学書院、一九六五)

(60) Penfield, W. & Jasper, H.: Epilepsy and functional anatomy of human brain. Little Brown, Boston, 1959.

(61) Petrilowitsch, N.: Zur Psychopathologie und Klinik der Entfremdungsdepression. Arch. Psychiatr. Z. Neurol., 194; 289, 1956. ——（46）に再録。

(62) Pick, A.: Zur Pathologie des Bekanntheitsgefühls (Bekanntheitsqualität). Neurol. Cbl., 22; 2, 1903.

(63) Revault d'Allonnes: Rôle des sensations internes dans les émotions et dans la perception de la durée. Rev. Philos., 60; 592, 1905. ——（56）より引用。

(64) Ribot, Th. A.: Les maladies de la personnalité. ——（56）より引用。

(65) Roberts. W. W.: Normal and abnormal depersonalization. J. Ment. Sci., 106; 478, 1960.

(66) Roth, M.: The phobic anxiety-depersonalization syndrome and some general aetiological problems in psychiatry. J. Neuropsychiatr., 1; 293, 1960. ——（46）に独訳収録。

(67) Saperstein, J. L.: On the phenomena of depersonalization. J. Nerv. Ment. Dis., 110; 236, 1949.

(68) Schäfer, O.: Bemerkungen zur psychiatrischen Formenlehre. Allg. Z. Psychiatr., 36; 214, 1880.

(69) Schilder, P.: Selbstbewußtsein und Persönlichkeitsbewußtsein (Monographien aus dem Gesamtgebiete der Neurologie und Psychiatrie, H. 9). Springer, Berlin, 1914. ——（46）に一部再録。

(70) 島崎敏樹「精神分裂病における人格の自律性の意識の障碍——（上）他律性の意識について」（精神経誌、五〇—三、一九四九）、「（下）無律性及び自律—即—他律性の意識について」（精神経

誌、五一—一、一九五〇)
(71) 清水将之「離人症の疾病学的研究」(精神経誌、六七—一一二五、一九六五)
(72) 新福尚武・池田数好「人格喪失感(離人症)」(異常心理学講座第二部D(4)、井村・懸田・島崎・村上編、みすず書房、一九五四)
(73) Stamm, J. L.: Altered Ego states allied to depersonalization. In: Psychoanalytic study of the child. Vol. 14, p. 81, International Univ. Press, New York, 1959.
(74) Storch, E.: Muskelfunktion und Bewußtsein. Eine Studie zum Mechanismus der Wahrnehmungen. Wiesbaden, 1901. —— (56) より引用。
(75) Störring E.: Die Depersonalisation. Eine psychopathologische Untersuchung. Arch. Psychiatr. Nervenheilk., 98; 462, 1933.
(76) Störring, G.: Psychologie des menschlichen Gefühlslebens. —— (75) より引用。
(77) Straus, E.: Vom Sinn der Sinne. Springer, Berlin, 1935.
(78) Taine, H. A.: De l'intelligence. —— (56) より引用。
(79) 竹内直治「離人症状の精神病理学的研究」(信州医誌、八—一一二五、一九五九)
(80) Tellenbach, H.: Die Räumlichkeit der Melancholischen. I. Mitteilung: Über Veränderungen des Raumerlebens in der endogenen Melancholie. Nervenarzt, 27; 12, 1956. II. Mitteilung: Analyse der Räumlichkeit menschlichen Daseins. Nervenarzt, 27; 289, 1956.
(81) 津田清重「離人神経症の遺伝臨床的研究」(人類遺伝誌、八—一、一九六三)
(82) Wernicke, C.: Grundriß der Psychiatrie. Thieme, Leipzig, 1900.
(83) 宇野昌人氏の個人的教示による(一九八一)。

*医学の総説論文の慣例に従って、文献はアルファベット順に配列した。

V　分裂病の時間論
——非分裂病性妄想病との対比において——　（一九七六）

一　はじめに

「分裂病」の概念を厳密に限定して用いようとする努力は、今日の精神医学一般にとってのもっとも現実的な課題であると同時に、私自身の精神病理学を一貫して流れているテーマでもある。以前の論文（一九七四）[1]において、私は分裂病者と非分裂病性妄想病者について、それぞれの体験野への妄想的他者の出現様式の差異を、主として準空間的・場所論的な観点から考察した。その結論は、ほぼ次のごとくである。

分裂病者特有の「無媒介的妄想的自覚」においては、他者は具体的・現実的な「妄想パートナー」（Wahnpartner）として自己に対峙するのではなく、病者が自己を自己として自覚する瞬間に、自己の成立の根拠にはからずも立ち現われる「自己ならざるもの」として、つまり病者自身の「対自」（pour soi）そのものの「他性」として経験される。したがって、このような妄想的他者は自己空間の外部の日常的生活空間における「だれ」としては定位されにくく、むしろ「トポロジイ的な場の転移」（ある患者の表現）を蒙った「自己の他有化《アリエナシオン》」ないし「異次元の自己そのもの」としての存在様式をもつ。自己の自覚は、十分な自己性を備えたものとしてではなく、アプリオリにすでに他者性の相を帯びたものとしてなされる。これは、この種の体験が「妄想」というよりは、むしろ「作為体験」、「被影響体験」の形をとるゆえんでもある。この事態は、成因論的には、自己の「個別化の原理」(principium individuationis)* がその潜勢的可能性を十分に展開しえなかった生活史的・家族力動的な事情に対応する。

＊ ここでやや曖昧な「個別化の原理」の概念について暫定的な説明をしておく。原理《プリンツィプ》とは、語源的には「始まり、根源、基礎」を意味している。分裂病者は自己の「個別化」そのものを奪われているのではけっしてない。むしろ、臨床的に眼に触れる分裂病性の現象は、分裂病者の個別化の――ときとしては過剰な個別化の――徴候と考えなくてはならない。分裂病性の過程が生じているのは、むしろ個別化が個別化として――自己が自己として――成立するまさにその端緒《プリンツィプ》の領域においてである。この端緒、発端は、そのつどの事実的な個別化がいかなる形式において実現されるかというヴエクトル的方向を指示している。この端緒的原理は、能記《シニフィアン》としての個々の個別化に表現される所記《シニフィエ》的な意味方向である。それは、自己と他者との「間《あいだ》」そのものがみずからを「差異化」し「差延」（J・デリダ）する「発生機的事態」としての「ノエシス的自己」の成立にかかわっている。

これに対して、非分裂病性妄想病（古典的パラノイア、一部の敏感関係妄想、パウルアイクホフのいう「三十歳台の妄想幻覚精神病」、メランコリーないし躁鬱病に出現する被害・関係妄想など）における妄想的他者は、明確な境界をもつ自己空間の外部から、自己の日常的世俗的妥当性を脅かすという形で迫ってくる他者であり、それは患者の身辺の具体的生活空間に居住する「だれ」としての明確な規定を備えて出現する。この種の妄想的体験の根底にあるのは、基本的な自己の個別化、自己の自己性に関する問題ではなく、むしろある程度成熟した社会人としての人生途上に生じた自己世界の「現存在秩序《ダーザインスオルトヌング》」（J・ツット[2]）の危機的震撼によって、自己の対社会的役割的同一性[23]が疑問に付されているという事態であると考えられる。

以上の認識をいますこし深めるために、今回はひき続きこの同じ問題を別の観点から、すなわち両者の根底に考えられる人間学的・現象学的過程の時間性の構造に関する対極的差異に焦点をあてて論じようと思う。

二　非分裂病性妄想体験の時間性

精神病的体験の時間性についての現象学的研究は、メランコリーに関しては、はやくからE・シュトラウス[3]、V・フォン・ゲープザッテル[4]、E・ミンコフスキー[5]らによって、近くはH・テレンバッハ[6]、L・ビンスヴァンガー[7]によって、すでに一定の成果に達している。ところがこと分裂病に関しては、この問題はほとんど未開拓のまま残されていて、このことは分裂病を自己の自己性というすぐれて時間論的な現象にかかわるものと考える立場から見ると、まことに奇異なことに思われる。

メランコリーにおける基礎的事態の時間性についての諸家の見解を通覧すると、そこで一致していわれていることは、「生命内在的時間《レーベンスインマネンテ・ツァイト》」（シュトラウス）、「生成《ヴェルデン》」（フォン・ゲープザッテル）、「生きられる時間《タン・ヴェキュ》」（ミンコフスキー）などと呼ばれる実存論的時間性の「停滞」であり、それにともなう「未来の閉塞」である。同じことは、テレンバッハによって「負い目状況《レマネンツ》」ないし「自己自身におくれをとること」（Hinter-sich-selbst-zurückbleiben）と表現された。私自身(8)は、メランコリー者の人間学的なありかたを「現状維持への活動的執着」にとっての危機的状況となる「取り返しのつかぬ」事態としてとらえた。メランコリー者にとって、時間は「自己生成の可能性の場」としての本来の性格を失って、むしろ「未済」を刻一刻と増大させる「負課」としての性格を帯びるようになる。

この問題についてのビンスヴァンガー(7)の見解は、やや趣きを異にしているように思われる。彼によると、メランコリー者の自責では《もしあのとき……していさえしたら》、《もしあのとき……しさえしなかったら》（こんなことにはならなかったろうに）という形で、仮定法で語られるような空虚な可能性にまで変質した未来志向的契機が――というのは、可能性は元来、未来志向に属すべきものであるから――むしろ過去志向のほうへと向かって侵入している。一方またメランコリー者の虚無的な妄想においては、すでに動かしがたく確定した悲劇的な喪失という本来過去志向的であるはずの契機が、むしろ未来志向のほうへと向かって侵入していると考えられている。

私は、このビンスヴァンガーの考えでは、事態は十分明確にとらえられていないと思う。メランコリー者の自責では、ビンスヴァンガーのいうように過去志向が未来志向的な性格を帯びるのではない。メランコリー者においては、生きられる時間そのものが「取り返しのつかない未済」の相のもとに体験されるため、いっさいの現在は未済のまま、未解決のまま過去へと向かって押し流され、過去は無限の未済の蓄積として怖るべき仮定法的可能性の集団となって経験される。またメランコリー者の妄想的未来志向の確定性も、ビンスヴァンガーのいうように過去志向的契機の「混入」によるというよりは、生命的時間の生成が停止してそこから可能性への先駆という性格が失われ、本来はそのような可能性への先駆をうながすべきはずの未済性、未確定性が未済のまま確定してしまって、過去・現在・未来を含む歴史的展開全体が「取り返しのつかない」確定性において経験されるのであろうと思う。

要するにメランコリー者の体験は、それが自責の形をとるか妄想の形をとるかを問わず、もはや手遅れで回復不可能な「あとのまつり」という性格を帯びた基礎的事態の表現と見ることができる。私はこの基礎的事態を、ラテン語の「post festum（祭《フェストゥム》のあと《ポスト》＝「あとのまつり」、「手遅れ」、「事後の」）を用いて言い表わしておこうと思う。

さて、このようなポスト・フェストゥム的時間性を帯びた基礎的事態は、テレンバッハ[6]のいう「メランコリー親和型」の病前性格をもつ人が、「自縄自縛的《インクルデント》・負い目的《レマネント》」な状況を経て発病したメランコリーにおいてもっとも範例的に示されるものではあるけれども、それ以外にも、きわめて多くの非分裂病性妄想病者の体験が、やはり同様にこのポスト・フェストゥム的構造を有しているのは注目すべきことである。ここではその一例として、おそらくは「敏感関係妄想」と診断されうるであろうところの症例を挙げておく。

症例は現在三十歳の男性会社員。明朗で人に好かれ、ユーモアに富み、義務責任感が強く、稀に見る好青年。しかし、過度の性倫理的潔癖さを有するため、同年代の友人とは話がうまく合わない。四年前ある会社に勤めていたとき、取引の関係でほとんど毎日のように彼の部屋に顔を見せる女性があった。彼女については《異性関係がルーズだ》という噂があり、彼は一度彼女に《忠告をしてやらねばならない》と考えて、ある日一回だけ彼女をさそって外出し、喫茶店で話をして別れた。ところがそれ以来、職場で不可解な事件が頻々と起きるようになった。彼の責任である重要書類が紛失したかと思うと他人の机の上に置かれていたり、彼がふしだらな女性に誘惑されたという噂がささやかれたりした。そのころから不眠が続き、ギックリ腰になって外科医院に通院していたが、ある日打たれた注射液の色がいつもの注射とは違っていた。その注射を打たれたとたん、彼は気を失って倒れた。気がついてから、彼はその注射が、上司から内々の依頼で痛み止めと称してペニシリンかなにかの性病の薬を打たれたものだということに気づく。彼が気を失っていたのは数時間か数日間だったはずなのに、その間に時計を操作されて、ほんの数分間で意識を回復したことにされてしまう。この事件があってから、全身の調子が狂い、頭の中に固いしこりができ、日一日と衰弱して行くように感じられて、彼は内科医の診察をうける。事態の意外な展開に驚いた彼の上司は、事件をもみ消すために、彼のお茶の中に毒物を入れて彼を消そうとする。

このようにしてわれわれのもとに入院した患者は、約三か月の治療でいったん完全に寛解し、病識を回復して復職したが、その後も大体一年に一回の再発を反復し、そのつど、かつての女性が自分を待っている、自分が救ってやらないと彼女は泥沼に落ち込んでしまう、という妄想を抱く。一番最近の入院の前には、彼はアパートの隣室で夜中にただならぬ気配を感じ、件の女性が必死に救いを求めているのを聞きつけて《このままでは取り返しのつかぬことになる》と思い、ドアを蹴破って隣室に飛び込み、警察に通報されて病院へ連れて来られた。二か月後、患者は再び完全に病識を回復し、約半年前から新たに就職した会社できわめて有能な社員として高く評価されている。この論文の執筆中に、彼は（毎回の再発前にいつもそうであるように）服薬を嫌いはじめた。その理由を彼は次のように説明している――《ぼくはずっと以前から克明な日記をつけています。ぼくがどうして現実から遊離した空想を抱くようになるのかという筋道は、日記を読めば逐一わかるようになっています。ところが、薬を服んでいると、前の日記を見る気がまったくしなくなるのです。しばらくそんな時期が続くと、ぼくはとても不安になります。過去の日記から離れた毎日というものが、とても頼りないものに思えるのです。やはり日記を見て、これまでの自分というものとのつながりをはっきりさせておかなくては落ち着きません。薬を服んでいてはその気になりませんから、やはり薬をやめたいのです……。》

この症例は一見分裂病に酷似している。妄想気分に先導された妄想知覚や関係妄想、被毒妄想にまで発展する身体感覚異常ないしセネストパティー、毎回の再発を導く恋愛妄想的色彩を帯びた妄想着想、幻聴、それに（右の記述には省略されたが）極期における明白な作為体験とテレパシー体験などは、一般の認識においては疑問の余地なく分裂病の診断を支持するものであろう。

しかし他方において、この患者の病前および病間期における循環気質的・同調的な性格や過度の性的倫理性、おそらくはかなりの期間持続したものと思われる一女性への（抑圧された）恋愛感情と、その女性が毎日のように彼の前に姿を現わすという、彼の倫理感と抵触する状況、彼女への「忠告」という口実をもうけての実質的なデイトの後に彼を襲った「恥ずべき不全感の体験」（クレッチュマー）、明白に位相性の経過と位相ごとの予後の良さ、向精神薬（ことに抗鬱剤《テユモレプテイカ》）に対する著明な反応などからみて、この症例をむしろ躁鬱病圏に属する妄想精神病ないし敏感関係妄想と考えて、これを狭義の分裂病から分離する臨床的根拠も十分にある。

私がここで着目したいのは、このような臨床的特徴もさることながら、なによりもまずこの患者の（病相期および健康時の）体験の底流をなしているポスト・フェストゥム的時間性であり、この点におけるメランコリー性基礎事態との共属性である。最近の（再発の準備状況にあることが十分に疑われる）時期にのべられた「日記」に関する陳述が雄弁に物語っているように、この患者の現存在の全体は、はっきりと「過去とのつながり」においてのみ、つまり現在を絶えず過去と結びつけることによってのみ、主観的な安定を確保することができる。このポスト・フェストゥム的時間性は、患者の妄想体験をも一貫して特徴づけており、最初の女性とのデイトも外科医院での注射も、その後に禍根を残した重大事件としてとらえられており、最近の入院前にはこれが「取り返しのつかぬ変事」への予感という形で未来形で体験されている。

この症例にかぎらず、この種の非分裂病性妄想精神病の病前性格や発病状況はまず例外なく「メランコリー親和型」性格と共通したインクルデンツ・レマネンツ構造[6]を示す。すでに村上仁[9]（一九五三）も、この種の妄想精神病に含まれる「変質性精神病」の病前性格が下田のいう「執着性気質」と近いものであることを指摘している。この指摘は本来、広い範囲の非分裂病性妄想病に妥当するものとみなすべきであろう。病前の几帳面で誠実な倫理性や円満な同調性は、他人との間が「回復不能」な形で毀損されることへの危惧に由来するものであって、妄想体験の中でもつねに（表明的であれ非表明的であれ）《あの失敗がわざわいのもとだった》、《もうすこし用心深くしていればよかった》という悔みや、《決定的破局が待ち受けている》、《なんとかしないととんでもないことになる》という危惧が語られるのである。

三　分裂病性体験の時間性

このようなポスト・フェストゥム的妄想体験に対して、まさに対極的に異なった時間性の構造を示すのが、狭義の分裂病における特異な病的体験であるように思われる。従来から提示されている人間学的諸概念を見ても、ビンスヴァンガー[10]の「高さのみを求める理想形成」(verstiegene Idealbildung)や、「上昇と拡がりとの人間学的均衡を破綻させる上昇方向の優位」、笠原嘉[11]の「出立」、中井久夫[12]の「兆候空間の優位」、私自身[13]の「個別化の原理の危機」など、そのすべてにポスト・フェストゥム的・保守的な現状維持への執着やインクルデンツ・レマネンツ構造とは対蹠的な意味方向が示唆されている。症例は多くを挙げる必要はないと思われるし、分裂病の基礎的事態の構造は実際の面接場面では圧倒的な印象として示現しても、症例報告の形でこれを再現することは不可能に近いので、ここでは特に、一見ポスト・フェストゥム的にも見える体験が実はそれとは本質的に異なった時間性の現れであるような一例を示すにとどめたい。

症例は二十一歳の女子大学生。家庭はかなり典型的な「歪んだ家庭《スキュード・ファミリー》」(リッツ)。高校卒業後、彼女自身は東京の大学への、両親は地元の大学への進学を希望して、結局は両方の入試に合格。そこで両親は、本心では地元の大学を選んでくれることを強く望みながら、口先では《どちらへ行っても自由だ》と言う。患者はしばらく迷ったのちに、《東京へ行ったら若死にする》という予感を抱き、《その運命を変えよう》と考えて、元来の自分の意志とは逆に、親の希望する地元大学を選ぶ。ところが入学後、《自分が自分でない、自分の意志がなくなった》

と感じはじめ、同時に、自分の行動をあやつる幻聴が始まり、自室に閉じこもって呆然とした毎日を過ごすようになり、独語・空笑が目立ち、表情もまったく仮面様となった。入院後、彼女は医師に会うたびに《運命をまちがえた》、やはり東京へ行くべきだった、正しい運命に従わなかったから自分の意志がなくなった》、《私は母の前へ前へと行かなければならないのだった。それが、進学のときに母のうしろになってしまった》、《それで母がからだの中にはいって来て、母の声が私に命令するようになった》と訴える(注、この症例は著者が初診以来外来診療を担当し、入院後は教室の山口利之、中里均両君が主治医として治療に当ったものである。症例記載に際して両君に一言謝意を表する)。

この症例は、まず疑問の余地のない分裂病であるが、《運命をまちがえた》という後悔のところだけを見ると、さきの非分裂病性妄想体験のポスト・フェストゥム的な悔みと一見類似しているようでもある。しかし、この患者が「運命」と呼んでいるものは、メランコリー者や非分裂病性妄想病者が《もしあのとき……さえしていれば》という形で悔やむ「過去による現在の被規定性」や、「可能性を失って確定した負課的未来」のことではなくて、むしろ逆に、過去志向すらをも巻きこんだ未来の先取であり、過去・現在・未来の全時間様態をつらぬく一貫した将来への先駆の、一つの部分的局面にほかならない。

ここでおそらく必要な注意は、いわゆる「クロノス的時間」と「カイロス的時間」との区別についての注意である。私が非分裂病性妄想病者におけるポスト・フェストゥム的、「あとのまつり」的時間性に対して分裂病者における「未来先取」的、「先駆」的時間性を対置するのは、あくまでもカイロス的時間、存在論的《オントローギッシュ》、現象学的《フェノメノローギッシュ》な時間性の意味においてであって、クロノス的時間、存在者的《オンティッシュ》、現象的《フェノメナール》な時間系列の意味においてではない。さきの敏感関係妄想の症例においても、隣室での緊迫した気配を感じとって乱入した事件などは、明らかにある意味での未来の先取である。しかしこれは、いわばクロノス的未来をカイロス的にはポスト・フェストゥム的に先取したものなのであって、分裂病者にみられるカイロス的な未来への先走りとは本質的にことなっている。私がここで「あとのまつり」といい、「先走り」というのは、現実の現象的時間系列における過去志向や未来志向とは本質的に無関係である。

この女子患者は、過去において未来の先取の仕方を誤ったために、彼女の現在もまた、未来へ向かって誤った仕方で開かれてしまっていると体験しているのである。両親の二重拘束的な意思表示からの脱出としての東京への進学は、「若死に」という「運命の予感」によって放棄され、彼女は親の暗黙の意向をいわば先取りして、自発的に地元の大学に進学する。しかしその瞬間、彼女は「親に先を越された」ことになり、「運命をまちがえ」て自分の意志を失い、自分でなくなり、自分の中に自分を自由にあやつる母の声を聞く。ここで彼女がまちがった仕方で選びとったものは、将来に向かっての自己投企の主体的能動性だった。つまり、彼女は自分自身がみずからの投企の主体であることから――二重拘束状況においてすでに他有化されている自発的意志によって――降りて、そのかわりに、彼女の自己を簒奪した他者としての母親を、その主体の座に据えたということなのである。

この症例にかぎらず、分裂病者の自己理解には、きわめてしばしば明らかな未来先取的、予感的、先走り的な時間性の構造を読みとることができる。さきにあげた敏感関係妄想患者が彼の日記との関連において示したポスト・フェストゥム的な服薬忌避の態度と比較するために、別の一人の分裂病者に見られた「未来先取的」な服薬忌避を描写しておこう。


患者は三十一歳の男性分裂病者で、すでに五回の入院歴を有する。関係妄想、テレパシー体験、体感異常を主徴とし、毎回退院時には一応の症状消失を見るが、外来通院の途中でいつも服薬を嫌うようになり、まもなく再発入院のやむなきに至るという経過をくり返している。

服薬を嫌うようになる心境について、患者はみずから次のように語っている。《薬をやめれば再入院になるということは、理屈では十分にわかっているのです。でも、毎週病院に来て、薬を貰って帰って、どうしてものまないといけないと先生に言われて薬をのんでいる自分は、まるで他動的になってしまっているのです。はじめのうちは、自分が他動的になっていることに不自然さを感じないのですが、そのうちふっと、自分のしたいこと、しなければならぬことは、自分の意志で、自動的に決めたいと思う気持が起きるのです。自分の行動が他動的に決められることが耐えられなくなるのです。そうすると、過去のにがい経験などはどこかへ忘れてしまって、ひたすら自動的に、自動的にと考えるようになるので、薬をのむ気にはどうしても

なれないのです。》

この患者が服薬を嫌うのは、服薬という行為が、入院という忌わしい経験を含む精神病者としての自己の既存的現在との結びつきを、そのつど反復的に確認することを意味するからである。精神病者としての現在は、彼にとっては——テレパシーによる被影響体験をはじめとする「自己の他有化」の体験によっても、また精神科医をはじめとする他者たちによる自由拘束の体験によっても——彼のいわゆる「他動的」なありかた以外のなにものでもない。彼が「他動的」であることから訣別して、「自動的」（これはもちろん、「オートマティック」の意ではなく「自己能動的」の意である）であろうとする場合、彼はなによりもまず自己の既存的現在から離脱して未来の可能性を求めなければならないと考える。真の未来志向、将来への投企が過去および現在の全体を基盤にしてはじめて可能となるものであるのとは違って、彼の未来志向は過去と現在を性急に切り離して空虚な自由の中へ先駆するという形で実現を求める。これは、ビンスヴァンガーがVerstiegenheitという概念で記述した分裂病性の自己実現の形式にほかならない。

このような未来先取的、予感的、先走り的な時間性の構造は、さきの「ポスト・フェストゥム」概念と対置する意味で、ラテン語で「祭の前」を意味するante festumの語で言い表[14]わせるのではないかと思う。もともと、この「アンテ・フェストゥム」の概念は、ルカーチがブルジョワジーのイデオロギーを「ポスト・フェストゥム的意識」と規定したのを受けて、J・ガベル[15]がプロレタリアートのイデオロギーを名づけた「アンテ・フェストゥム的意識」の概念にヒントを得たものである。ポスト・フェストゥム的時間性を特徴とするメランコリーないし非分裂病性妄想病がブルジョワジー的な意識性に、アンテ・フェストゥム的時間性を特徴とする分裂病がプロレタリアート的な意識性に、より多くの親近性を示すことは、決して偶然ではないだろう。

アンテ・フェストゥム的意識とは、自由と革命を求める「前夜祭的」意識なのである。分裂病と革命意識とは、このアンテ・フェストゥム的・未来先取的な時間構造を共有している。ただ、次のビンスヴァンガー[16]の言葉は、両者の本質的な差異を明確にとらえている。《諸事物を顚覆させようとする革命家すら、否かえってそのような革命家こそ、それら諸事物のもとに直《じ》かに静かに逗留することによりその中へはいり込むことができなければならぬ。》分裂病者をして分裂病者たらしめているものは、まさにこのアンテ・フェストゥム的、革命的意識が自己自身の存在およびそれを制約する身近な他者へと向けられていること、そしてこの意識が、「自然な経験の一貫性の解体」（ビンスヴァンガー）あるいは「自然な自明性の喪失」（ブランケンブルク）のために、「妨げられることなく事物のもとに逗留することの不可能」（ビンスヴァンガー）によって経験の基盤から切り離され、空虚な超越的未来への先駆に化していることにあるといってよい。

四　ポスト・フェストゥムとアンテ・フェストゥムの現象学的意味

メランコリーにおいても非分裂病性対人妄想においても、対他的・対世間的役割関係の場における秩序執着性の性格構造、そういった秩序の急変という発病状況、自己の役割的同一性の回復不能な喪失を意味する体験などを通じて、そこに一貫してみられるのは「所有と喪失」（笠原[11]）という人間学的座標軸である。この座標軸と、本論で取り出したポスト・フェストゥム的時間性とのあいだには、見逃しえない本質的意味関連がある。

ヨーロッパの各言語において、「所有」を表現する動詞（have, haben, avoir）はすべて同時に「完了」の助動詞であり（have done, getan haben, avoir fait）、さらには自己に与えられた「負課」をも表わしている（have to do, zu tun haben, avoir à faire）。物事が完了してしまっていて、その結果としての現在が確定している「完了態」の状況や、当面の任務として特定の仕事が課せられている「負課」の状況とは、要するに「あとのまつり」的なポスト・フェストゥム状況にほかならない。人類は、そのもっとも高度に発達した言語組織の一つにおいて、ポスト・フェストゥム状況を表示するために「所有」の動詞を当てたのである。ここに「所有と喪失」の座標軸とポスト・フェストゥム的時間性とのあいだの深い内的連関の一端がうかがわれる。

非分裂病性妄想病においても、分裂病におけると同様、ある意味で自己の存立が問題となる。そもそも、自己の存立が問題とならないようなところで、作為体験や関係妄想、自己を名指した幻聴などは出現するはずがない。だから、「自己の存立」や「自己同一性」の語を無批判に使用したのでは、非分裂病性妄想病と分裂病との本質的差異は再び全く曖昧なものとなってしまう。

分裂病者とは本質的に違って、非分裂病性妄想病者において危機的に問題となる「自己」は、要するに"have been myself"としての「既在的自己」であり、過去の結実、総括として完了態的に「あってきた」自己である。しかもそのような自己は、将来に向けては"have to be myself"として、「ある」ことを課せられた「負課」としての自己である。このような自己は、顕在的にであれ潜在的にであれ、つねに「負目性《レマネンツ》」ないしは「自己自身におくれをとること」(Hinter-sich-selbst-zurückbleiben——テレンバッハ[6]) の様相を帯びざるをえない。このような自己は、本質上つねにポスト・フェストゥム的な自己なのである。

自己の現存在の意味を構成している[17]このポスト・フェストゥム的——すなわち完了態的かつ負課的——な契機は、ハイデッガーの現存在分析論において、このうえなくすぐれた概念化を見出している。

ハイデッガーは、われわれの各自がそれである現存在《ダーザイン》のあり方を「関心《ゾルゲ》」として規定し、この「関心」を「実存《エクシステンツ》」もしくは「投企《エントヴルフ》」、「事実性《ファクティツィテート》」もしくは「被投性《ゲヴォルフェンハイト》」、

「日常性《アルテークリヒカイト》」もしくは「頽落《フェアファレン》」の三つの契機から成るものとしている。現存在の自己はその日常性においては「一般人《ダス・マン》」のうちにみずからを見失っているが、「自覚《ゲヴィッセン》」がこれを「被投的投企《ゲヴォルフェナー・エントヴルフ》」としての「本来的自己存在可能《アイゲントリッヘス・ゼルプストザインキエネン》」にまで呼び醒ます。ところが、現存在がそもそもこの世に存在するのは、けっして現存在自身の手によってもたらされたことではない。《現存在が存在するのは投げられてあるのであって、それ自身の力でみずからの「現《ダー》」にもたらされたのではない。……現存在はその実存においてけっしてこの被投性の背後に立ち戻ることはできない。この「存在しているという事実、そして、存在せねばならぬという事実」(daß es ist und zu sein *hat*)は、現存在のそのつどの自己存在に由来するものではない》(『存在と時間』二八四頁)。《現存在が自己自身であるのは、自己という仕方で投げられているからである。現存在は自己自身によってではなく、自己自身へと向かって、根拠から放り出されて、しかもこの根拠として、存在せねばならぬ。現存在は、それの存在の根拠が自己自身の投企から発生するという意味では彼の存在の根拠ではないが、しかし自己自身であるという意味では自己の根拠である。この根拠とはつねに、自己自身であることが根拠であることを引き受けねばならぬような存在者の根拠のことである》(同二八四・二八五頁)。たとえみずからの根拠をみずからの手で置いたのではないにせよ、現存在は実存として——すなわち自己自身でありうるところの存在として——このみずからの根拠を《引き受けねばならぬ》(zu übernehmen *haben*)。《現存在は現存在であるかぎりにおいて、(みずからの存在の根拠に関して)負い目的である》(同二八五頁)。

　しかし、《この被投性を引き受けるということは、現存在がそのつどすでにそのようにあった仕方で本来的に存在するということであり、……いいかえれば自己の「既存《ゲヴェーゼン》」を存在することである》（同三二五・三二六頁）。こうしてハイデッガーにおいても、自己存在の負課性と完了態的既存性とは本質的関連のうちでとらえられている。

ところで、同じく自己の自己性、自己の存立が問題となるといっても、分裂病性の基礎的事態におけるそれは、非分裂病性妄想病の場合とは対極的にことなった構造を示している。非分裂病性妄想病者における存在の危機が——メランコリー者におけると同様に——「所有・完了・負課」の三重の意味における"Haben"的事態をめぐって展開されるとするならば、分裂病者のそれは、ハイデッガーが《存在《ザイン》とは存在可能《ザインキエネン》のことである》という意味における"Sein"的事態をめぐって展開される。分裂病者にとって自己とは、それの存立の可能性が絶えず未来の側から疑問に付されている主体性の問題であり、重要な他者との出会いの各瞬間において真に自己自身でありうるかどうかが問われ続けるような自立性の問題である。ここでは、《主体とは確実な所有物ではなく、それを所有するためには、それを絶えず獲得しつづけなくてはならないものである》というV・フォン・ヴァイツゼッカー(18)の命題がそのままあてはまる。

分裂病者において疑問に付されるような自己とは、have been myself ないし have to be myself の形で述べられるような既在的・負課的自己、すなわちポスト・フェストゥム的自己ではない。* つまりここでは、自己がいかなるものであってきたのか、いかなる形で自己であることを引き受けるのかは、第一義的な問題とはなってこない。ここで第一義的な問題となるのはむしろ、自己が自己自身でありうるかどうか、自己自身になりうるかどうかであり、逆にいえば、自己が非自己へと他有化されうるという危険な可能性なのである。分裂病者がそのつど身を置いているのは、自己が自己自身たりうるか、自己自身たりえないか（すなわち非自己へと他有化されるか）の決着がまだついていない未決の可能態なのであって、病者はここから、来るべき決定を不安と戦慄のうちに待ちうけている。これが分裂病特有の未来先取的・先駆的な、アンテ・フェストゥム的時間性の、現象学的な意味である。

＊　著者は、別の関連[25]において分裂病者における“Sein”と“Haben”の連関の問題に触れ、《分裂病とはつねにこの Haben という契機の危険として出現してくる。分裂病とはつねに、この Zu-sein-haben の Sein からの疎外であり、疎外された仕方での Zu-sein-haben の確立の努力である。この「疎外」は「アダムの堕罪」以来、人類史に深く喰い込んでいる》と述べた。ここでは（本論文の文脈とは異なって）Haben 的契機は個人の「個」としての——換言すれば「物質的一」としての——個体性の標識としてとらえられている。そのような「有《ハーベン》」は、「有《ザイン》」の個的示現としての、「示されるもの」（= Sein）を「示すもの」としての Haben であって、メランコリー者ないし非分裂病性妄想病者がポスト・フェストゥム的に執着する「所有」の意味での Haben ではない。このやや輻湊した問題連関については、稿を改めた考察を必要とする。

自己存在のこのアンテ・フェストゥム的契機に関しても、われわれはハイデッガーの現存在分析論のうちに重要な示唆を見出すことができる。

全体として、ハイデッガーの存在論は明白に将来優位的、アンテ・フェストゥム的な性格を帯びている（そしてほかならぬこの点が、しばしばその近縁性を指摘されている禅思想との決定的な相違点でもある——というのは禅思想はまぎれもなく「現在優位的」な存在理解の上に立っているからである）。《実存の最優先的な意味は将来である》（『存在と時間』三二七頁）、《根源的かつ本来的な時間性の最優先的な現象は将来である》（同三二九頁）、《時間性は根源的には将来から時熟してくる》（同三三一頁）。

この将来優先的実存理解は、ハイデッガーの現存在分析論をその最初の着手点から特徴づけている。彼にとっては《われわれの一人一人がそれであるところの現存在》とは、《各自が他のだれのものでもない自己自身の可能性としての自己の存在と関わっているような存在者》であり、したがって《現存在はそれぞれに各人の可能性を存在している》（同四一・四二頁）。《現存在という存在者は、みずからの存在においてこの自己自身の存在それ自体に関わっている（Das Dasein ist Seiendes, dem es in seinem Sein um dieses selbst geht）。この「関わっている」（es geht um...）は、自己自身の存在可能へと向かって自己を投企していることとしての「心得ている」（Verstehen）という存在態制のうちに示される。この存在可能（Seinkönnen）とは、現存在をしてそれぞれに現存在というありかたをとらせる窮極的目標（Worumwillen）である。……自己自身の存在可能へと向かってあるということは、存在論的にいえば、現存在はみずからの存在においてそのつど自己自身に先立っている（das Dasein ist ihm selbst in seinem Sein je schon *vorweg*）ということである》（同一九一頁）。

さきにも述べたように、ハイデッガーにとって現存在が存在するということの意味は「関心《ゾルゲ》」である。しかしそれは、ふつうの用語法にみられるように、「自己」の有する心理的な営みとしての「関心」のことでも「憂慮」ないし「心配」のことでもない。《関心《ゾルゲ》は自己《ゼルプスト》のうちに基礎づけられていることを必要としない。むしろ関心の構成契機としての実存論性が、現存在の自主独立性（Selbst-ständigkeit）という存在論的態制を与えるのである》（同三二三頁）。《自己性《ゼルプストハイト》とは、実存論的には「本来的に自己自身でありうること」、換言すれば関心としての現存在の存在の本来性に即してのみ見てとれるものである》（同三二二頁）。ハイデッガーはこの関心《ゾルゲ》を、《自己自身に先がけて、すでに（世界の）内に、（内世界的に出会う存在者）のもとにあること》Sich-vorweg-schon-sein-in (der Welt) als Sein-bei (innerweltlich begegnendem Seienden）と公式化しているが（同一九二頁、以下随所）、この中でも《自己自身に先行する》というアンテ・フェストゥム的契機が最優位に立ち、自己の自己性の可能性の核心とみなされていることは、上述のことからも明らかだろう。

さてこのようにして、われわれの実存の重要な一契機をなす将来（Zukunft）は、《現存在が自己自身で「ありうる」という仕方で、自己自身へと到来する、その到来のこと》(die *Kunft*, in der das Dasein in seinem eigensten Seinkönnen *auf sich zukommt*）である（『存在と時間』三二五頁）。そして、分裂病者において自己の存立が問題になるという場合、この「問題」はつねにこの「自己自身への到来」(Auf-sich-zukommen)にかかわっている。多くの分裂病者が《自分自身でなくなった》、《自分の意志をもてない》、《自分を出そうとしてもそれが自由に出てこない》などと訴えるのは、すべてこの「自己自身への到来」の不可能を表現しているものと考えてよい。

それにしても、「自己自身でありうること」が、「自己自身に先がけて」「自己自身へと到来すること」であるとは、いかなることであるのか。ここでは自己に先駆している自己、自己へと到来する自己という、二重の自己が語られているのではないのか。さきにわれわれはポスト・フェストゥム的自己に関しても、「自己自身の手によって置いたものではない自己の根拠を引き受けねばならぬこと」、そのかぎりにおいて「自己自身におくれをとっていること」について語った。ここにもやはり、自己の二重性が語られているのではないだろうか。この「自己の二重性」を問題にしないかぎり、アンテ・フェストゥムとポスト・フェストゥムの完全な規定は不可能であろうし、特に分裂病の時間論を十全に展開することは不可能であろう。しかしこの問題は、おそらくそれだけで一つの独立した論文を必要とする大きな課題である。今回はただ、それを示唆するだけにとどめて、その究明は次の機会にゆずりたい。

五　人間存在の普遍的基本構造としての
アンテ・フェストゥム性とポスト・フェストゥム性

人間が（おそらくは他の一切の存在者と異なって）人間としてある、そのありかたの特異性は、ハイデッガーが特に繰り返し強調しているように、自己自身の存在に関心を向け、自己が自己自身としてありうるという可能性をすべての関心の中心に置いている点にあるといえるだろう。しかし、自己が自己自身であるということは、それの可能性の根拠に関しては（前節において保留した「自己の二重性」の問題ともからんで）けっして自明で単純なことではない。そこには、互に無限反復的に関連しあっている少なくとも二つの契機を指摘することができる。

(1)　自己ははじめから「自己」として与えられているのではない。発達心理学的にもそのつどの経験的自覚においても、自己はまず「自己でない」状態から「自己になる」という仕方で獲得されなければならない。この「自己でない」状態とは、自己と非自己とが分化差別される以前の直接無媒介的一者をさしていて、この自己以前の一者とは、自己と非自己とがそこから分離対立したのちは、両者の「あいだ」として顕現してくる雰囲気的現実性である。このいわば「あいだ以前」のノエシス的状態から、そのつどの自己が（そのつどそれに対応する非自己と同時成立的に）ノエマ的に実現される。自己が自己であるためには、自己はまず自己自身へと到来しなくてはならない。「自己への到来」が、「自己であること」につねに先行している。自己実現は、つねに経験的自己の「一歩先」に起っている。

(2) しかし、そのようにしてそのつど「あいだ以前」のノエシス性から到来してくるノエマがそもそも「自己」といわれうるものとなりうるためには、あらかじめこれをそれ自身の新たな一ページとしてみずからに加えることができるような、自己についての歴史ができ上っていなければならない。つまり、自己はこれまでのすべての歴史の統合として確実に所有されていなければならず、また、そこへ新しく書き加えられる自己は、それまでの自己を発展的に継続するものでなくてはならない。この意味で、自己が自己であるということには、つねに既在性の全体からの制約が課せられており、一種の負課的な性格が与えられている。そしてこの負課的性格は、既在的な自己の統一性が自己自身によってポジティヴに肯定されていればいるほど、それだけ強い当為的要求となり、そのつどの自己実現はそれだけ大きな「自己自身におくれをとる」危険にさらされることになる。

前節においてわれわれは、この二つの契機をそれぞれ、自己存在の「アンテ・フェストゥム的」および「ポスト・フェストゥム的」契機となづけた。現存在にとって自己という にふさわしい自己が輝かしく実現されている事態を「祝祭」(festum) にたとえるならば、前者はいわばひたすらに未来へと先駆しつつ祝祭の到来を——あるいはそれが無残な形で台無しになってしまうという事態を——不安と戦慄のうちに先取している「祝祭前」

(ante festum) の情態性に、後者は逆に、祝祭が無事に大過なく完了したかどうかを丹念に反省し、あるいはそれが「取り返しのつかない」失態に終ったという後悔に胸を痛めている「祝祭後」(post festum) の情態性にたとえられる。

もし完全を期するならば、自己存在可能の根拠にはいま一つの契機が考えられなくてはならないだろう。それは、人間が物質的生命を基盤としてのみ生存し、しかも「自己」ということが可能であるためにはそのような物質性に基礎をもつ覚醒意識が必須の条件となるからである。このような物質的意識は、それ自体無時間的なものであり、自己存在にとっては絶えずそのつどの現在を開いている。自己存在のアンテ・フェストゥム的契機もポスト・フェストゥム的契機も、実はこの「第三の契機」に支えられることなしにはありえない。この契機は、臨床的には特に癲癇圏に属する急性意識解体に関して重要性をもつだろう。しかし本論においては、この問題にこれ以上立ち入ることはできない[19]。

これまでに述べてきたように、自己存在のアンテ・フェストゥム的契機は分裂病の時間構造に、ポスト・フェストゥム的契機はメランコリー(および非分裂病性の妄想体験)の時間構造に特徴的に示されるものであるけれども、この両者は元来、正常と異常、健康と病気の区別とはなんのかかわりもなく、人間存在一般の基本構造に属するものと考えられる。そして一般的には、アンテ・フェストゥム的契機は、オリジナリティーを求める傾向、主体性への欲求、革新的思想、超越的・非現実的なものへの親和性、遠さへの志向などの形をとって現われ、ポスト・フェストゥム的契機は、周囲との同調を求める傾向、自己主張を控える態度、保守的思想、世俗的・現実的なものへの親和性、近さへの志向などの形をとって現われる。十分に個性的な独創性をもちながら、しかも十分に調和のとれた現実適応の可能な人においては、両契機の間に自然な均衡が保たれていると見るべきだろう。これはかなりの程度まで、ビンスヴァンガー[10]のいう「高さ」(Höhe)と「広さ」(Weite)との間の「人間学的均衡」(anthropologische Proportion)に対応し、いわばこれを空間性の次元から時間性の次元に置き移したものとみなしてもよい。笠原[11]のいう「出立」と「合体」の対比、中井[12]のいう「統合指向的《シンタグマトトロピック》」な問題解決と「範例指向的《パラディグマトトロピック》」な問題解決の対比も、この両契機と本質的な関係をもつものであろう。

　健康者の範囲内でも、この両契機のバランスは種々の程度に偏って、一種の「人間学的不均衡」を示しうる。アンテ・フェストゥム型の人物がふつうに分裂気質といわれる類型に、ポスト・フェストゥム型がいわゆる循環気質の類型により多く見出されることは容易に理解できるが、後者はむしろテレンバッハのいう「メランコリー親和型」において、いっそう範例的な姿をとっている。飯田と中井[20]は天才人におけるこの二つの類型の特徴をとらえている。また中井[21]は、江戸時代の社会に「世直し」路線と「立て直し」路線の対極構造のあることを指摘し、前者が《眼前の具体的な事物でなく、もっともかすかな兆候、もっとも実現性の遠い可能性を、もっとも身近に、強烈な現前感をもって感じ、恐怖しつつ憧憬する》のに対して、後者は《手近なもの、具体的なものから出発》して《漸次的な適用範囲の拡大》へと進みつつ、《再建＝復興を指向する》と述べているが、これはアンテ・フェストゥム的世界観とポスト・フェストゥム的世界観の対比を的確にとらえたものである。

芸術の世界においては、アンテ・フェストゥム性の表現はいくらでも例示しうるのに対して、ポスト・フェストゥム性の明白な表現を見出すことはむつかしい。思うに、芸術とは人間のすぐれてアンテ・フェストゥム的な営みであるからであろう。ここでは、アンテ・フェストゥム的時間性の精華ともいうべきR・M・リルケの詩集から一篇を示しておく。

予感

私は遥かな地平に取り巻かれて立つ一つの旗、
私は来るべき風を予感し、下の物らが
まだ動かない先から、その風を身に受けて生きる。
戸はまだ事もなげに閉まって居り、煖爐の中も静穏だ、
窓はまだ慄へず、埃はまだ沈んで居る。

その時私はもう嵐を知って、海のやうに激して居る。

私は大きくはためくかと思へば畳み込むやうに縮み
或ひは激しく身を叩きつけ、さうして
茫漠たる嵐の中で全くのひとりだ。
（高安国世訳『現代世界文学全集六』新潮社、一九五三より）

この、すでに気質類型的な段階でも明白に読みとれる両種の時間性の対比は、ほとんどすべての精神病理学的現象において、より尖鋭化した姿をとって現われてくる。この場合、たとえば躁鬱の気分変動、不安、焦燥、自責などの部分症状だけではなく、強迫症候群、離人症候群、妄想症候群などのまとまった症候群についても、この両種の時間性のどちらか一方の優位が認められるのは重要なことである。つまり、アンテ・フェストゥム性とポスト・フェストゥム性の対比は、いわば transsymptomatisch かつ transsyndromatisch に妥当するものである。また現在の精神医学における「疾患」概念がほぼ症候群レベルに止っていることを考えるならば、これは現在の疾病分類を超えた人間学的レベルにおける新しい体系化を可能にする対比であるとも考えられる。

最初の例として、ほとんどすべての精神障碍に出現しうる最も非特異的な症状の中から「焦燥感」を選んでみよう。分裂病者のアンテ・フェストゥム的な「焦燥感」ないし「焦慮感」については、中井[22]がすでに何回か論じているが、この種の「ゆとりの欠如態としてのあせり」（中井）は、私見では狭義の分裂病以外にも、いわゆる「境界線例」や「真性」

の強迫神経症、ある種の思春期危機などにも（症状としての顕在化の差はあれ）広く認められるものである。それはいわば、[16]絶望的な「既存的現在」からの未来へ向けての離脱の試みの空転であり、ビンスヴァンガーの表現を借りれば、《力・勝利・救いか、それとも敗北・無力か》の二者択一における《最後の努力》という様相を呈する。精神病院に入院させて間のない急性期の患者によく見られることであるが、主治医の面接や家族の面会、あるいは外泊や退院などをまったく「性急」に要求して、一日も一刻も「待てない」という現象も、このアンテ・フェストゥム的焦慮の一表現形である。ここで患者が持ち出す「無理」な要求は、実は文字通り「自己の存在を賭しての」要求であること、つまりその要求が貫徹できるかいなかにそのつどの自己実現の成否がかけられていることは、治療的観点からも的確に理解しておく必要があるだろう。

　これに対して、多くのメランコリー患者に出現する「焦燥感」は、時間性の方向からみると逆の現象である。こういう患者は、医者を困らせるような性急な無理難題をけっして持ち出さない。つまり彼らは、未来へ向かっての自己実現を求めて先走っているのではなくて、むしろ現在から過去へと絶えず流れ去って行く時間の経過を、慣れ親しんでいる既在性の秩序の中へと組み込むことによって自己の支配下におさめるという営みが機能を停止して、そのために絶望的な永遠の空転を続けているのであろう。時間を川の流れにたとえるならば、分裂病者の焦慮感は流れに乗って急流を下る人が、水自体の速度を忘れていやが上にも大きな速度を求めているのに似ており、メランコリー者の焦燥感は、流れに逆って急流をさかのぼる人が力尽きて、水に押し流されながら必死にあがいているのに似ている。治療的に前者に必要なことは、無理な努力をしなくても、自然に自分を目標点まで運んでくれる流れ自体の速度を認識させてやることであり、後者に必要なことは、かなりの後退はやむをえぬことと認めさせて、その間に再出発の気力を貯えさせることだろう。

このアンテ・フェストゥム的、ポスト・フェストゥム的の両種の焦燥感に加えて、いま一つの種類の焦燥感があるとするならば、それはたとえば脳器質性症状や向精神薬の随伴現象としてみられるアカシジアのごとき、いわば「現在密着的」な焦燥であろう。これは未来へ向かっての方向も過去へ向かっての方向も示さない、純粋の現在における「堂々めぐり」である。

次に強迫症状を例にとってみると、真性の強迫神経症、境界線例、初期分裂病などに出現する強迫症状と、退行期メランコリーなどの躁鬱病圏に属する強迫症状との間にも、やはり同じような基本的時間構造の差異が認められるようである。たとえば同じ強迫行為でも、アンテ・フェストゥム的な構造をもつものは、同一行為の反復遂行という未来に向けての前進のうちに自己存在の確証が求められ、行為の中断はそのまま自己の非自己への転落につながる。ここでは自己の自己性を無限反復的に確認するという内面的要求が、ある一定の行為を反復するという外面的要求として象徴化されている。そのためにこの種の強迫行為では、そのいちいちの動作が未来先取的な様相を呈することになる。

これに対して、メランコリー者などにみられる強迫行為、たとえば確認強迫では、現在から過去へと向かって間断なく過ぎ去って元に戻らぬ時の流れを手もとに止めようとする甲斐なき努力が繰り返され、この行為の中断はたちまち負債の回復不可能な増大を招くことになる。強迫行為において、いわば自然な連続から無理に切り取られる一瞬一瞬の「今」は、分裂病系列のアンテ・フェストゥム的強迫においては、自己実現を求めるはかない手懸りとなっているのに対して、メランコリー系列のポスト・フェストゥム的強迫においては、刻々に自己の秩序管理体制から逃れ去る「かけがえのない」損失となる。強迫行為はこの欠落を補塡するために行われるのであって、意味の関連の上でもすでに「事後的《ポスト・フェストゥム》」な性格をおびることになる。

周知のように、古典精神分析は強迫行為のうちに無意識の衝動的欲求に対する防衛機制としての象徴的儀式という意味を見てとっている。しかし、アーブラハム以来の古典精神分析が、「強迫」という症状をメランコリーと表裏一体のものとして理解してきた経緯を考え合わせると、精神分析的な強迫概念のうちには、アンテ・フェストゥム的構造のものとポスト・フェストゥム的構造のものとが混在しているのではないかと思われる。われわれの立場から見れば、時間構造のこのような対極的差異に対応して「衝動的欲求」の側にも「防衛機制」の側にも、それぞれ本質的に異なった二種類のものがあるはずである。この複雑な問題についての立ち入った議論は後日にゆずるとして、ここでは結論だけを予想するならば、「衝動的欲求」が自我の自己主張や独立を脅かすような性質のものである場合には、これに対する「防衛機制」はそれだけ先制攻撃的なものとなり、逆に「衝動的欲求」が自我の安定した地位に対する危険をもたらすようなものである場合には、「防衛機制」はむしろ現状維持的、失地回復的なものとなるだろう。この構造的差異を明確にとらえておくことは、実際の治療場面において特に重要な意義をもつはずである。

　最後にいまひとつ、臨床的に重要な問題に簡単に触れておきたい。それは、従来の人間学がもっぱらポスト・フェストゥム的構造としてとらえてきた「抑鬱症状」についてである。典型的な抑鬱症状の大多数がメランコリー性のものであり、その基本構造が「負い目《レマネンツ》」的、「所有《ハーベン》」的、現状維持的なポスト・フェストゥム性を有していることは繰り返して述べた通りである。しかし、実際の臨床場面では、一見疑問の余地のない抑鬱症状を示しながら、生活史、病前性格、発病状況などを総合的にとらえた場合、むしろ一般のメランコリーとは本質的に異なった、未来先取的、出立的、個別化志向的な、一言でいえばアンテ・フェストゥム的な基本構造の見てとれるような患者も決して少なくない。

　そのようなアンテ・フェストゥム的抑鬱症状は、当然のことながら若年者に多く、ポスト・フェストゥム的なそれが中年以後に多く認められるのにくらべて、かなり顕著な対照を示している。メランコリー病前者の自己が——主として「役割同一性[23]」の意味において——堅固な存在感を保持しているのに対して、この種の抑鬱患者の自己は、病前からすでにきわめて存在感に乏しい。両親とのあいだには、外見はともかく、内面的には顕著な「パラタクシス的[24]」な結合を有しているが、これも一般のメランコリー者には見られないことである。発病状況もメランコリーのそれとは違って、むしろ分裂病初発時と同様に、異性との接近をはじめとする対人接触における挫折体験であることが多い。

この種のアンテ・フェストゥム的抑鬱患者のいまひとつのきわだった特徴は、自殺願望の持ちかたにある。メランコリー者の自殺念慮は、周知のように停滞した人生の重圧からの逃避、高い要求水準に到達しえない絶望感、自己の役割を果しえない自責感などから由来するものであって、そこには極限まで思いつめた重苦しい雰囲気が感じとられる。これとは対照的に、アンテ・フェストゥム的抑鬱者においては、自殺は自己実現の一つの際立ったありかたとして、一種の「さわやかさ」ないし「明るさ」をすら帯びた「先駆的覚悟性《フォアラウフェンデ・エントシュロッセンハイト》」(ハイデッガー)[17]の一様態として、絶えず病者の「関心《ゾルゲ》」の構成契機となっている。メランコリー者の自殺の危険がいわば経過依存的であって、経験ある治療者ならば危険の増大をかなり確実に予測しうるのが通例であるのに対して、この種の抑鬱患者の自殺はきわめて予測しがたい。それは、この種の患者における生と死との、あるいは存在と非存在との、一種独得な近さから来ることであろう。

この種の抑鬱患者の多くは、平均的なメランコリー者とは違って、種々の程度の躁状態を伴う両極性の経過を示す傾向をもつ。その場合、躁期においては元来のアンテ・フェストゥム的構造がより純粋に表面化し、これがややもすると現実の枠組を破った「非常識」な行動となって現われるために、躁期においても現実性の地平を離脱しないメランコリー者や典型的な躁鬱病者との差異はいっそう顕著になる。しかし場合によっては、本来のアンテ・フェストゥム的基本構造が――存在の稀薄さを役割所有によって支えるという一種の防衛手段として――外見的には完全な「メランコリー親和型」の性格を模倣し、その結果、メランコリーと酷似した発病状況を経て抑鬱症状を呈してくるような症例もある。この場合、患者や家族からの言語的伝達のみによる個別的情報は、事態を完全に見誤らせるものであって、治療上不可欠な鑑別は、最終的には一対一の面接場面における現象学的直観にまつ以外にない。ただこの場合にも、右に述べた自殺念慮の特徴だけはほとんどの場合偽装されることなく示されるものである。

六　おわりに

前節で述べたように、分裂病者においてもっとも極端に示されるアンテ・フェストゥム的存在構造と、メランコリー者においてもっとも極端に示されるポスト・フェストゥム的存在構造とは、健康者から精神病者に至るまで、人間の対自己・対世界関係を大きく二つの範疇に分ける互に正反対の方向をもった基本構造である。すでに非精神病者においても、この両極性間の不均衡は種々の「気質」の形で現われているが、精神病的事態における自己の立直しの努力においては、そのいずれか一方の極へのよりいっそう尖鋭化した偏向が支配的となる。しかし、人間にとって可能な臨床的精神症状のほとんどすべては、この両種の基本構造のいずれの上にもひとしく形成されうるものであり、したがって病像がどちらの基本構造によって動かされているかを個別的臨床症状のみから判断することは、原理的に不可能である。だから、病者との人間学的な面接と治療にとって、いわば「人間学的診断」ともいえるような洞察が要請される場面においては、われわれは個々の臨床症状の背後にある（ノエシス的な）存在構造の方向性に向かって深い現象学的直観の眼を向けることによって、そのつどの病像がこの両種の基本範疇のいずれに属するものであるかを明確に区別しなくてはならない。そしてそこからは、従来の症候論的な疾病分類とは次元的に異なった、精神病の「人間学的分類」ともいうべきものが、おのずから生まれてくることになるだろう。

本論においては、従来の分類ではひとしく精神分裂病に属するものとみなされるであろうような病像について、アンテ・フェストゥム的構造をもつものとポスト・フェストゥム的構造をもつものとの現象学的差異について述べ、後者はむしろ、より純粋にはメランコリーにおいて認められる、明らかに非分裂病性の事態であることを示した。しかし一方においては、前節の最後にも触れたように、一般にメランコリーと同義に解されている抑鬱病像のうちにも、現象学的にはむしろ分裂病と近縁のアンテ・フェストゥム構造を示すものがある。また、より部分症状的な局面においても、従来から同一の名称で扱われてきた現象のうちに、これと同じ構造的差異を考えることができる例として、焦燥感と強迫行為の二症状をえらんで簡単に触れた。同じ趣旨の区別は、他のほとんどすべての精神症状についても可能であると思われる。

以上のことから、次のような仮説を立てることはできないであろうか。われわれの眼にふれる大多数の「内因性」の精神病理学的現象は——神経症から精神病に至るまで——アンテ・フェストゥム系列かポスト・フェストゥム系列かのいずれかに属している。そして、この両系列のそれぞれのスペクトラムの上に、不安や焦燥感から強迫症、離人症、心気症などを経て躁鬱の気分変動や妄想幻覚症状に至る各種の精神症状が、それぞれ一揃い配列されている。そして、同一系列に属する諸症状の間には、従来からの「神経症」、「境界例」、「精神病」といった状態像レベルの区別を超えて、成因論的には本質的な共通性があり、この成因論的共通性の発見は、単に精神病理学的な考察にとって必要であるだけにはとどまらず、なによりもまず人間学的な——すなわち人と人との間に立脚点を求めるような——治療にとっては不可欠の前提になるのではないかと思われる。

ただ本論の途中でも触れておいたように、「意識野の解体」として現われ、ある種の癲癇において純粋型を示しているような、第三の危機的事態の系列が、右の二系列との密接なからみ合いにおいて、しかし原理的にはこの二系列とは独立したものとして考えられなくてはならないであろう(19)。しかし、この「第三の系列」の位置づけや現象学的規定については、私自身まだ多くの不明な点を残している。この問題の解明は、将来に残された大きな課題としておきたい。

文献

(1) 木村敏「妄想的他者のトポロジイ」(木村敏編『分裂病の精神病理3』東京大学出版会、一九七四、文献(13)、『木村敏著作集』1、弘文堂、二〇〇一に再録)
(2) 木村敏「いわゆる『鬱病性自閉』について」(笠原嘉編『躁うつ病の精神病理1』弘文堂、一九七五、本書III章に再録)
(3) Straus, E.: Das Zeiterleben in der endogenen Depression und in der psychopathischen Verstimmung. In: Psychologie der menschlichen Welt. Springer, Berlin, 1960.
(4) Gebsattel, V. E. v.: Die Störungen des Werdens und Zeiterlebens im Rahmen psychiatrischer Erkrankungen In: Prolegomena einer medizinischen Anthropologie. Springer, Berlin, 1954. (村上仁訳「精神病者に見られる時間体験の障害」『精神病理学論集2』みすず書房、一九七一)
(5) Minkowski, E.: Le temps vécu. Neuchâtel, Delachaux & Niestlé, 1968 (中江育生他訳『生きられる時間』1・2、みすず書房、一九七二、一九七三)
(6) Tellenbach, H.: Melancholie. 2. Aufl. Springer, Berlin, 1974. (木村敏訳『メランコリー』みすず書房、一九七八)
(7) Binswanger, L.: Melancholie und Manie. Neske, Pfullingen, 1960. (山本・宇野・森山訳『うつ病と躁病』みすず書房、一九七二)
(8) 木村敏「鬱病と罪責体験」(精神医学、一〇—三九、一九六八、本書I章に再録)
(9) 村上仁「変質性精神病について」(『精神病理学論集1』みすず書房、一九七一)
(10) Binswanger, L.: Drei Formen mißglückten Daseins. Niemeyer, Tübingen, 1956.
(11) 笠原嘉「精神医学における人間学の方法」(精神医学、一〇—五、一九六八)
(12) 中井久夫「分裂病の発病過程とその転導」(木村敏編『分裂病の精神病理3』東京大学出版会、一九七四)

(13) 木村敏『分裂病の現象学』（弘文堂、一九七五、『木村敏著作集』1、5、8）
(14) Lukács, G.: Geschichte und Klassenbewußtsein. Sammlung Luchterhand, Luchterhand, Darmstadt, 1970, S. 392/Werke Bd. 2, S. 255.（城塚登・古田光訳『歴史と階級意識』ルカーチ著作集9、白水社、一九六八、四〇七頁）
(15) Gabel, J.: La fausse conscience. p. 50. Minuit, Paris, 1962.
(16) Binswanger, L.: Schizophrenie. Neske, Pfullingen, 1957.（新海・宮本・木村訳『精神分裂病I』みすず書房、一九六九）
(17) Heidegger, M.: Sein und Zeit. 7. Aufl. Niemeyer, Tübingen, 1953.
(18) Weizsäcker, V. v.: Der Gestaltkreis. Thieme, Stuttgart, 1940.（木村・浜中訳『ゲシュタルトクライス』みすず書房、一九七五、二七七頁）
(19) 木村敏「てんかんの精神病理」（臨床精神医学、四―一一六一、一九七五、『木村敏著作集』4）
(20) 飯田真・中井久夫『天才の精神病理』（中央公論社、一九七二）
(21) 中井久夫「再建の倫理としての勤勉と工夫——執着性格問題の歴史的背景への試論」（笠原嘉編『躁うつ病の精神病理1』弘文堂、一九七五）
(22) 中井久夫「精神分裂病者への精神療法的接近」（臨床精神医学、三―一〇二五、一九七四）。中井久夫「分裂病者における『焦慮』と『余裕』」（精神経誌、七八―五八、一九七六）
(23) Kraus, A.: Melancholiker und Rollenidentität. In: Schulte u. Mende (Hrsg.): Melancholie in Forschung, Klinik und Behandlung. Thieme, Stuttgart, 1969.
(24) Sullivan, H. S.: Conceptions of Modern Psychiatry. Norton, New York, 1953.（中井・山口訳『現代精神医学の概念』みすず書房、一九七六）
(25) 木村敏「分裂病概念はいかにして可能か」（精神経誌、七八―三三四、一九七六）

Ⅵ　時間と自己・差異と同一性

——分裂病論の基礎づけのために——

（一九七九）

一　二種の時間構造

さきの論文（本書Ⅴ章）で、私は分裂病特有の「事前的」（ante festum）存在構造を取り出して、これを人生後半期に初発する単極性鬱病その他の性格状況反応性精神病に特有の「事後的」（post festum）な存在構造に対比させて論じておいた。

事前《アンテ・フェストゥム》的存在構造とは、来るべき事態を予感的に先取りしつつ、自己実現の場をつねに自己の前方に見ているような、「前夜祭」（ante＝前、festum＝祭）的な情態性を表わしている。これに対して事後《ポスト・フェストゥム》的存在構造というのは、すでに決定的に完了した事態を反芻しながら、そこにもはや手遅れで回復不可能な未済の確定を見てとる「あとのまつり」的な情態性をさすものである。前者はビンスヴァンガーが分裂病者の現存在様式を特徴づける基礎概念性の一つとして取り出した現実遊離的理想形成（Verstiegenheit）の基本構造と考えられるし、後者はテレンバッハがメランコリー者の存在様式としてまとめた負い目性（Remanenz）、あるいは「自己自身の背後に取り残される事態」（Hinter-sich-selbst-zurückbleiben）の基本構造と考えられる。

アンテ・フェストゥム的存在構造とポスト・フェストゥム的存在構造とをこのように対比してみると、それが人間存在の基本的な時間性に深くかかわっていることはおのずと明らかである。時間は人間存在にとって、一方では可能性の実現の場所であると同時に、他方では人間存在を絶対的な不可能へと制約し、それによって未済の負い目を課する軛《くびき》でもある。時間にとって本質的な、したがって本来は人間存在一般にとって構成的《コンスティトゥティーフ》なこの両面的性格のそれぞれが、或る特定の人間存在にとって危機的な問題の場としてクローズ・アップされてきた場合、そこにそれぞれ分裂病性、メランコリー性の本質標識をおびた一群の事態が展開されることになる。その意味では、分裂病とメランコリーを二つの対蹠的な純型とするすべての精神病理学的な事態は、人間存在構成的な時間性の病理として通覧することができるだろう。

しかし、時間性の病理ということは、けっしてそのまま単純に「時間意識」や「時間体験」の病理ということではない。アンテ・フェストゥム的時間性は、もとより深い次元において人間存在の未来性にかかわってはいるものの、それは必ずしも意識や体験の事実的な内容における未来志向性として現れてくるものではないし、人間存在の過去性ないし既存性にその根源をもつポスト・フェストゥム的時間性も、意識内容や体験内容としての過去志向性と一義的に結びついたものではない。むしろ人間は、過去に対してアンテ・フェストゥム的に眼を向けることもできるし、未来に対してポスト・フェストゥム的な態度を取ることもできる。アンテ・フェストゥムとかポスト・フェストゥムとかいうのは、客観的な暦時間の上での前後の両方向に向かって繰りひろげられた幾何学的な時間線にかかわる規定ではなくて、主観的な現在における存在のいとなみそれ自体において、それ自体歴史的・時間的存在である自己が、自己自身や世界とどのようにかかわるかに関する、いわば微分係数的な規定として理解されなくてはならない。

もちろん多くの場合には、アンテ・フェストゥム的存在構造は直接に未来への性急な先走りとしてその人の思考様式や行動様式に現れてくる。たとえば多くの分裂病者は「待つ」ということができない。入院患者の場合など、その性急な外泊要求の背後には、単に外泊そのものを切望しているという気持だけではなくて、それが即刻実現しないことへのあせり、未来の不定の時点に対する不信感のようなものの感じとられることが多い。彼らは自己の存在の根拠を現在よりは未来に置いているので、その未来が不確定であることに耐えがたいのであろう。——これとは一見反対のようであるけれども、私の或る患者が《私には未来がわかってしまうのが怖いのです》と言うのも、同じアンテ・フェストゥム構造の現れと見ることができる。この患者は、中学・高校を通じて両親の敷いたレールの上を無批判に進んで一流大学に入学した。すでに入試のころから漠然とした関係念慮と気持のいら立ちに悩んでいて、入学後まもなく世界没落体験を伴う急性病像で分裂病性の精神病に陥った。彼は、自分のこれまでの人生には「自分」というものがなかったという。

彼にとっては、未来が確定しているということが、とりもなおさず自己不在につながっている。自ら設定したものでない自己を未来に実現せねばならぬこと、これが彼の恐怖の源であるようだった。(この例にみられるように、アンテ・フェストゥムという場合の「フェストゥム(祝祭)」は、必ずしも輝かしく喜ばしい充実の場であるとは限らない。たとえば怖るべき死の予感が、アンテ・フェストゥム的に体験されることも多い。)

一方、アンテ・フェストゥム構造が未来志向にではなくてむしろ過去志向に現れている場合も少なくない。すでに前の論文(V章)でも《自分の運命をまちがえた》といって過去を悔む患者の例を挙げて、このことには言及しておいた。アンテ・フェストゥム的な人が過去を悔む場合、ポスト・フェストゥム的な人とは違って過去に完了した事実や行為を悔むのではなくて、過去における可能性実現の選択の失敗を悔んでいるのだといってよいだろう。両方とも、言葉の上では《取り返しのつかないことになった》《取り返しのつかないことをした》という共通の表現をとっても、そこに微妙な、しかし決定的な差異を読みとるのが現象学的な態度というものである。

一般的にいって、ポスト・フェストゥム的な悔みは「現在」の幅を広くとった場合にはそこに含まれうるような比較的近い過去の出来事に向けられるのに反して、アンテ・フェストゥム的な悔みは文字通り過ぎ去って帰らぬ遠い過去に向けられることが多い。この世に生まれてきたこと、この家の子であること、《子供のときに妹を押しのけて母に抱かれたかったのに、それをしなかった》ことなどに対する悔みなどがそれだろう。あるいはまた、こんな形の悔みもある。私の或る女性患者は、私に対して非常に大きな人間的信頼を寄せてくれているにもかかわらず、通院や服薬をいやがっている。病院へ来ること、薬をのむことは、自分が精神病だったという事実をそのたびごとに確認する行為である。彼女は、精神病者としての自分の経歴を、できることなら消してしまいたいのだという。来院をやめれば、薬をのまなくなれば、再発して再入院しなくてはならないだろうことは理屈の上では判りすぎるほど判っているのに、自分の過去を受け入れる行為としての通院と服薬を続けることには気持の上で抵抗がある、と彼女は語っている。アンテ・フェストゥム的な過去志向には、このようにしてつねに人生全体の根本的な変更への願望がこめられている場合が多い。

これに対してポスト・フェストゥム的な過去志向には、自分のたどってきた人生全体の改変という動機は原則的に認められない。そこにみられるのはむしろ、従来の人生航路の基本線に対する肯定的な態度の上に立って、この航路からの逸脱を招いた個々の失策や打撃への悔み、あるいはその回復願望である。さきほど、ポスト・フェストゥム的な悔みは近い過去に向けられると述べたのは、その意味においてであった。だからここでもこの近さを、暦時間的な最近の意味だけに解することは間違っている。現在における人生航路の不本意な逸脱を準備したとみなされる事件に対しては、たとえそれが遠い幼児期のことに属していようとも、ポスト・フェストゥム的な悔みが向けられうるのである。

同様な意味において、ポスト・フェストゥム的な未来志向もアンテ・フェストゥム的なそれとは対蹠的に異なっている。アンテ・フェストゥム的な先走りが現在までに確立されていない自己存在の実現を未来に賭けている反面、それに何の保証も与えないどころか、むしろそれを決定的に不可能にしかねない未来の不確定性を怖れるのに対して、ポスト・フェストゥム的な「取り越し苦労」は、これまでに確立ずみの地位や路線を今後も安全に守り続けようとして将来の計画を立て、現状を危うくするおそれのある未来の不測事を危惧する。アンテ・フェストゥム的な人にとって、未来とはポジティヴな意味でもネガティヴな意味でも未知の可能性の地平であるのに対して、ポスト・フェストゥム的な人の視野の中にある未来は良きにつけ悪しきにつけ「未来完了的」に予定され、計算された事実の地平だということができる。

このような両者の基本的な違いは、窮極的にはその人の自己存在に対するかかわり方の違いに帰着する。さきに、時間が人間存在にとって可能性実現の場であると同時に未済の負課の重荷でもあるという二面性について語っておいたが、これは「時間」そのものの二面性というよりは、絶えず時間とかかわりあっている自己存在の、時間とのかかわり方の二重構造に対応するものと考えるべきだろう。アンテ・フェストゥム的存在構造とポスト・フェストゥム的存在構造との対比は、さしあたっては時間性への着目において見えてくるものではあるにしても、その対比の本質を抉出しようとすれば、どうしても自己の自己性そのものの検討へと議論を進めざるをえなくなる。自己存在そのものに視座を据えた場合に、時間はどのようなものとして見えてくるのか。自己と時間とは本質的にはどのようにかかわりあっているのか。両種の時間構造として取り出されたものは、それぞれどのような自己構造に対応しているのか。そしてそれは、どのような臨床的現実として出現してくるのか。

二　時間と自己

誤解を恐れずに言い切ってしまえば、一般にポスト・フェストゥム的な構造の人は暦や時計など、共同体に共通の時間に忠実であり、「時間に拘束されている」のに対して、アンテ・フェストゥム的な構造の人はそういった時間にはおよそ無頓着であり、時間を超越した生活をしているように見える。前者が自分よりも時間を大切にするのに対して、後の部類の人は時間よりも自分を大切にするといってよい。私はかつて、二年間の外国生活の後に以前勤務していた病院に戻って昔の受持患者と再会したとき、分裂病の患者がまるで昨日会ったばかりの主治医に向かってのように外泊や退院の要求を持ち出して、二年間のブランクも、もはや彼らの主治医ではない筆者の立場も完全に無視した態度を示したことから強い印象を受けたことがある。発病後数年あるいは十数年を経た慢性の分裂病者が、発病前に夢みていた誰かとの結婚やどこかの会社への就職などを、その間の時間の経過や相手側の状況の変化などは一切念頭に置かずに、いつまでも現実的な努力目標として手離さないというような事例は、臨床家ならばだれにも周知のものだろう（中井久夫は、これを「見果てぬ夢」という)。年老いた分裂病者で、年齢をたずねられるといつまでも発病当時の若い年齢を答える人がいるのも、よく知られた臨床的事実である。そして、このようなことはメランコリーあるいは躁鬱病圏の患者や、非分裂病性の妄想患者の場合には、原則としてまず起こりえない。

このような現象は、分裂病の進行に伴う「痴呆化」とか、最近しばしば報告されている分裂病者の「年齢に関する失見当識」とかの個別機能の障碍として理解すべきものではない。その背後には、分裂病特有のアンテ・フェストゥム的存在構造に由来する時間と自己とのきわめて特徴的な関係がひそんでいる。アンテ・フェストゥム的な人は時間よりも自分を重視する。しかし彼が社会生活を現実に営んでいる以上、この偏重には自ずから外的な制約が加わらざるをえない。アンテ・フェストゥム的な人が、ときとして強迫的といえるほど期限や時刻を気にすることがあるというパラドックスは、元来稀薄な時間意識に対する過代償に由来するものだろう。この種の人が何年間も精神病院に入院して社会生活から遠ざかっている場合、客観的な時間の経過に無頓着となるのは、いっこうに不思議なことではない。こういった人たちにとっては、時間は自己の成熟と確立と実現のためのみにある。自己が自己であることと無関係な多くの第三者を含む共同体の共通項としての時刻的時間への配慮は、自己の自明性が安全に保たれている限りにおいてのみ可能である。この前提がない場合には、時間は自己の存在根拠の確保の努力に決定的に従属する。内的な時熟としての時間が、外的な経過としての時間に対して圧倒的な優位を占める。ここでは時間は自己の動向そのものでしかない。

ポスト・フェストゥム的な人が暦時間や時刻を重視し、自分の行動をそれに合わせるために、ときには不可能とすら思われるほどの努力を惜しまないのは、そういった時間が共同体の共通項だということからくる強い拘束性のためである。ポスト・フェストゥム的な人は――この関連については別個に立ち入った考察が必要であるが――自己の存立の根拠を共同体成員間の役割交換の有効性に見出している。互に夫であったり妻であったりとか、上司であったり部下であったりとかの役割交換は、もちろん共同体の共通項に十分な顧慮を払うことを前提としなければ成立しない。或る意味では彼らの「自己」すらも、そういった「共通項」の性格を帯びて外化されている。共有の時間と無縁な自己自身の時熟といえるようなものを、彼らは持ちえない。「時熟」というに値する契機があるとしても、それはあくまで共同時間に歩調を合わせた形のものでしかない。ここでは内的な自己の時熟が、外的な時間に合わせて裁断されることになる。

ここで問題は、外的な時間あるいは共同体が共有する時間と、内的な時間あるいは自己の時熟としての時間との対比にしぼられてくる。外的な時間といっても、物理学が問題にするような理論的な時間ないしは宇宙的な時間のようなものは、われわれの考察から外しておいて差し支えないだろう。われわれはえてして、天体の運行や時計の針の動きによって示される時間は（少なくとも近似的には）完全に客観的に絶対時間のようなものだと考えがちであるけれども、精神病理学にとっての唯一の関連枠である日常の生活世界においてものを考える限り、それは正しくない。天体の運行や地球の自転、公転による規則的な変化とか時計の針の動きとかによって目盛られている時間がわれわれにとって意味をもつのは、なにはともあれ、まずは共同体内部での共同生活と共同思考・共同体験を可能にする共通の約束事としてなのであって、それは共同体成員のメンバーシップあるいは役割確保の資格と不可分の関係にある。一月一日という日に対して個々の人がどのような意識をもつかはその人の自由であるとはいうものの、特定の共同体の中で役割的な地位を保とうとする人にとっては、この自由は現実に大幅に制約されている。第二次大戦下の戦時共同体においては、十二月八日（開戦の日）という日が特別な共同体意識と結びついていて、その日に着る服装や、学校や職場へ持っていく弁当の内容までをも規定していた。テレンバッハは、クリスマスの準備に関連して発病するメランコリーが非常に多いという。これは単に個人的な責任意識や過労の問題ではないだろう。メランコリーの病因論に深く喰い込んだ、共同体内部での役割同一性の意識という観点から切り離して、この事実を的確に理解することは不可能なのではないだろうか。時計の時間についても同じことがいえる。約束した待ち合わせの時間、家庭内での食事の時間、官庁などでの勤務時間や休憩時間などに対してどのような態度をとるかは、そのつどの共同体の成員としての資格に直接かかわってくる。暦時間とか時計時間とかいわれるものは、けっして無味乾燥な無名の客観的時間ではない。それは共同体意識と密接不可分な関係にある。子供は時計を読めるようになって、はじめて大人の生活への自主的な参加が許されるようになる。時計の読み方の習得は、単なる知的教材にとどまらず、子供の社会化の重要な一段階を形成しているといえるだろう。

しかしこのような共同体時間は、なんといっても自己存在にとって外的な枠組、外的な規準であることに変わりはない。ポスト・フェストゥム的な人は、この外的な共同体時間に自己の時熟を合致させるという仕方で、これを最大限に内面化している。この合致がうまくいっている限り、この種の人は《他から確実人として信頼され、模範青年、模範社員、模範軍人などとほめられている種の人》（下田）であることができる。しかしひとたびこの合致に齟齬を来すと、そこに外的共同体規範からの回復不可能なおくれが意識され、共同体時間が巨大な負い目となって自己にのしかかってくるという「レマネンツ状況」（テレンバッハ）が形成されることになる。

アンテ・フェストゥム的構造の人にとっては、共同体共有の時間規範に自己実現の営みを適合させるというこの努力ほど無縁なものはない。彼らにとっては暦の月日や時計の時刻は、自己存在の成否を賭した内面生活に対する（できれば、無視するにこしたことはないような）外的な制約であるにすぎない。彼らにとって、真の本来的な時間は自己の内面生活に由来する内部発生的な時間である。しかしそれは、単にふつうにいわれている「客観時間」に対する「主観時間」、「世界時間」に対する「自我時間」の意味ではない。ふつうにいわれている「主観時間」や「自我時間」では、時間は依然として経過するもの、流れるもの、したがってときには停滞するものとしてとらえられ、「客観時間」や「世界時間」

とくらべて遅すぎたり速すぎたりするものとして表象されている。恋人とのデイトの待ち合わせをしているときには時間がいつまでたっても来ないように感じるし、デイトの最中の時間はあまりにも速く過ぎてしまう。このような「主観時間」は、結局のところ個人の意識状態や内的欲求に左右された「客観時間」についての知覚の歪みにすぎないものであって、満腹時にビフテキがまずく見える類の錯覚とそれほど違わない。つまり、「主観時間」とか「自我時間」とかいっても、それはやはり自己外在的な時計時間との関連においていわれていることに変わりはない。

アンテ・フェストゥム的構造における本来的、内部発生的な時間とは、このような「主観時間」のことではない。それはむしろ、いっさいの外的な時間経過とは無関係に、自己存在の本質的構造そのものから不断に生み出されている時間であり、日常的理解における「経過する時間」のイメージとはおよそかけはなれたものであるために「時間」の名称が用いにくいにもかかわらず、人間存在にとってそもそも時間といわれるような現象を可能にする根源的な根拠として、勝れた意味において「原時間」とでも呼ぶべきであるような時間である。以下われわれは、この「原時間」が自己存在のどのような契機と関係しているのか、アンテ・フェストゥム的存在構造の破綻としての分裂病においてこの「原時間」はどのような変化を蒙るのかを見ておかなくてはならない。

三　差異としての自己

自己は窮極的には一つの自己同一的なるものとして体験される限りにおいてのみ自己の名に値するのであって、そうである以上、自己を「同一性」としてとらえることは体験心理学的には正しい。しかし、体験において自己同一的なものが体験以前の超越論的構造においても自己同一的であるとは必ずしもいえない。

キルケゴールは、『死にいたる病』の冒頭に次のような有名な、しかし難解な文章を置いている。《人間は精神である。精神とは何であるか。精神とは自己である。自己とは何であるか。自己とはそれ自身にかかわる一つの関係である。いいかえれば自己は、関係がそれ自身にかかわるという関係のうちにある。自己は単純に関係なのではなくて、関係がそれ自身にかかわるということである。人間は無限と有限、時間と永遠、自由と必然の綜合である。人間とは要するに一つの綜合であり、綜合とは二つのもののあいだの関係である。このような観点から見られた場合、人間はまだ自己ではない。二つのもののあいだの関係では、関係はネガティヴな統一としての第三者であって、この二つのものはこの関係にかかわり、しかもこの関係の中でこの関係にかかわっている。たとえばこころの規定においては、こころとからだのあいだの関係がそのような一つの関係となる。これに反して関係がそれ自身とかかわる場合には、この関係はポジティヴな第三者となる。そしてこのような関係が自己である》(Sören Kierkegaard : Die Krankheit zum Tode und anderes. Jacob Hegner, Köln und Ölten, 1956. 所収の Walter Rest の独訳による。傍点筆者)。

自己とは、それ自身にかかわる一つの関係である。しかも、それは単に二つのもののあいだの関係ではなく、関係が関係それ自身にかかわっているような関係 (Verhältnis, daß das Verhältnis zu sich selbst verhält) である。ここでは、単純な「自己同一性」はいかなる形においても問題となりえない。関係は差異を前提としている。単なる二つのものの関係では、差異もまた二つのもののあいだの差異にすぎない。それは固定した、静止的な差異である。しかし、関係が関係それ自身と関係するような関係においては、差異も差異それ自身とのあいだの差異として示されるのでなくてはならない。ここでは差異は動的な差異、自己自身との差異として現れてくる。自己が真の意味で自己であるための根拠は、それが差異を、それもそれ自身との差異であるような差異を含むということにある。自己とは、それ自身と同一ならざるものとしてのみ、自己でありうる。体験のレヴェルにおける同一性は、体験以前の構造レヴェルにおける差異に深く根差している。

これと同じ差異が、サルトルにおける対自としての意識の構造にも入りこんでいる。事物の即自存在が完全な自己同一においてそれ自体で充実しているのに対して、意識はその対自性において《それがそれであらぬところのものであり、それであるところのものであらぬ》(松浪信三郎訳『存在と無』I、人文書院、二〇八頁)という自己との非同一をその本質としている。《自己とは、それ自身との一致であらぬ一つのありかたであり、「同」を

「一」として立てることによって「同」から脱れ出る一つのありかたであり、要するに、いささかの差別もない絶対的凝集としての「同」と、多様な綜合としての「一」とのあいだの、つねに安定することのない平衡状態にある一つのありかたである。それを、われわれは、「自己への現前」présence à soi と呼ぶことにしよう。意識の存在論的根拠としての、対自 pour-soi の存在法則は、「自己への現前」というかたちのもとにおいて対自が対自自身であることである》(同二一五頁)。対自と呼ばれる自己への現前は、《定かならぬ裂けめが存在のなかに忍びこんでいることを前提としている》(同二一六頁)。《対自は、対自が自己であるためにそれと一致すべきであるところのそのものの現前によって、つきまとわれている。けれども「自己」になるこの一致は、また「自己」との一致であるから、対自が「自己」となるときに同化するべき存在として、対自に欠けている分は、やはり対自である》(同二六六頁)。

対自は、対自それ自身との差異を、存在の内奥における定かならぬ裂けめとして持ちこたえることによってのみ、それ自身との一致でありえぬものとしての自己でありうる。ここでもやはり、自己とは自己自身との関係であり、自己自身との差異である。

自己が自己自身との関係であり、差異であるという場合、「自己」ということばでなにか二種類の別々のものを考えて、その二つの互に異なった自己のあいだの関係や差異として理解したのでは、真相はまったくおおい隠されてしまうだろう。主観的自我と客観的自我、精神的自己と身体的自己、内的自己と外的自己といった並列的な対置は、事態を平板化してしまう以外のなにものでもない。このような二項的対置の中で、その関係や差異こそが自己であるといおうとすれば、どうしてもそこに第三の中間項としての「自己そのもの」を立てなくてはならなくなるし、この「関係としての自己」を絶対化し、ある意味で実体化すると、それは再び動きのない同一性を獲得してしまうことになる。そうするとこんどは、この硬化から免れるために、この「関係」として絶対化された「自己」との関係や差異を考えて、それをあらたに「自己」とみなさなくてはならなくなって、ここに悪しき無限後退の背理が出現してこざるをえない。

この種の危険は、実はハイデッガーの有名な「存在論的差異」(ontologische Differenz) の構想にも含まれている。ハイデッガーは、われわれを取り巻いているさまざまな事物の存在 (Sein des Seienden) と、それとは次元を異にする「あるということ」それ自体としての「存在そのもの」(Sein als solches) とのあいだに明確な差異を見てとることを、彼の存在論的思索の出発点とした。この存在論的差異は、われわれの当面の問題とも深いつながりをもっている。というのは、われわれが「自己」を一個の実体的な同一性としてとらえる限り、それは内世界的な諸事物と同列に並べられうるような存在者であり、一方「あるということ」は——なにか「がある」という形でも、AがB「である」という形でも——自己自身を含むそういった諸事物に対してわれわれ自身のとる関わり、あるいはわれわれ自身の存在のいとなみそのものを表しているのであって、その限りにおいて存在論的差異は、自己の自己自身との関係ないしは差異に還元されるべきものだからである。ハイデッガーにとってこの存在論的差異は、われわれの現存在の根底に深くくい込んでいる無の無化作用（Nichtung des Nichts）によって可能となる差異であった。《無とは、存在者が存在者として、人間の現存在にとって顕示的であることを可能ならしめることである》（"Was ist Metaphysik?" S. 35）。のちにはハイデッガーは、この差異を表すために、「存在」（Sein）の古い形である Seyn の語を用いたり（"Vom Wesen der Wahrheit." S. 26）、Sein の語に×印をつけて Sein と書いたり（"Zur Seinsfrage"）するようにもなる。彼はそれによって、ふつうの意味の「あるということ」をさらに深く根拠づけている「なにか」を言い表そうとしたのである。しかし、「存在者の存在」と「あるということそれ自体」との差異として、さらにいま一つの「なにか」を考えることは、果たして必要なことなのだろうか。これは、自己と自己との関係それ自身をもう一つの自己として考えるというのと同じアポリアに導く考え方ではないのか。

この困難は、この存在論的差異の根底に「無化する無」を置いてみてもそれほど変わらないのではないか。サルトルはハイデッガーよりもより表明的に、「自己自身との裂けめ」を無として規定している。《内部意識的な裂けめは、それが否定するところのものの外においては、何ものでもないものであり、われわれがそれを見ないかぎりにおいてしか、存在をもつことができない。存在の無であるこの否定的なもの、何もかも一切を無化することのできるこの否定的なもの、それが無 néant なのである》（前掲書二一七頁）。しかし、果たして無が自己自身との裂け目、自己自身との存在論的差異の根拠なのであろうか。無が自己存在の根拠であるとしたら、そのような無はいったいどこからやって来て自己を根拠づけるのだろう。むしろ無は、自己存在の根拠への自覚とともに、自覚の真只中ではじめて生まれ出るものではないのか。無が自己自身との差異を生むのではなくて、逆にかえってこの差異こそが、自己自身との関係において無を産出するのではないだろうか。だからこそ、対自存在のみが無にさらされていて、即自存在はまったき存在の充実だということになるのではあるまいか。

ベルグソン哲学を徹底的な差異の哲学として理解しようとしたドゥルーズは、ベルグソンの思想を一貫して流れているライトモティーフとして、「持続」と「空間」とのあいだの本性上の差異を取り出している。ベルグソン独特の多くの二元論、たとえば質と量、異質と同質、連続と非連続、二つの多様性、記憶と物質、回想と知覚、収縮と弛緩、本能と知性、道徳や宗教の二つの源泉などの両項の間の差異は、すべてこの持続と空間との間の基本的な差異に帰着させることができる。ところがこの持続と空間の差異は、ふつうに考えられているように二つのもののあいだの、あるいは二つの互いに対等な項目のあいだの「平面的」な差異ではない。《持続はいっさいの本性上の差異をすべて自前で引き受けようとする「傾向」をもち（なぜなら持続はそれ自身と質的に異なりうるという能力を与えられているから）、一方空間は（量的な等質性として）程度の差異しか示さない。このような持続と空間とのあいだに区別が立てられるのであるから、こうして区別されたおのおのの部分間に本性上の差異があるのではなくて、本性上の差異はまったく、一方の側のみにある》

(Deleuze, G.: Le Bergsonisme. PUF, Paris, 1968, p. 23)。

このような差異のとらえ方は、二重の意味でわれわれにとって重要である。まず第一にここで本性上の差異を一手に引き受けていて、自己自身との本性上の差異として示されているる持続が、自己および時間との関連において、われわれの当面の問題に対する大きな鍵を提供してくれるからである。しかし、この点に関しては次項であらためて考えることにしよう。この考え方がわれわれにとって重要である第二の理由は、ここでは二つの対等な項のあいだの差異が問題になっているのではなく、完全に不平等な差異関係が、つまり差異を生み出す側と生み出された差異によって差別される側とのあいだの、きわめて不安定だが決定的で解決不可能な差異が問題になっているためである。いっさいの内面的なものの源泉としての持続と、いっさいの外面的なものの座標としての空間とは、本性的に相異なっている。なんらかの差異が二つのものを別けへだてているのではない。差異が存するのは持続の側、内面性の側のみであって、空間の側、外面性の側は、差異をもたないということによってこの差異に関与している。あるいはむしろ、差異のいとなみに関与しないということによってこの差異から差別されている。二つの項のあいだに差異があるのではなくて、この差異をになっているあいだは一方の側のみに内在している。それはあいだをはさむ両項の差異ではなくて、あいだであるものとあいだでないものとの差異、差異それ自身であるものとそうではないものとの差異である。

右に、持続は自己や時間にかかわっていると書いた。この内容的な問題の考察は次項にまわすとして、純粋に形式的な観点だけからみても、このような不平等で非対称の差異関係は、関係の自己関係としての自己、差異の自己差異としての自己のイメージとして理想的なモデルとなりうるように思われる。自己が自己自身との差異であるという場合、われわれはこれを二つの自己のあいだの差異としてではなく、一方ではそれ自体差異であり、差異を不断に生み出し続け、同時に差異として生み出され続けている自己、いわば対自としての持続における自己と、他方ではこの差異的自己の差異化のいとなみからそのつど析出されている自己、いわば疎外され外化された自己とのあいだの、不平等で非対称な差異として理解していかなければならない。

私が従来、こと的・述語的なはたらきとしてのノエシス的自己と、もの的・主語的な実体としてのノエマ的自己として区別してきた自己の二相は、実はこのような非対称的差異を形成するものであった。ノエシス的自己とノエマ的自己とのあいだには、対等の差異は存在しない。この両者は、そもそも対等の立場で対置されうるようなものではない。ノエシス的自己とは、本来それだけではまだ「自己」とはいいえないような、個別化以前・自己以前の根源的で無限定な自発性であり、「みずから」と「おのずから」がそこから分離・差別されて出てくる源泉としての純粋自然の純粋述語的なはたらきである。それはふつうの意味での自己意識のみならず、広くわれわれの経験のすべてにわたって、その自発的能動性の無限に深い源泉としてはたらいている。われわれがだれかに向かって腹を立てるのも、花を見て美しいと思うのも、我を忘れてなにかに熱中しているのも、すべてノエシス的自己のはたらきである。これに対してもう一方のノエマ的自己は、このノエシス的なはたらきが特に「自己」の自覚へと向けられたときに、そのつどそこから析出してくる主語的なものとしての自己である。それはほとんどの場合、自己の身体と不可分に密着した意識の所有者、行動の主体としての「他ならざるもの」としての自己である。つまりそれは、有限な身体、有限な意識によって限定された有限な個別的自己である。そして、本来無限定なノエシス的自発性は、有限なノエマ的自己を（一般には認識対象としてのノエマ的客体を）みずからの相関者として析出することによって、またこの析出によってのみ、ノエシス的自己として自己自身を限定する。

自己の自覚ということは、ノエシス的自己の自己限定ということである。そしてこの自己限定は、それ自身との差異の相関者としてのノエマ的客体を産出する差異化のいとなみによってなされる。自己が自己であるというのは、この自己限定が行なわれているということと同義であり、この自己限定はノエシス的な差異化のはたらきである。ノエシス的自己がノエシス的自己でありうるためにはノエマ的客体を通じての自己限定が必要であるが、このノエマ的客体はそれ自体ノエシス的自己の差異化の産物である。こうして自己とは、差異がみずからに固有の差異化のはたらきによって生産した差異の相関者を通じて、差異自身が自己自身を限定するという動的な過程のことである。キルケゴールが自己を「関係がそれ自身にかかわる関係」と考えたのは、この意味においてであったに違いない。

四　差異としての時間

自己とは、ノエシス的な差異化のいとなみが、それ自身との差異の相関者としてのノエマ的客体を産出し、逆にこのノエマ的客体を媒介としてそれ自身をノエシス的自己として自己限定するという、差異の動的構造のことである。（このノエマ的客体とは、一般的にいえば認識対象のことであり、特に自己意識が問題となる場合には、客体的なノエマ的自己のことだということになる。）

さて、自己の根拠はあくまでもノエシス的な差異化のはたらきにある。ところでこのはたらきは、ノエマ的客体を通じての自己限定が行なわれる以前、自己の自覚が成立する以前にはどうなっているのかというと、それは前にも少し触れたように、「みずから」と「おのずから」がそこから分離され区別されてくる以前の、いわば純粋な自然の源泉的自発性のようなものだと考えられる。あるいはそれは、ベルグソンの用語を借りていえば、宇宙に遍在するいっさいの生命活動の原動力としての「生の躍動《エラン・ヴィタール》」のことであり、また個人の意識の根底にあってそれに変化を与えている「純粋持続《デュレー・ピュール》」のことだといってもよい。このような純粋な自発性が自己の根拠であり、自己の純粋状態ともいえるものであるけれども、それが「自己」の形をとってわれわれに経験されるようになるためには、ノエマ的客体ないしノエマ的自己からの触発をうけての自己限定が必要である。この触発がノエシス的自発性の差異化のいとなみを顕在化させて、ノエシス的自己とノエマ的自己との「存在論的差異」を生じさせるのだといってよい。ただここで注意しておかなくてはならないのは、ノエマ的客体、ノエマ的自己からの触発といっても、そういったノエマはけっして外部の「物自体」のようなものからやってくるのではなくて、あくまでもノエシス的自発性それ自身によって生み出され、構成されたものだということである。したがってこの触発は、ノエシス的自己にとっては単なる受容性を意味するのではなく、それ自体がその自発性のいとなみに含まれている。

　ところで、このように受容的（感受的）であると同時に創造的（自発的）であるような「形成の能力」こそ、ハイデッガーがカントの『純粋理性批判』第一版におけるもっとも重要な思想として取り出している「超越論的構想力」（transzendentale Einbildungskraft）に固有のものであった。カントによると《認識がどのような仕方で、またどのような媒介を通じて対象と関係するとしても、認識が対象と直接に関係するための通路、またすべての思考が媒介として要求するものは直観である》（K. r. V., A 19, B 33）。認識することは、第一次的には直観することである。人間の直観は有限であるから、その本質上、直観されうるものによって触発されなくてはならない。しかしこのような受容的な認識は、その可能性の根拠として、対象から触発なしにはたらくある意味で創造的な純粋直観を必要としている。このような純粋直観としてカントは空間と時間を取り出しているが、空間が単に外官の認識にかかわるのみであるのに対して、時間はすべての現象一般のアプリオリな形式的制約であるゆえに、空間に対して明確な優位をもっている。ところで、認識は直観のみによってはなされえない。直観されたものは、純粋悟性概念すなわち想念《ノツイオーン》によって秩序づけられ、統一へともたらされなくてはならない。こうして、純粋直観としての時間と、純粋思惟において思惟されるものとしての想念とが認識の純粋な要素として取り出される。そして、この純粋直観と純粋思惟との本質統一を形成し、われわれの認識の可能性の基礎をなすものが、超越論的構想力なのである。

このようにして、超越論的構想力は純粋直観（感性）と純粋思惟（悟性）を統一するものであるが、カントはあるときには感性と悟性という《人間の認識の二つの幹》が《恐らく一つの共通の、われわれには未知の根》から生じるといい（K. r. V., A 15, B 25）、第一版の別の箇所では構想力を純粋感性と純粋悟性とに並べて、《認識の三つの主要な源泉》（A 115）について語っている。この論理的な不整合が『純粋理性』批判の改訂第二版において超越論的構想力の重要性を大幅に後退させる一因となったであろうことは、容易に考えられる。この点に関してハイデッガーは、二つの幹の「未知の共通の根」こそ超越論的構想力そのものにほかならないと考え（Heidegger, "Kant und das Problem der Metaphysik" S. 126f）、しかも超越論的構想力を決定的に純粋直観の側に近づけて解釈している（*ibid.* § 28, 29）。《というのは、構想力は直観の能力、つまり受容性でもあるのだし、あるいは構想力こそ受容性にほかならないからである。そしてそれは、自発性であることに加えて受容性でもあるというだけではなく、受容性と自発性との根源的な、そして後から合成されたものではないような統一である。……純粋直観は純粋な自発的受容性として、その本質を超越論的構想力のうちにもっている》(*ibid.* S. 140)。超越論的構想力が純粋直観と純粋思惟という二つの幹の共通の根であり、しかもそれ自体純粋直観の本質を宿しているというハイデッガーの解釈は、われわれが前に見ておいた持続と空間、あるいはノエシス的自己とノエマ的自己とのあいだの不平等で非対称な差異の構図を思い起こさせないであろうか。ハイデッガー自身は表明的に語っていないことであるけれども、純粋直観によって直観されるものと純粋思惟によって思惟されるものとのあいだには彼自身のいう存在論的差異が考えられ、超越論的構想力はこの差異そのものの場所としての、いわば「高次」の「あるということそれ自体」に対応するのではないだろうか。

純粋直観は、もっとも基礎的な意味においては時間であった。したがって、純粋直観の根源としての超越論的構想力は、それ自身から時間を発源させるものであり、そのようなものとして「根源的時間」(*ibid.* S. 160) である。《時間は〔今、今、今……の〕継起の形観を経験に先立ってまず自分自身のうちから作り出し、しかも創造的受容としてこの形観を自分自身に向けて対置する (auf sich zu-halten) かぎりにおいてのみ純粋直観でありうる。》《こうして時間の本質は、経験に先立つ純粋な自己触発にある。》時間が純粋な自己触発であるということは、それがなにか客体的に存在する「自己」といったものを触発するということではない。それはむしろ、《自己自身に関わるというようなことの本質をなしている》という意味である。ところが自己として関わられうるということが有限な主観の本質に属している以上、《純粋自己触発としての時間は主観性、つまり自己性の本質構造を形成する》ものである。《純粋自己触発としての時間は、有限な自己性の根源を形成し、それによって自己は自己意識といったものとなりうる》（*ibid.* S. 171f）。

ハイデッガーがここで言おうとしていることを、われわれ自身の文脈に置きかえてみると、次のようなことになるだろう。ノエシス的自発性はみずからの産出するノエマ的自己によって触発されて、ノエシス的自己として自己自身を限定するが、この差異の自己限定が根源的な時間を生み出す原構造ともなる。われわれにとって時間というようなものがそもそも可能になるのは、われわれの存在がこのようにして差異の自己限定という構造をもっているからである。この構造において、ノエシス的差異は自己自身を差異化してノエマ的客体を「自分自身に向けて対置する」（auf sich zu-halten）。そしてこのことによって差異は、自分自身にかかわる関係となり、「自分自身へと到来する」（auf sich zu-kommen)。この自分自身への到来の内的な動きが、時間と呼ばれる事態の存在論的根源なのである。自己自身との差異から時間が発源する。そしてこうして発源した時間は、本質的に自己到来的（auf sich zu-kommend）であり、将来的・未来的（zukünftig）である。つまりそれは、その出自の様態からすでにアンテ・フェストゥム的であるような時間だということになる。

前項で残しておいた問題、つまりベルグソンのいう持続と時間および自己との関連についての問題も、実質的にはこれでほとんど論じつくされたことになる。ドゥルーズが明確に取り出しているように、持続とはそれ自身に対する差異であり、内的差異（différence interne）である。持続はそのようなものとして、自分がそれとのあいだに差異を生ずるもの、つまり「他の半分」の秘密をも自分自身のうちに含んでいる。《持続が自己との間に差異を生ずるとすれば、持続がそれと差異をもつに到ったもとのそのものも、やはり、或る仕方で持続に属している》（ジル・ドゥルーズ「ベルクソンにおける差異の概念」、平井啓之訳、現代思想、四―八、一九七六、五五頁）。ベルグソンにおける持続の概念が、時間の純粋な姿を名付けているものであることはいうまでもない。そして差異であるところの持続は、《人間とともにまたただ人間とともにだけ……意識的なものとなり自己意識にまで高まる》（同五七―五八頁）。意識は差異の差異化の場所である。意識の差異化の作用によって、持続はそれ自身との内的差異へと展開され、自己意識として実現される。意識の光に照らされて、時間が自己としてみずからを示す。ベルグソンは「自己」の主題については多くを語っていないけれども、内的差異としての持続という考えはわれわれの課題にも多くの示唆を与えてくれる。少なくともわれわれはそこから、時間とは空間内における物の変化や移動を通じて外部的に与えられるものではなく、生命活動そのものの自己示現として意識に直接内部的に与えられる一種のはたらきであり、しかもそれ自身とのあいだに絶えず内的差異を形成しつづけるはたらきであることを学ぶことができる。精神病理学、ことに自己の自己自身との関係の病態としての分裂病の精神病理学が時間を主題的に扱う場合に出発点としなければならないのは、まさにこの意味での内的差異としての時間をおいて他にない。

五　分裂病者における自己と時間

分裂病は自己と他者との関係の病態であり、窮極的には自己の自己自身との関係の病態である。自己が自己を自己として他者の主体から分離して個別化するという、自己存在にとって基本的な契機が、分裂病者においては深刻な危機に瀕している。これを自己同一性の危機と呼んでも、あながち誤っているとはいえないだろう。しかしそれはやはり皮相な見方である。自己というものは、最初から自己同一性として与えられているのではない。自己同一性が危機に瀕し、ときには失われて、自己が他者性をおびたり他者が自己性をおびたりしうるのも、結果としてそうなっているまでのことであって、ここからただちに分裂病の基本的病態が同一性の解体や自己の分裂にあるということはできない。

これまで見てきたように、自己はその本質構造において自己自身との関係であり、自己自身との差異である。同一性ではなくて差異が自己の自己性の根拠となっている。しかもこの差異は、二つの相対的に相異なったもののあいだの平面的な差異ではなくて、一方が他方を絶対的に差別するという不平等な上下関係をもった立体的な差異である。そこには差異構造を全面的に独占し、その存在がそのまま差異化のはたらきであるような自己と、この差異構造からそのつど差異化されて、差別される側として生み出される自己とのあいだの差異がある。前者はわれわれがこれまでノエシス的自己と呼んできた自己であり、後者はそのつどのノエマ的自己と考えてよい。

ノエシス的自己の本質は、その自他未分離の純粋な自発性にある。分裂病者においても、このノエシス的自発性それ自体のはたらきは原則として保たれている。しかし、このノエシス的自発性がノエシス的自己へと限定されるためには、差異のもう一方の側であるノエマ的自己によって触発されなくてはならない。だからこの自発性は、自己として限定される限りにおいては受容的な自発性である。分裂病の基本的障碍は、このノエシス的自発性のノエシス的自己への限定に関わっているように思われる。つまりそこでは、ノエマ的自己による触発と限定が十分に機能していない。分裂病を個別化の障碍、同一性の障碍と見るならば、この障碍の「原因」はノエマ的自己の機能不全にあるということができる。しかし、ノエマ的自己というものはすでにあらかじめ与えられているものではなく、ノエシス的自発性に固有の差異化の構造から、ノエマ的客体ないしノエマ的他者と同時的に分化形成されるものであるから、「ノエマ的自己の機能不全」はそれ自体、ノエシス的自発性の差異化が十分に実現されなかったことに由来している。

ノエシス的自発性の差異化のはたらき、ノエマ的自己の形成、ノエシス的自己の自己限定といった一連のいとなみは、幼児期から思春期に至る十数年間の歴史において、次第に複雑さを増す対人関係の中で、徐々に訓練され習得されるものである。分裂病の一次的な原因が遺伝素因にあるにせよ、家族内対人関係にあるにせよ、分裂病者がこの自己限定のプロセスにおいて重大なハンディキャップを負うた人であることに変わりはない。

ノエシス的自己は、その内的差異の構造において、時間というごときものの成立の存在論的源泉である。時間は外界の事物の変化や移動によって与えられるものではない。われわれがそういった変化や移動に「時間」を読み込み、それに「時間」の性格を与えるのはわれわれ自身の存在構造が時間の原形態を絶えず産出し続けているからである。この時間の原形態はノエシス的自己の自己限定と深くかかわっていて、ノエシス的自己がノエマ的自己を「自己自身へ向けて対置し」(auf sich zu-halten)、それによって「自己自身へと到来する」(auf sich zu-kommen) という根源的な動きから発源してくるものであり、したがって本質的に未来志向的 (zukünftig) な性格を——つまりわれわれが「アンテ・フェストゥム的」と呼ぶ性格を——おびている。

分裂病者においては、ノエシス的自己の自己限定が不十分な仕方でしか機能していない。患者はつねに、多かれ少なかれ不自然な形で、より確固としたノエマ的自己を「自己自身へ向けて対置」し、「自己自身へと到来」することによって自己の個別化を確保しようとする努力を強いられる。このような努力から、未来志向的でアンテ・フェストゥム的な時間構造が尖鋭化した形で発源してくることは、容易に考えられる。分裂病者ならずとも、一般に思春期心性に固有の時間構造はアンテ・フェストゥム的である。思春期の青年はすべて、未来へと先走った思想に走る傾向をもっている。これは、思春期という時期にノエシス的自己が急激に活動を開始して、ノエマ的自己による自己限定が相対的に弱まるために、自己志向的・未来志向的な努力がことさらに必要になるからだろう。分裂病者ではこの傾向が極端に顕著となって、病的な形態をとったにすぎないと考えられる。

このように考えれば、われわれが多くの分裂病者に見出す性急な未来志向や予感的な怖れ、一般的に事前的な先走りとしてまとめることのできる態度や経験の特性も、その底に想定できるアンテ・フェストゥム的な時間構造も、ともに分裂病に罹患した結果生じた二次的ないしは上部構造的な現象ではなくて、分裂病の人間学的本態である自己の個別化の障碍、自己の自己限定の障碍と本質的に関連した基本的病態とその現われである。

以上私は、私が最近何回か論じてきた二つの問題、つまり分裂病固有のアンテ・フェストゥム的時間構造の問題と、分裂病を内的差異の病態として考えるという問題とを、その本質的等根源性において関係づけてみた。その結論は右に見るようにきわめて単純なものである。しかしこのような単純な結論が単なる思いつきの段階を超えて、学問的検証に耐えうる一つの理論として基礎づけられるためには、深い哲学的な掘り下げが必要である。本論文が当初の予想以上に晦渋な哲学的表現をとらざるをえなかったのは、筆者の整理能力の拙さもさることながら、一部は課題そのものの要請に由来することでもあったと思う。

Ⅶ 精神医学と現象学 （一九八〇）

一 精神医学における現象学的方法の特殊性

1 精神医学における現象学的地平

哲学の一分野としての現象学と精神医学における現象学的方法との間には見逃しえない本質的な差違がある。哲学的現象学にもさまざまな立場があって、それぞれその観点や対象領域の捉えかたを異にしている点については、本講座（『講座・現象学』）を通覧すればおのずと明らかだろう。しかしいかに立場は異っても、哲学的現象学全体には共通の一つの前提がある。それは、そこで問われているのが第一次的には問うその人自身の——ハイデッガー的に言えば「そのつど私自身的」（jemeinig）な——問題だということである。フッサールのように意識の志向性を問題にするにしても、ハイデッガーのように現存在の「現《ダー》」における存在の露呈を問題にするにしても、この意識や現存在はさしあたってまずはフッサールその人自身、ハイデッガーその人自身に対して直接無媒介的に開かれ、与えられているものでなくてはならない。要するにフッサールはフッサール自身の、ハイデッガーはハイデッガー自身の本源的な経験を出発点にして――いわばそれをモデルにして――普遍妥当性（と彼らによってみなされるもの）をおびた現象学的理論を樹立したわけである。

精神医学的現象学はこの点において哲学的現象学からはっきり一線を画している。精神科医が精神医学的な諸問題を現象学的に問う場合、彼が第一次的に眼を向けるのはけっして彼自身の意識や彼自身の現存在にではない。彼が問おうとしているのはなによりもまず、彼自身にとっては他者である精神病者のうちに生じている病的事態であり、またそのような病的事態の生起している場所としての病者の意識、ないしはその病的事態を生起せしめている病者の現存在のあり方である。

この差違は、従来主題的に考察の対象とされたことがまったくなかった。これは不思議なことである。というのは、これは単に両者の対象領域の差違というだけにとどまらず、学としての現象学的精神医学の成立の根拠そのものにかかわる重大な差違であって、これを不問に付すならば、精神医学における現象学的方法は単に哲学的現象学者の考案した気のきいた表現を借用してきて文章を飾るだけのレトリックにすぎないか、たかだか哲学的現象学の成果を精神病者の世界に適用してみる皮相な応用哲学程度のものになりさがってしまうだろうからである。

周知のように、現象学の方法をはじめて、精神病理学に導入したヤスパース（Jaspers,

K.）にとって《現象学の課題は、患者が現実に体験する精神状態をまざまざとわれわれの心に描き出し（uns anschaulich zu vergegenwärtigen）、近縁の関係に従って考察し、できるだけ鋭く限定し、区別し、厳格な術語で名をつけること[1]》であった。そこで当然、《そのためにはことに患者の自己描写が役立ち、われわれは親しく談話を交すことにおいて（in der persönlichen Unterhaltung）これを引き出し、探り、最も完全に最も明瞭に形づくることができる。文字に書かれた、患者自身が整えた形の自己描写は、しばしば内容的には一層豊富であるかわりに、ただそのまま受け取っておくよりしかたがないものである[2]》（傍点筆者）。

スピーゲルバーグ（Spiegelberg, H.）も指摘しているように[3]、現象学に対するヤスパースの態度は、はなはだしく曖昧であった。《フッサールはこの言葉をはじめ意識現象の「記述的心理学」に対して用いたが——この意味でこれはわれわれのしらべるものにあてはまる——後にはしかし「本質諦観」に対して用いた。われわれはここでこれを行うのではない。現象学はわれわれにとっては経験的処置であって、患者からの報告という事実によってのみ行われる》（ヤスパース[4]）。ヤスパースにとって重要だったのは、病者の体験内容ないし精神状態をいっさいの先入見を離れて「事柄それ自体への」（Zu den Sachen selbst）着目において記録するということのみであった。この点において彼の立場は、完成したフッサール現象学の根幹をなす形相的および超越論的還元の概念や、ビンスヴァンガー（Binswanger, L.）以後の精神病理学を実り豊かなものにしている現存在とか世界内存在とかの概念とは無縁のものである。
しかしながら、ここに引用したヤスパースの言葉からは、ヤスパース自身の自己理解あるいは自己限定を決定的に超え出て、その後の現象学的精神病理学にとって、とくにわれわれ自身の考察にとってこの上なく重要な洞察の萌芽が読み取れることを見過すわけには行かない。《患者が現実に体験する精神状態をまざまざとわれわれの心に描き出す》とはどういうことなのか。また、そのためには患者と《親しく談話を交す》のが最もよくて、文字に書かれた患者の自己描写が単に第二級の価値しかもちえないのはどうしてなのか。

ある事柄を現象学的に問おうとするとき、われわれはまず第一にその事柄と直接無媒介的に向かい合わなくてはならない。フッサールは「それ自体として与えられたもの」(Selbstgegebenes) としての明証《エヴィデンツ》を彼の現象学の基本的な出発点に置いたし、ハイデッガーは「それ自身をそのもの自体において示すもの」(das sich an ihm selbst Zeigende) をそれ自体から見えるようにしてやることを現象学の仕事と考えた。このようにして事柄それ自体がわれわれに直接無媒介的に自らを示す地平を開いてやるためには、その事柄にまつわるいっさいの理論的先入見が取りはらわれなくてはならないだけでなく、自然な日常的認識に属している「世界」や諸事物の存在に関する自明性も、認識主体としての自我の存在に関する自明性も、すべて現象学的直観にとっての障碍として排除されなくてはならない。こうして問われている事柄それ自体とそれを問うものとの間に介在したいっさいの障壁が取り除かれて、事柄それ自体が直接無媒介的にわれわれに与えられる地平が、フッサールではわれわれ自身の意識の構成的志向作用であり、ハイデッガーでは存在一般の開けの場所としてのわれわれ自身の現存在の「現」であった。

ところが精神医学においては、現象学的に問うもの（たとえば精神科医）と、問われている事柄（たとえば精神分裂病者における基礎的病変）との間に、単なる理論的先入見や常識的自明性の幾重にも厚い壁が介在するだけではなく、問いの生じる場所と問われるものの生起する場所とがたがいに別々の人に属しているという、いかんともしがたい深淵が口を開いていて、病者が現実に体験しているままの精神状態を直接無媒介的・明証的にわれわれの心に現前化するなどということは原理的に不可能であるかに思われる。われわれが病者との間にいかに濃密な言語的、感情的なコミュニケーションを持とうとも、病者自身の意識を借りてなにごとかを志向的に構成したり、病者自身の現存在を彼の身代りになって生きたりすることは常識的に考えればできないことだろう。だとすると、精神医学における現象学的方法などというものは、いわば病者の最大限の協力のもとに病者に代って病者自身の意識や現存在について行う現象学の「代執行」にすぎないのであろうか。それとも病者の意識や、さらには病者の現存在までもが、いわば感情移入とでもいうべき特殊な認識作用によって一挙に自他の隔壁を取りはらわれ、手にとるようにわれわれの眼に見えてくるのだろうか。ヤスパースが彼の「現象学的」記述に際して要請した「患者と親しく談話を交す」ことによってわれわれに開かれてくる現象学的地平とはいかなるものであるのか。それははたして、彼が自らに対して禁じたようにフッサール的な「本質直観」とは無縁のものであるのか。あるいはそれとも、われわれが期待するように、この「親しい談話」を通じて何かがそれ自身をそれ自体においてわれわれに示して来て、この何かに対する真の現象学的な問いかけが可能になるのだろうか。これらの問題を解決しておかないかぎり、現象学的精神医学は臨床の実践から遠くへだたった美しい徒花に終ってしまうことだろう。

2　現象学的直観診断の可能性

病者との人格的な触れ合いにおいて直接無媒介的に開かれてくる地平に対して最初に現象学的な関心を向けたのは、おそらくビンスヴァンガーとミンコフスキー（Minkowski, E.）であったと思われる。そしてこの二人が問題にしたのは、ともに精神分裂病との出会いの特異性であった。このことは、精神医学全体の中において現象学的方法が占める位置を考える上で、すくなからざる意味をもつ。この問題には、後でもう一度立戻ることにしよう。

ビンスヴァンガー[(5)]は、種々の分裂病症状を客観的に確認することによってなされる臨床的な分裂病診断とは全く別の次元で、病者との人間的・人格的な交わりの中から直観的に分裂病の診断が下されうる場合のあることに着目して、この場合には個々の部分的精神機能ではなく、病者の人格そのものがなんらかのしかたで直接にわれわれの心に与えられるのだと述べている。

《そのような場合、よく感情診断（Gefühlsdiagnose）といわれるが、この言葉は内科医が高熱以外の症状がまだ出ていない患者を前にして、これはチフスであって肺炎ではない、という「感じ」や「勘」を述べるのとは全然別の意味である。そのような内科的な感情診断は、ある不明確な知覚、たとえば特有の臭気に基いて下されたり、患者の顔や身体に現れているごくかすかなチフス特有の徴候に基いて下されたり、あるいはときには全くの当てずっぽうであったりする。しかしわれわれが分裂病を「感情に頼って」(nach dem Gefühl）診断するという場合の「感情」とは要するに心的な他者知覚の作用を漠然と表現したものであって、われわれは実は「感情に頼って」ではなく、「感情を用いて」(mit dem Gefühl）診断しているのである。この「感情」といわれる心的な他者知覚においては、他者の人格そのものがつねになんらかのしかたでわれわれに現前しているのであって、他者についての断片的な体験だけが知覚されているのではない》（傍点筆者）。

したがってここで問題となるのは、豊富な専門的知識であるよりもむしろ、臨床的な対人関係の場における直接無媒介的な本質直観の能力である。ビンスヴァンガーは他の論文(6)においてこの「本質直観」を説明して、《感性的知覚の機能や領域を限りなく超越した》直接的な知得によって《対象を見ることによって自分が対象の中にはいりこんでいるのを感じとる》ことだと言っている。《ある分裂病者が私に対して人間的にはきわめて好意的であるのに、なにかそこに内的にはねかえされる印象があり、彼との内的な一致を妨げる障壁があるような場合があって、《ときとしてはこの疏通性の欠如が彼についての唯一の知覚となることもある》（ビンスヴァンガー）[5]。

ミンコフスキー[7]は、分裂病の「原因的障碍」（trouble générateur）を「現実との生命的接触の喪失」（perte du contact vital avec la réalité）に見ている。そして、現実との生命的接触は「生の非合理的因子」と関係し、《生理学や心理学の諸概念は、その側を通り過ぎて、それに触れることさえ出来ない》という。

《分裂病者は、感覚運動器官、記憶、知能などには何ら障碍がないにもかかわらず、この接触を失う。現実との生ける接触は環境との関係における生きた人格の根幹そのものと関連する。……環境はわれわれを囲繞するところの大いなる流動であり……この流動の中から「事件」が小島のように浮び出て、人格の最深奥の琴線を揺り動かす。逆に人格はこれを摂取し、緊張した絃のごとくこれと共に振動し、これを自己の内に浸透せしめる。そして自己の内奥の生の一部分をば環境に附加することによって、人格は人格的に反応する。》

このようなミンコフスキーの立場からは、ヤスパースの「記述的現象学」の立場は当然ながら現象学の名に価するものとはみなされない。

《患者と向い合って坐り、私は彼の話に慎重に耳を傾け、その秘密を見抜こうと努力する。ある瞬間、ときにはたったひとつの言葉をきっかけにして、突然に、どうしてかもよく判らないのに光がさし込んでくる。全体の核心を知りえたという確信が、基本的障碍、原因的障碍が見つかったという確信が生じる。この原因的障碍とは、表面にあらわれて記述の対象となりうるような他のすべての障碍を、まるで土台石のように支えているものである。この場合にわれわれは、ベルグソンのいう直観と全く近似のものとして、現象学的直観という言葉を用いることができる。(8)》

ビンスヴァンガーにおける「他者知覚」による「感情診断」の場合でも、ミンコフスキーにおける「現象学的直観」による「洞察診断」(diagnostic par pénétration) の場合でも、われわれは病者の人格そのもの、あるいは「人格の最深奥の琴線」にいわば直接無媒介的に触れ、これとわれわれ自身の「琴線」とを共鳴させようとする。しかしそれが分裂病者に対してである場合には、この直接無媒介的な接触共鳴が、あるいは「内的な一致」が、なんらかのしかたで、障壁にさえぎられて、そこに生じる「疎通性の欠如」——あるいはより適切に表現すれば「疎通性の特異な変様」——が、病者に生じている「分裂病」なる事態の基本的障碍あるいは原因的障碍そのものの端的な自己表示として、現象学的な分裂病診断を可能にすることになる。*

＊　病者との人格的接触のこの分裂病特有の障碍を、分裂病の古い名称である「早発性痴呆」

(Dementia praecox) をもじって「プレコックス感」(Praecoxgefühl) と名付けたのはリュムケ (Rümke, H. C.) であった。彼は《分裂病者との出会いに際して診察者の心中にある奇妙なおぼつかなさとなじめなさの感じが生じ、この感じはふつうに二人の人が出会ったときに生じるはずの疏通路の欠如という事態と関連している。接近本能とでも呼ぶべきものとその表出が患者の側から一方的に遮断され、こちらからの接近が相手からの接近欠如によって阻止される》と述べている。(9) ここでもやはり、「疏通路の欠如」とか「接近欠如」とかの表現は十分に現象学的とはいえない。また彼が「接近本能」と呼んでいるものの実体は何であるかが、現象学的に立ち入って解明されなくてはならない。

このような現象学的直観診断によって分裂病者の側に生じている特異的な事態がわれわれにとって「知覚可能」になるという場合、この「知覚」に対してこの事態はどのような形で十分な現象学的明証性を備えて、「それ自身をそれ自体において示して」くるといえるのだろうか。診察者と分裂病者とがたがいに独立した別個の人物であるといういかんともしがたい障壁はこの場合どうなるのだろう。ビンスヴァンガーが、このような他者知覚においては《他者の人格そのものがつねになんらかのしかたでわれわれに現前》すると語るとき、この「なんらかのしかた」とはどのような「しかた」を指しているのか。——ここで現象学者の眼は、彼自身の「内部」における意識や現存在に向うのではなく、彼がそこで直接に他者の人格に触れ、他者における人格の病理として分裂病的事態それ自体が明証的に彼に現前してくるような場所へと、つまり自己と他者の「あいだ」の場所へと向けられることになる。精神医学における現象学的研究にとっては、この「あいだ」の構造の解明が最初の出発点とならざるをえないし、またその窮極の目標でもなくてはならない。

二　「あいだ」の構造

1　「あいだ」の共有

精神分裂病の現象学的直観診断において、病者のうちに生じている分裂病性の基礎的事態が診察者にとって直接無媒介的に自らを示すとされている場所、すなわち診察者と病者との二人の人間の「あいだ」は、はたしてどのような構造をもっているのであろうか。

この「あいだ」の場所というのは、診察者が彼の眼の前にいる一人の人物の表情や態度を、あるいはその人の全人間的印象といったものを自らの意識の志向対象として体験したり、あるいはこれを大多数の「正常者」と比較してその違いを確認するような、要するに診察者の主観が客観としての他者の現出を対象的に知覚するような場所としての診察者自身の意識野のことではない。確かに、「分裂病の基礎障碍の確認」とか「分裂病の診断」とかの専門精神医学的な作業は、精神医学の文脈の中で思考している診察者の意識の内部においてのみ遂行されうるものだろう。しかし「分裂病の現象学」が、精神科医自身の意識における「分裂病者体験」とでもいうべきものの現象学であってよいはずはない。精神医学的現象学は、むしろ病者との出会いに際して診察者に与えられる——つまり病者のうちにある (beim Kranken) ——「精神病」なる事柄それ自体にかかわるべきものなのである。

つまり、精神科医が「疏通困難」その他の印象をそこに見出すことによって分裂病の現象学的な診断に到達するような「あいだ」の場所が、もしも精神科医の側の内面のみにかかわるものであって、病者の側では第一義的にはこれに関知しないというのであるならば、あるいは病者としては精神科医の意識の内部で構成された「分裂病性の印象」に対してなんらの責任をも負うべき立場にないとしたならば、さらに言い換えれば、病者の内部に生じているとされる「分裂病」なる事態と診察者の内面に現に生じている「分裂病性の印象」とが原理上相互に独立した二つの事柄であるにすぎないのならば、その場合には精神医学において厳密な意味での現象学を云々することは根本的にその意味を失ってしまうことになるだろう。現象学的な立場に立つ診察者が直接に病者の人格の内面に触れて、そこに生じている分裂病性の事態を自らに本源的《オリギネール》に与えられたものとして明証的に知覚しうるためには、診察者は病者とともに両者の「あいだ」を間人格的（interpersonal）・間意識的・間ノエシス的な場所として、厳密な意味で共有していなくてはならない。言い換えれば、診察者にとって明証的に与えられているのと同じ「あいだ」の様態が、病者自身にとっても——病者がそれを十分に反省して言語化しうるかいなかは別にして——全く同様に明証的に与えられているのでなくてはならない。

しかしこの要請は、診察者と病者という二人の人物が——あたかも二人のあいだに置かれている診察机についての知覚を「共有」するように——この「あいだ」を対象的に「共知覚」することを意味しているのではない。もちろん、診察者が見てとっている分裂病性の印象には、ある種の対象知覚も含まれているだろう。病者の表情の動きのなさや態度の硬さ、病者との意思疏通の困難さなどは、ある意味では診察者の側で対象的・ノエマ的に構成されるものと考えてよい。しかしその限りにおいて、病者がこれらの対象的・ノエマ的知覚印象を診察者と共有するようなことはありえない。病者は自己の表情の乏しさや態度の硬さを診察者と同じ眼で見はしないのだし、診察者に感じとられている自分とのあいだの意思疏通の困難さも、相手の態度から想像のつくことではありえても、病者自身に本源的に与えられた対象知覚とはなりえない。

「あいだ」がそれを形成する二人によって真の意味で共有されうるためには、それがノエマ的対象として構成されているのであってはならない。それはむしろ両者に共通の共主観的あるいは間主観的な、あるいはさらに言えば共ノエシス的・間ノエシス的な作用の場として、「共同対自的」* に経験されているのでなくてはならない。つまりこの共有は客体的「共有」ではなくて主体的共有でなくてはならない。ミット・ハーベンではなくてミット・ザインでなくてはならないのである。

＊ ここでサルトル(10)が「対自」(pour soi) の概念について述べていることを想起しておくのは、のちの考察にとって役に立つかもしれない。事物の即自存在は完全な自己同一においてそれ自体で充実している。これに対して意識はその対自性において《それがそれであらぬところのものであり、それであるところのものであらぬ》という自己との非同一をその本質としている。対自と呼ばれる自己

への現前は、《定かならぬ裂けめが存在の中に忍びこんでいることを前提としている。》《対自は、対自が自己であるためにそれと一致すべきであるところのそのものの現前によってつきまとわれている。けれども「自己」になるこの一致は、また「自己」との一致であるから、対自が「自己」となるときに同化するべき存在として、対自に欠けている分は、やはり対自である。》サルトルが自己の意識について述べているこの対自構造は、われわれの問題にしている「あいだ」の存在構造にそのままあてはまる。

2 「あいだ」と自己

診察者としての私が病者との「あいだ」を間主観的に共有《ミットザイン》する場合、この「あいだ」はもはや物理的あるいは心理的な距離や間隔といったノエマ的・即自的な存在者ではなくなって、私にとっても病者にとっても、それぞれの自己がそこではじめて自己となりうるような場所として、自己が自己に対して現前してくる対自として、現存在の「現」そのものとして自らを示してくる。

「あいだ」はそれ自体としては自己ならざるものである。自己が「あいだ」に同化没入してしまっている限りにおいては、自己は存在しない。しかし自己が自己でありうるためには自己は他者を必要とする。他者が他者として現れてこない限り、自己は自己となりえない。自己が自己自身に現前しうるためには、自己は自己ならざるものとしての「あいだ」の場所において他者と出会うことを通じて、そのつど他者のノエシスから自己のノエシスを分離し、自己を自己自身と一致させて行かなくてはならない。自己とはけっして最初から自己自身と自己同一的に一致しているものではない。自己はつねに自己ならざるものを、自己にとっての否定的契機を自己存在の根拠としている。

このあたりのいきさつを、西田幾多郎は次のように表現している。

《私が汝を知り汝が私を知るとは何を意味するか。私は直観といふことを自己が自己を知ることから考へた、そして自己が自己を知るといふことは自己に於て絶対の他を認めることであると云った。併しかかる関係は直に之を逆に見ることができる。自己が自己の中に絶対の他を認めることによって無媒介的に他に移り行くと考へる代りに、かかる過程は絶対の他の中に私を見、他が他自身を限定することが私が私自身を限定することであると考へることができる。私が内的に他に移り行くといふことは逆に他が内的に私に入って来るといふ意味を有っていなければならない。[11]》

《自己の底に絶対の他を認めることによって内から無媒介的に他に移り行くといふことは、単に無差別的に自他合一するといふ意味ではない、却って絶対の他を媒介として汝と私とが結合するといふことでなければならない。自己が自己自身の底に自己の根柢として絶対の他を見るといふことによって自己が他の内に没し去る。即ち私が他に於て私自身を失ふ、之と共に汝も亦この他に於て汝自身を失はなければならない、私はこの他に於て汝の呼声を、汝はこの他に於て私の呼声を聞くといふことができる。[12]》

私と汝とはそれぞれ互に単に相対的な他者であるにすぎない。自己は、単に相対的な他者に出会っただけでは、単に自己同一的・自己充足的な即自存在としての自己となりうるにすぎない。物体的身体的な自己、種的個体としての自己ならばそのように考えられるかもしれない。しかし意識としての自己、自覚としての自己、世界内存在としての自己は、右にも述べたようにけっして単なる自己同一的存在者ではない。自己とはむしろ自己自身との内的な差異であり、自己自身を限りなく超越している脱自態である。《自己とは、それ自身との一致であらぬ一つのありかたであり、「同」を「一」として立てることによって「同」から脱れ出る一つのありかたであり、要するに、いささかの差別もない絶対的凝集としての「同」と、多様の綜合としての「一」とのあいだの、つねに安定することのない平衡状態にある一つのありかたである。それをわれわれは「自己への現前」と呼ぶことにしよう。意識の存在論的根拠としての対自の存在法則は、「自己への現前」というかたちのもとにおいて対自が対自自身であることである》（サルトル[13]）。

このような対自的な自己、「自己が自己を知る」こととしての自己の自覚は、ただ私が相対的他者ならざる「絶対の他」としての包括者に触れ、これに没入することを通じてここから新たに自己に還帰するということによってのみ可能であろう。この包括者は、西欧世界ならば「ノエシスのノエシス」としての「神」の位置におかれるべきものかもしれない。しかしわれわれ日本人は、西欧人が神に属せしめている多くの作用を、「人と人とのあいだ」に属せしめる著明な傾向をもっている。[14] われわれにとっては、自己と他者との「あいだ」こそが、私と汝の両者にとってともに「絶対の他」としての包括者なのであり、ノエシスとしての自己とノエシスとしての他者をともにノエシス的に構成する「ノエシスのノエシス」なのである。

われわれはさきに、精神医学における現象学的方法が逢着する最大の難問として、他者である病者の意識がいかにして診察者にとって直接無媒介的に自らを示すものとなりうるかということを挙げておいた。もちろん、どのように考えようとも、病者がその意識においてノエマ的に構成している意識内容が診察者において直接無媒介的に自らを示すようなことはありえない。それは病者からの言語的伝達を通じて間接的に知りうるのみである。しかしいまわれわれが「ノエシスのノエシス」としての「あいだ」の場所において、そこで自らの自己をノエシス的に構成することによって対自的に自覚するという立場に立つ限り、この同じ「あいだ」を共有している他者のノエシス的自己は、われわれ自身の自己を構成するその同じノエシス的な作用によって、それと全く同時にかつ等根源的に構成されることになる。つまりわれわれのノエシス的自己と他者のノエシス的自己とは、同じ一つの高次のノエシスによって同時に構成される。これによって自己と他者とは唯一の「あいだ」を、共通のノエシスのノエシスとして分有し、これを通じて互に直接無媒介的に他に移り行くことができる。こうして診察者と病者との人間的な触れ合いにおいては、病者の自己そのものが診察者にとって現象学的に接近可能なしかたで自らを示すのである。

三　分裂病と現象学

1　分裂病の現象学親和性

現象学が精神医学に導入されて以来、現象学はなによりもまず分裂病研究の分野においてすぐれた成果を収めてきた。神経症や躁鬱病の領域においてもいくつかのすぐれた現象学的研究はあるけれども、精神医学的現象学の真価が発揮されたのはビンスヴァンガーからブランケンブルク（Blankenburg, W.）へと継承された分裂病論においてであるといって大過はないだろう。その理由としてはいくつかの事情が考えられる。たとえばブランケンブルク[15]は、現象学者が自明性を括弧に入れて判断停止を行う理論的な手続きと、分裂病者が自然な自明性を喪失している状態とのあいだには、「自明性の止揚《アウフヘーブング》」という点に関して見る限り一つの類似性が見られることを述べている。自己や世界に関わる自明性が重大な課題となってくるという点で、現象学者と分裂病者はたしかに一つの共通の問題意識をもっているといえるだろう。

しかしここではいまひとつの理由として、分裂病がほかならぬ自己と他者との「あいだ」そのものにかかわる異常として、あるいは「あいだ」そのものの病態として、もっとも如実にその姿を現してくるという事情を挙げておかなくてはならないだろう。もちろん、妄想や幻覚、緊張病性の興奮や錯乱などの多くの臨床症状は、それぞれなんらかの中枢神経系統の病変に対応していて、その限りにおいては多くの身体疾患と同列に扱ってもよいような個体内部の疾患である。しかしいま、このような個体内部の疾患としての分裂病が、いかなる経緯によって発病するに至ったのか、また発病後も人生のいかなる領域において自らを展開しつづけるかを考えてみるとき、そういったいわば「人生行路」としての分裂病は個体内部の疾患という限定を決定的に越え出て、自他の相互限定そのものの病態、人と人との「あいだ」の出来事として理解しなくてはならないものとなる。このことに関してはすでに何回も論じてきたので[16]、ここではこれ以上立ち入る必要はないだろう。

もちろん、躁鬱病も神経症も、それが人間の精神にかかわる病である以上、当然人と人との「あいだ」と無関係ではない。しかしそこで問題となってくる「あいだ」は、いわばまだ「対人関係」とでもいうべき様相の域を出ないものであって、自己が自己であり他者が他者でありうるための可能性の条件としての共同対自存在としての「あいだ」にまでは問題が及んでこない。最近クラウス（Kraus, A.）は躁鬱病者の対人的行動についてのすぐれた現象学的研究[17]を発表しているが、皮肉なことにその成果は、躁鬱病がおよそ非現象学的な疾患だということを物語っているかのようである。ビンスヴァンガーの躁鬱病論[18]も、彼の分裂病論にくらべるといちじるしく精彩を欠いている。

分裂病がすぐれた意味において「あいだ」の病態だといいうる理由として、それが単に対人関係の場の病態にはとどまらず、互に相対的他者である私と汝が「あいだ」において「絶対の他」に触れ、そこで互の主観性・自己性をよりいっそう深い次元で確認しあう、その過程の病態であるということがあげられる。のちにも述べるように、「あいだ」とは自己の外部に拡がっているだけのものではない。「あいだ」は深く自己の自己性の内部にはいりこんでいて、自己自身の内部における内的差異、内面落差のようなものを形づくっている。この内面落差はハイデッガー[19]のいう「存在者」と「存在それ自体」との間の「存在論的差異」とも密接な関係があって、分裂病をすぐれて現象学的な病態たらしめている大きな原因ともなっている。

このようにして分裂病という事態は、ブランケンブルクも言っているように《われわれの世界内存在を可能ならしめるいくつかの条件を指し示して》おり、分裂病の本質への問いはいやおうなしに現象学的な問いの形をとらざるをえないということができる。以下われわれは一人の分裂病者の症例を手がかりにして、この点をいますこし具体的に明らかにしてみたい。

2 「あいだ」の病態としての分裂病

診察者と分裂病者との「あいだ」は、すでに述べたように、診察者の側からの知覚対象としてノエマ的に構成されるだけのものではない。それはむしろ、一方の自己がノエシス的に自己自身を限定することが同時にもう一方の自己がノエシス的に自己自身を限定することであるような場所であり、両者のノエシスをノエシスとして（ノエマ化することなく）構成する「ノエシスのノエシス」という性格をもった場所である。

だとすると、分裂病的事態における「あいだ」の病変は、ただ診察者の側で感じとられる独特のノエシス的印象として直観診断の手がかりとなるだけではなく、病者の側においてもそれと同様の直接無媒介的なノエシス的体験として感じとられているはずである。もちろん大多数の哲学的あるいは現象学的素養を有していない病者にとっては、この事態を的確に見極めてこれを表現することは不可能である。しかしなかには、なんらの特別な予備知識もなく驚くばかりの内省能力と言語的表現力をもってこの事態を描写してくれる分裂病者もある。（このような深い内省能力を示す病者のほとんどが分裂病者であることも、分裂病と現象学との親近性を示す一つの証左になるかもしれない。）次に引用するのは、二十一歳の女子分裂病者が発病当時に語ってくれた言葉である。

《お母さんとのあいだが気づまりなんです。間がもたないっていう感じなんです。中学生のとき、自分を出そうとすると何かがひっこんで出せなかった。自分の自然な感情が出せなくなってすごく苦痛だった。なにか索寞とした感じだった。なめらかな感情が出せないから、自分というものが出せず、自分ではないという感じだった。自分を出したい出したいと思って出せずにいるうちに、人が自分の中にどんどんはいってくるようになった。人がはいってくると自分がなくなって他人が中心にいるようになってしまう。人が自分の中に入って自分のまねしてるんじゃないかと思ったり。一人の人間として、他人として、パッと分かれて見ることができない。……自分と他人とのあいだにうるおいが持てなくなった。うるおいの中にひたることができなくなってしまったのです。……はじめはお母さんとのあいだだけだったけれど、このごろはだれとでも気づまりで、間がもたない。気押されるというのか、すごい圧迫感を感じるのです。痛い感じがして、それで自分が傷つくのがいやだから自分の中に閉じこもる。自分が外に出せないのです。ゆとりがまったくなくて、安心感がない。気を張っていないと人が自分の中へどんどん入って来ちゃって、自分と他人の区別がなくなってしまう……。》

ここには、われわれがこれまで多くの言葉を費して述べて来た「あいだ」における自他のかかわりとその分裂病性の病変とが、特別の哲学的教養もない一人の女性患者によって、驚嘆すべく的確で精緻な表現でもってなまなましく語られている。これに蛇足を付け加える必要は毛頭ないけれども、与えられた仕事を果すために、彼女の言葉を手引きにして若干の考察を行っておこう。

彼女は、最初は母親とのあいだで、後にはすべての他者とのあいだで、《気づまりで間《ま》がもたない》という。「気」という日本語で表現されているものがすぐれて「あいだ」的性格を帯びていることについては、すでに繰り返し述べてきた通りである[20]。気とは元来天地のあいだ、森羅万象のあいだを支配している創造的・生命的原理であり、これが気息を介して個人における心的活動の基体としての現在の用法に転じたものと考えられる。だから個人心理学的な用法においても、気の概念はまだ本来の「あいだ」的色彩を拭い去っていない。気がつく、気にかかる、気が向く、気をくばる、気ざわり、気の毒、気がね等々、思いつくままに気の用例を列挙してみても、そこには例外なく、自分の「気」が相手側の事情もしくは自分と相手との間柄の事情によってのみ動かされる様子が言い表されている。*

＊ この特徴は「気」と違って純粋に個人的な機能として理解しうる「心《こころ》」の用法と比較してみるといっそう明確に浮び上る。例えば「気づく」と「心づく」（思いつく）、「気にかける」、「心にかける」、「気が向く」と「心が向く」、「気をくばる」と「心をくばる」などを対比してみると、「心」の用例がもっぱら自己の主観的な状態、周囲とは一応無関係に一定期間自己内部で持続する志向のようなものを表現していることが気づかれる。

さてわれわれの患者は、他人とのあいだが《気づまりで間がもたない》という。「気づまり」という言葉は——患者自身も言っているように——相手とのあいだに「なめらか」で「うるおい」のある気持の交換が起らず、「自然な感情」が出せずに「苦痛」であるような状態を指している。そして彼女は、この特別な情態性を「間《ま》がもたない」という表現で言い直している。同じように「間」の字を用いて表記される「ま」と「あいだ」の二つの概念の微妙な差異については、以前に一度触れておいたことがある。[21]「あいだ」がどちらかというとより空間的なイメージと結びつきやすいのに対して、「ま」はより時間的なイメージになじみやすく、「コロアヒ。ヲリ。機会」（『大言海』）といった意味にも用いられるようなはたらきを指している。「あいだ」と「ま」の関係は、いってみれば磁場と磁力の関係にたとえられるのではないだろうか。「あいだ」を離れて「ま」のはたらきは存在しえず、「ま」のはたらくところには必ず「あいだ」が形成される。「まがもたない」状態というのは、その人にとって「ま」のはたらきが自然な一貫性を失っている状態であって、これは「ま」を「ま」として成立せしめている「あいだ」がそれ自体自然な親しさを失っている事態と対応している。[*]

＊ 日常経験のうちから一つ、音楽の例をあげよう。音楽はすぐれて「あいだ」的な芸術である。演奏家と聴衆のあいだ、合奏における各演奏者のあいだに何が起っているかを考えてみるとよい。音楽が現実に音楽として成立しているのは、まさにこの「あいだ」の場所においてである。一方、音楽における「ま」の重要性については、よく言われる邦楽の場合だけでなく、西洋音楽においてもなんら変るところがない。音楽の生命は「ま」（音と音との「あいだ」）に宿っている。そして、私自身の音楽体験を微細に反省してみて言えることだが、演奏家と聴衆のあいだ、合奏における各演奏者どうしのあいだの死活を決定的に支配しているのは、個々の音であるよりもむしろこの沈黙の「ま」の方である。ある音から次の音へと移る際の「ま」のとりかた次第で、聴衆とのあいだの動的な緊張感を破らないかどうか、息の合った合奏の流れを持続させうるかどうかが決定されてしまう。ことに長い休止符や楽章の切れ目などで、「ま」の持たせかたのいかに重要であることか！

さて患者は、この「あいだ」の変化を「自分が出せない」、「自分ではない」という体験と関連させている。このことについては、さきに西田幾多郎とサルトルを引用して述べておいた点を想起するならば、改めて付言を要しないだろう。「あいだ」とは、そこで自己が自己として、相手が相手として、それぞれ独立自存のノエシス的主体として成立し、そこから自他のノエシスの画然たる分離が可能になるような場所なのである。「あいだ」のこのはたらきが分裂病者においていわば機能不全に陥ると、病者は自己をもはや自己としてノエシス的に立てることができない。自己を自己として表現*することができない。

* 西田幾多郎(22)はこう言っている。《他に於て自己を有つことが表現と云ふことである。……人と人との関係において、表現的関係と云ふことが云はれるのである。……汝は私との相互限定に於て汝であり、私は汝との相互限定に於て私である。……甲は絶対の他としての乙に於て自己を有ち、乙は絶対の他としての甲に於て自己を有つ。》

このような事態においては自他の分離も危機に瀕してくる。われわれの患者はこのことを、《人が自分の中にどんどんはいってくる》とか《一人の人間として、他人として、パッと分かれて見ることができない》とかの表現で語っている。自他の分離といっても、相対的他者としてのノエマ的分離のことではなく、絶対の他におけるノエシス的分離のことであるから、そこでは自己として構成されるべきはずのノエシスが他者として構成されてしまうというような、あるいは自己のものとも他者のものともいえないような未分化なノエシスが構成されるような事態が生じることになる。そこで《人がはいってくると自分がなくなって他人が中心にいるようになって》しまい、患者は《人が自分の中に入って自分のまねをしてるんじゃないかと思ったり》しなくてはならないことになる。

このような危機的な事態に直面して患者は、《自分が傷つくのがいやだから自分の中に閉じこもる》のだという。これは、「あいだ」における他者との間ノエシス的な出会いを極力回避して、孤立的に構成したノエマ的自己を強化することによってかろうじて自立を守ろうとする分裂病性自閉の姿勢である。ブランケンブルク(23)は、《経験的自我が超越論的自我の任務を——「アウトス」すなわち自己を維持するという任務を——肩代りして引き受ける仕事に着手する場合には、いつも自閉《アウティスムス》が出現してくる》と述べているが、ここでいう「経験的自我」とはわれわれの「ノエマ的自己」のことであり、「超越論的自我」とは「ノエシス的自己」のことである。ビンスヴァンガーが彼の感情診断において《内的にはねかえされる印象》、《内的な一致を妨げる障壁》、《疎通性の欠如》という印象を感じとり、リュムケが彼のプレコックス感において《奇妙なおぼつかなさとなじめなさの感じ》、《接近本能とでも呼ぶべきものとその表出の患者の側からの一方的遮断》、《相手からの接近欠如》などの印象として感じとったものは、いうまでもなく診察者と病者との「あいだ」の障碍に対する病者の側での対応策であった。

《自然な感情》、《なめらかな感情》が出せず、《索寞とした感じ》だというわれわれの患者の言葉は、「あいだ」における自己のノエシス的構成の営みがきわめて感情的・気分的な様相のもとになされることを物語っている。しかし、この「感情」や「気分」がそのときどきに変化する経験的次元のものでないことは明らかである。ここで問題になるのはむしろ、ハイデッガー(24)が《情態性《ベフィンドリッヒカイト》において現存在はそのつどすでに自己自身に直面し、自己自身を見出している。ただしそれは知覚によって存在者的自己を発見するという意味においてではなく、気分性において自己存在を見出す（gestimmtes Sich-befinden）という意味においてである》と述べている「情態性」にほかならない。ビンスヴァンガー[25]はこのハイデッガーの思想をうけて、《無情態性《ウンベフィントリッヒカイト》〔味気なさ〕とは、……とりもなおさず「自己を見出せないこと」（Sich-nicht-finden）を意味している》と語っているが、この言葉はそのままわれわれの患者の体験に対する注釈として読むこともできるだろう。彼が「無情態性」と言うものこそ、患者が《索寞とした感じ》とか、《なめらかな感情が出せない》とか、《うるおいが持てない》とかの表現で語っている気分のことなのである。そしてまたそれは、ブランケンブルクが「自然な自明性の喪失」の概念で言おうとしたものとも不可分の関係にあるだろう。彼は「自然な自明性」（natürliche Selbstverständlichkeit）と「自己の自立性」（Selbständigkeit des Selbst）との関係について次のように述べている[26]。

《「おのずからあること」（Von-selbst-sein）と「みずからあること」（Selbst-sein）とはたがいに相補的な関係にある。自立的な人間の自己決定は、おのずから（ひとりでに）起ってくるものやおのずから（ひとりでに）わかりきっているもののすべての、いわば無名の大海から突出しているものであると同時に、あくまでそれとのつながりを失わないようなものでもある。それは本質的必然性からいうと、「みずから」が「おのずから」に交替移行する関係だといえるが、人間の自立性と、そこから生まれ育ってくる一切の自己理解とが、かずかずの新たな自明性の基礎をつくるという限りでは、そうでないともいえる。……自立性は自明性に依拠しつつも、同時にそれを（ヘーゲルのいう〔否定し、保存し、高めるという〕三重の意味で）止揚《アウフヘーベン》する。他方自然な自明性は、それが背後に退いている場合には、自立性の基礎を形作る。》

しかし、この両者の関係についてはわれわれはこれといささか異った観点を有する。自然な自明性を表す「おのずから」も自己の自立性を表す「みずから」も、日本語ではともに「自」の文字を用いて書く。そしてこの「自」は現在でもこれを「より」と読ませる用法があることからもわかるように、元来は「起始、発生」を意味していた。系統発生的にも個体発生的にも、われわれが「自己」の観念を獲得する以前には、世界にはいわば天地の間にみなぎる無記無差別の大いなる自発性がみなぎっていて、われわれはこの自発性と一体になって、この自発性そのものをいきづいていたのであろう。それは「自」そのものの融通無碍の湧出であった。われわれが自己を個体として世界から分離して意識しうるようになったとき、この包括的な自発性は世界との「あいだ」のこちら側と向う側とに分極し、こうしてこちら側での「みずから」と向う側での「おのずから」が生まれたと考えてよい。自己と自然、自己の自立性と自然な自明性とは、もとはひとつの脱自的な生命的躍動の両面である。そしてこの生命的躍動としての自発性こそ、ミンコフスキーが《われわれを囲繞するところの大いなる流動》と呼んだものに他ならず、分裂病者において基本的に障碍される「現実との生命的接触」が触れている現実そのものなのである。

3　内的差異としての「あいだ」

最後にわれわれは、われわれの患者の言葉からいまひとつの重要な発言を取り出しておきたいと思う。彼女は、《ゆとりがまったくなくて、安心感がない。気を張っていないと人が自分の中へどんどん入って来ちゃって、自分と他人の区別がなくなってしまう》と言っている。この発言の後段は、すでに考察したところの繰り返しであるけれども、明らかにこの「あいだ」における自他の分離の障碍と密接な関係において述べられている「ゆとりがない」、「安心感がない」とは、どのような事態を指しているのであろうか。

一般に分裂病者は、他の精神病には見られない独特の雰囲気を帯びた焦慮感、余裕喪失感を抱きがちである。このことについてはことに中井久夫[27]が再々指摘しているところだし、私自身[28]も分裂病者の「あせり」の特異性をその時間構造から考えてみたことがある。しかし分裂病者特有の「ゆとりのなさ」は、このような焦慮感として現れてくる以外にも、一見あせりとは無関係な場面で、「内面の薄さ」、「むき出しの公開性」、「防壁の弱さ」などと同義に経験されることもある。たとえば私のもう一人の患者（二十二歳の男性）は、この感じを次のように語った。

《ぼくには性格がない。先生には性格がありますか。性格って何ですか。先生は大人物ですか。ゆとりがありますか。先生はいい顔してますねえ。人が怖いんです。顔が怖いんです。ぼくには顔がないから、自信がないのです。人から声をかけられるとどう返事していいかわからなくて、それで怖いんです。気持が落着かない。先生は堂々としてますねえ。》

この「むき出しの無防備感」、いわば「ボール箱を外へ折り返したような」世界との関係については、ブランケンブルク[29]が立ち入った考察を加えているが、ここではただ、この男子患者の言葉にも現れている「ゆとり」だけに焦点をあてて、これと「あいだ」の分裂病性の変化との関係を考えてみたい。

われわれはふつう、「あいだ」という言葉を自分の外部に、他人とのあいだに拡がっている外部空間的なものというイメージで理解している。しかし先刻来述べて来ているように、「あいだ」がノエシスのノエシスとしての「絶対の他」として、まさに自己存在そのものの根拠であるならば、それはもはや単に外部的なものとは考えられないだろう。ここで「あいだ」は、むしろ自己の「内部」における「自己自身とのあいだ」として、「対自性」の「対」の条件として、内的差異として考えねばならなくなってくる。

われわれが日常的自明性において自己を自己同一性の相のもとに「それ自身にひとしいもの」として経験しているのは、健全な常識のはたらきによってこの内的差異がつねに、そのつどすでに止揚されているからである。もちろん、止揚は単なる消去ではない。内的差異は健全な「自我活動」とでもいうべきものによって絶えず止揚され続けることにおいて、自らを内的差異として維持し続けている。逆に言えば、現存在に本来備わっているところのこの止揚の営みが、自己を自己自身へと向ける対自性を作り出し――《現存在とは、それがあることにおいてそれ自身へと関っているような存在者である》（ハイデッガー）――《それであらぬところのものであり、それであるところのものであらぬ》ような意識にとって構成的であるところの内的差異を、内的差異として持ちこたえさせているのだといってもよい。ハイデッガー[30]が、《超越において現存在ははじめて、みずからそれであるところの存在者に、つまり自己「自身」としての現存在に到達する》と述べているのも、結局は同じことを言っていることになるのだろう。内的差異が内的差異として持ちこたえられていないところに超越はなく、超越のないところに自己はない。

　われわれの患者が「ゆとり」と言っているもの、それはこの内的差異を内的差異として持続させているその止揚ないし超越のはたらきのことではないのか。分裂病者が自己を失ったというとき、失われたものはけっしてなんらかの実体的な自己ではないだろう。自己を客体的自己と主体的自己、外的自己と内的自己、役割的自己と実存的自己などにわけてそのどちらかが失われるものと考えてみても大して実りはない。われわれの自己は硬構造の組織ではないのであって、それはつねに「定かならぬ裂けめ」（サルトル）によって引き裂かれている。そしてこの引き裂かれた自己の一方ともう一方とが――それにどのような名前をつけようと――絶えず一致綜合を求めているその不断の動きそのものをこそ、自己と呼ぶべきではないのだろうか。分裂病者において「失われて」いるもの、それはほかならぬこの自己との一致、自己への綜合の動きであるように思われる。

「ゆとり」は備蓄であり、機械などでいう「あそび」である。つまり、自由な消費や活動が事態の安全を深刻に脅かすことのない許容範囲のことである。「ゆとり」が正常に保たれている限り、内面と外面とが「むき出しの無防備性」の形で、あるいは「ボール箱を外へ折り返したような」しかたで直接に接触することはない。この意味で、「ゆとり」はいわば内面化された「あいだ」である。準空間的な意味でそうであるだけではない。「ゆとり」は同時に時間的余裕の源泉ともなる。「ゆとり」の喪失が接近への無防備感と同時に時間の切迫についての焦慮感をも生み出すことは臨床的経験が繰返し教えてくれる。本論においては「あいだ」や内的差異の時間的側面について考察することはできなかったが、最近のフランス哲学が差異（différence）の語に「時間的遅延」の意味を読み込んで「差延」（différance）という新語を作ったりしていることと考え合わせると、哲学的にも興味深いテーマとなりうるだろう。

分裂病者のうちに「ゆとり」の喪失を見、内的差異の異常を見るといっても、それはもちろん、内的差異がゼロになって、自己が自己自身と無差別に一致しているという意味ではない。分裂病者の苦しみはむしろ自己自身との不一致にこそあるのであって、内的差異ということを単純に内的距離のようなものと考えれば、むしろその過大のほうが問題となってくる。そのようなノエマ的・対象的なとらえ方では分裂病の本態を理解することは困難であって、われわれにとって重要なのは、ノエシス的にとらえられた自己そのものがノエシス的な内的差異を作り出しているそのはたらきそれ自身を、いっさいノエマ化を加えることなく純粋に取り出すということだろう。さきに、内的差異の止揚ないし超越が内的差異を内的差異として持ちこたえさせている、と書いたのはそのような意味においてであった。分裂病者において根本的に障碍されているのは、ほかならぬノエシス的な止揚あるいは超越のはたらきなのである。

四　結語

現象学と精神医学の関係は、もちろんここに述べた分裂病性の対人関係の問題に尽きるものではない。フッサールやハイデッガーの現象学の中心課題のいくつか、たとえば時間の問題や日常性の問題、さらには今回はまったく触れることのできなかったメルロ＝ポンティにおける身体性の問題など、精神医学と深い関わりのある現象学的問題はほかにも多い。しかし今回は広い観点からの展望を断念して、精神医学にとってもっとも核心的な問題である対人関係と自己の自己性というテーマだけにしぼって論じてみた。現象学と精神医学との密接な関係の一面がこれによって照し出されたとするならば望外の幸である。

文献

(1) ヤスペルス『精神病理学総論』(内村・西丸・島崎・岡田訳、岩波書店、一九五三) 上巻八二頁
(2) ヤスペルス前掲書八二頁

(3) Spiegelberg, H.: Phenomenology in Psychology and Psychiatry. p. 173f. Northwestern University Press, Evanston, 1972.

(4) ヤスペルス前掲書八五頁

(5) Binswanger, L.: Welche Aufgaben ergeben sich für die Psychiatrie aus den Fortschritten der neueren Psychologie? (1924). In: Ausgewählte Vorträge und Aufsätze II. S. 135f. Francke, Bern, 1955.

(6) ビンスワンガー「現象学について」(荻野・宮本・木村訳『現象学的人間学』みすず書房、一九六七)一四頁以下

(7) ミンコフスキー(村上仁訳『精神分裂病』みすず書房、一九五四)七三頁以下

(8) Minkowski, E.: Phénoménologie et analyse existentielle en psychopathologie. L'évolution psychiatrique XIII; 137, 1948.

(9) Rümke, H. C.: Signification de la phénoménologie dans l'étude clinique des délirants. Congrès international de Psychiatrie I. Paris, 1950.

(10) サルトル(松浪信三郎訳『存在と無』I、人文書院、一九五六)二二六、二六六頁

(11) 西田幾多郎「私と汝」(全集第六巻、岩波書店、一九六五)三九一頁

(12) 同三九八頁

(13) サルトル前掲書二一五頁

(14) 木村敏『人と人との間』(弘文堂、一九七二)五一頁以下、『木村敏著作集』3、弘文堂、二〇〇一

(15) ブランケンブルク(木村・岡本・島訳)『自明性の喪失――分裂病の現象学』(みすず書房、一九七八)一一五頁以下

(16) 木村敏『分裂病の現象学』（弘文堂、一九七五、『木村敏著作集』1、5、8）
木村敏『異常の構造』（講談社、一九七三、『木村敏著作集』6）

(17) Kraus, A.: Sozialverhalten und Psychose Manisch-Depressiver. Enke, Stuttgart, 1977.

(18) ビンスワンガー（山本・宇野・森山訳）『うつ病と躁病』（みすず書房、一九七二）

(19) 木村敏「存在論的差異と精神病」（『理想』一九七八年七月号）一一二頁以下（『木村敏著作集』2）
木村敏「時間と自己・差異と同一性——分裂病論の基礎づけのために」（中井久夫編『分裂病の精神病理』8、東京大学出版会、一九七九。本書Ⅵ章に再録）

(20) 木村敏『自覚の精神病理』（紀伊國屋書店、一九七〇）一六三頁以下、『木村敏著作集』1、二一三頁以下
木村敏『人と人との間』六六頁以下、『木村敏著作集』3

(21) 木村敏「《あいだ》と《ま》」（第三文明、一九七七年一〇月号、『木村敏著作集』3）

(22) 西田幾多郎「物理の世界」（全集第一一巻、岩波書店、一九六五）一一一―一一三頁

(23) ブランケンブルク前掲書一七二頁

(24) Heidegger, M.: Sein und Zeit. S. 135. Niemeyer, Tübingen ^{7}1953.

(25) Binswanger, L.: Wahn. Beiträge zu seiner phänomenologischen und daseinsanalytischen Erforschung. S. 21. Neske, Pfullingen 1965.

(26) ブランケンブルク前掲書一六三頁

(27) 中井久夫「分裂病者における焦慮と余裕」（精神神経学雑誌、七八―一、一九七六）五八頁
中井久夫「精神分裂病者への精神療法的接近」（臨床精神医学、三―一〇号、一九七四）一〇二五頁

(28) 木村敏「分裂病の時間論」(笠原嘉編『分裂病の精神病理』5、東京大学出版会、一九七六。本書V章に再録)
(29) ブランケンブルク前掲書一四二頁以下
(30) Heidegger, M.: Vom Wesen des Grundes. S. 19f. Klostermann, Frankfurt a. M. [4]1955.

VIII　自己・あいだ・分裂病（一九八〇）

一　はじめに

一九二〇年代にルートヴィヒ・ビンスヴァンガーとウジェーヌ・ミンコフスキーによってその第一歩が踏み出され、現在のフーベルトゥス・テレンバッハとヴォルフガング・ブランケンブルクへと続いている人間学的あるいは現象学的精神医学の短い道程は、精神医学固有の歴史の中ではほんの傍流的な位置を占めているにすぎないけれども、人間の、あるいは人類の自己理解の深まりという点に関しては、つまり私たちが現実の日常生活の場の中で私たち自身の存在をどこまで掘り下げて見きわめうるかという点に関しては、ある意味で過去数千年の人類の思索の歴史上でも稀にみるひとつの高みを形成したといえるのではないだろうか。というのも、この思索的な精神医学は、単にフッサールやハイデッガー、あるいはベルグソンといった哲学者の思想を精神医学の中に持ち込んだだけのものではなく、プラトン、アリストテレス以来の偉大な思惟の所産が、狂気と呼ばれるいわば例外的な異常状態において、常識的正常性の枠内でとは比較にならぬほど説得力のある証言を見出しうるということを具体的な臨床例に即して示し、それと共に狂気がただ医学的に治療されるべき疾患というだけにはとどまらず、人間にとって自己自身の存在とは何であるかという古来の哲学の根本問題を一身に具現しているプロブレームハフトな存在様態であることを、はじめて疑問の余地ない学問的方法によって呈示することに成功しているからである。人間学的精神医学によって、形而上学的な存在論の諸問題がはじめて日常性内部の現実的な問題に引き寄せられたと言ってよい。それは、狂気が元来日常性とは没交渉の、常識的世界の彼岸に偶発する不可解な現象ではなくて、まさに日常性そのものの内部から、それも日常性が日常性として成立してくる可能性の条件の核心の部分に生起する、人間的な、あまりにも人間的な事態なのだということを、ほかならぬこの人間学的精神医学が明らかにしたからである。ベルグソンのいう持続やエラン・ヴィタールが、ハイデッガーのいう超越としての世界内存在や存在論的差異が、例外的な感受性による思索をまってはじめて達成されるような知的観念的な構成物であるどころか、私たちの一人ひとりが現実に営んでいる実生活を可能にしている基本的事実そのもののなまなましい写実なのだということが、この人間学的精神医学によって証明されたのだと言ってよい。

　この精神医学がその短い歴史において最大の力点を置き、また最もめざましい成果をおさめてきたのは[1]、精神分裂病研究の領域においてであった。精神分裂病というこの人間特有の事態こそ自己の自己性、自己がほかならぬ自己自身であるということが、最も直接的に、最も深刻に疑問に付される事態だからである。私たちがなにげなく自分を自分として自覚し、自分を他人とは別人であるという自明の前提に基づいて行動している常識的なものの見方の根底が、分裂病においては根本的に危機に瀕している。さらにまた、或るものはそのもの自身に等しいという自同律をはじめとするアリストテレス論理学の公理や、一イコール一というあらゆる合理的思考の基本的公理すら、分裂病という事態においては自明のことではなくなっている(2)。分裂病こそ、哲学と精神医学の接点に位置し、患者と精神科医の双方に、たとえきわめて萌芽的な形でではあれ、純粋に哲学的存在論的な関心を呼び醒まさずにはおかないような事態なのである。人間学的・現象学的精神医学は、いわば精神分裂病というそれ自体存在論的な病気の申し子であった。

しかし精神医学全体の中で見れば、分裂病に対してこのような哲学的存在論的な目を向けているのは、ほんの少数の研究者にすぎない。分裂病が結局は、「脳の病」あるいは「身体に基礎をもつ疾患」であるかいなかの議論にはまだ結着がつかないままに、現代の精神医学では分裂病の生物学的・身体病理学的研究が圧倒的に優勢を占めている。年々急速に進歩する薬物療法によって分裂病症状のかなりの部分が除去可能と考えられていることと、科学的に異論の余地のないように見える遺伝調査の資料などから、分裂病は一定の遺伝素因によって準備された脳内のなんらかの生化学的病変に基因するという見解が、すでに公式として確立されたものとみなされている。残された問題はただ遺伝子の同定と、生化学変化の実証だけであるかのように見える。

しかし分裂病の生物学的研究は、その出発点においてひとつの重大な誤謬を冒している。それは、生物学的研究が一般に、分裂病という人生上の事態を単純に臨床的分裂病症状の次元に還元し、分裂病を分裂病像と読み替えて、後者の原因をそのまま前者の原因とすり替えてしまっているからである。個々の分裂病症状は確かに薬物の投与によって軽快させることができるだろう。だからこのような症状の基礎になんらかの生化学的病変を想定するのは十分に正当なことである。しかしこの生化学的病変はそれ自体なんらかの原因によって発生したものであるに違いない。薬物の有効性からは、この症状発現を導くプロセスそれ自体がやはり生物学的な変化であるかいなかについては一言も語ることができない。つまり分裂病の生物学的研究は、分裂病症状の基礎に仮定される身体病理学的変化がそれ自体どのようにして始まるのであるかに関しては、つまり分裂病それ自体の成因論に関しては、有効な接近法をなんら持ち合わせていないのである。

これに対して人間学的精神病理学の課題は、ひとりの人間がその人生の歴史的な歩みの中でどのようにして分裂病への方向を準備され、どのような事情で分裂病症状の発現という決定的な事態に導かれるのかということを、人間が人間であるための諸条件への着目において明らかにしようとする点にある。だから人間学的研究は、いかなる仕方においても生物学的研究を排除するものではない。分裂病が一定の遺伝素因と密接な関連を有することを疑うこともしないし、分裂病症状のかなりの部分に脳のある種の病変が対応していることを疑うこともしない。ただ、人間学的研究はこの遺伝素因を分裂病への強制力を有する絶対的宿命とは見ないし、この脳病変の発見によって分裂病問題の中心部が解決されるとも考えない。人間学的分裂病論の関心は、分裂病という自己存在の危機的事態が人生途上における自己形成の歴史の中でどのようにして発生するのかを問うことから、ひいては単なる症状次元での治療とは異った、患者の自己性の確立に焦点を合わせた人間学的治療の可能性を探ることに向けられている。

このような人間学的な成因論と治療論が可能であるためには、人間学的研究といえどもその手懸りを現実に発病した分裂病という臨床的病態に求めて、それが人間学的ないし現象学的にみていかなる事態であるのかをまずもって明らかにする必要がある。だからその着手点となるのは、分裂病に特異的であってそれ以外の精神病には見出せないような選ばれた現象でなくてはならない。従来から、精神病理学的分裂病論の主流は妄想論であった。ことにエルンスト・クレッチュマーがその『敏感関係妄想』において患者の病前の世界から妄想が形成されてくる道程を解明した手法は、その後の人間学的妄想研究にも大きな影響を与え、妄想を通路として患者の内面的世界に接近しようとする方法が好んで用いられるようになった。

確かに分裂病者の世界は妄想を通じて最も雄弁に語られるし、妄想という不条理な思考形態において狂気の反常識性は最も明瞭にその姿を見せる。分裂病を日常性から隔絶した狂気として論じるためになら、妄想という現象は間違いなく最適の通路となりうるだろう。しかし、人間学的・現象学的な分裂病論にとっては、妄想は魅惑的ではあるけれども道を誤らせるおそれの多い危険な現象である。まず、妄想は確かに分裂病にも頻繁に出現する症状ではあるけれども、所詮はそれ以外の多くの精神病にも見られる一般的な精神症状であって、十分な分裂病特異性をもっていない。ことに「敏感関係妄想」を含むパラノイア群の精神病では、壮大な妄想世界の構築がほとんど唯一の臨床症状だといってよいし、その他躁鬱病や周期性精神病、アルコールや覚醒剤による中毒など、妄想の出現しうる精神病はきわめて多い(3)。一方、妄想は或る種の分裂病にとっては決して中心的な症状ではない。ことに、その経過において分裂病の特徴を最も典型的に示す破瓜型や単純型の分裂病では、妄想はせいぜい一過性の辺縁的な症状として出現するにすぎない。

妄想が人間学的分裂病論の最上の出発点となり難いもうひとつの理由は、それが患者の人生上の危機的な事態に対する、非現実的ではあるがそれなりに意味のある対応策だという点にある。一般に医学的症状というものには、生体が直面している危機的事態への応急的対応手段という側面が含まれているが(そのもっとも簡明な例が、微生物その他の外来刺戟に対する防衛反応としての炎症の病理である)、妄想症状もその例外ではない。妄想を形成することによって、患者は存在遂行の現実の世界における不可能を非現実における可能に変える。例えば自己自身の内部の耐えがたい矛盾を、外部的他者からの迫害という内容に翻訳して苦痛を軽減しようとする。患者の関心は当然のことながら全面的に妄想の世界へと向けられて、彼が本来直面していた人生上の問題は一時的にせよ隠蔽されてしまうことになる。

このような理由から、最近の人間学的研究——例えばブランケンブルクや私自身など——は、可能な限り妄想その他の「産出的」な臨床症状に乏しい「寡症状性」の分裂病、つまり単純型、破瓜型の分裂病を重視する。これらの病型は、患者の言葉からその病的体験の世界をうかがい知るのが困難であること、はっきりした誘発状況への反応という発病様式をとらずに潜行性に経過するため、心因論的な解釈がしにくいこと、またそのために分裂病全体の中でも最も脳疾患の色彩の濃い病型とみなされてきたこと[4]などの理由から、従来の精神病理学ではあまり重要視されてこなかった。しかし表面的に多彩な臨床症状によって粉飾されることの少ないこの種の病型こそ、患者の行動や表情の微妙なニュアンス、その一見さりげない言葉、その全体的雰囲気などから直接に彼の世界内存在のあり方を、あるいはその情態性《ベフィントリッヒカイト》を読みとるだけの現象学的感受性を十分にはたらかせる場合には、真に特異的な分裂病性の変化を見極める試みにとってはこの上ない手懸りを提供してくれる。以下の記述も、もっぱらこの種の寡症状性分裂病を念頭においたものである。

二　自己《みずから》と自然《おのずから》

分裂病の臨床的診断にあたっては、表面的な症状に基づく診断のほかに、精神科医が患者から感じとる一種の直観がかなりの役割を果す場合がある。ことにいま問題にしている寡症状性の病型にあっては、診断の拠り所とする症状が乏しいために、この直観的診断に頼ることが多くなる。ビンスヴァンガーの「感情診断」、ミンコフスキーの「洞察診断」、ヴュルシュの「直観診断」、リュムケの「プレコックス感」などはいずれもこの現象を言い表わしたものであって、人間学的・現象学的分裂病研究者がいずれもこの現象に着目しているのは興味深い。私は、分裂病への現象学的接近の可能性は、分裂病者が診察者に与えるこの一種独特な人間的雰囲気への着目によって開かれたと言ってもよいのではないかと思っている。

この独特の人間的雰囲気というのは、分裂病者がときとして示す明白な拒否的、自閉的な態度や、旧い分裂病者が陥っている感情の起伏に乏しい平板な印象とは全く異なったものである。つまりそれは患者の表面的な対人的態度が拒否的であるか友好的であるかには関係なく、また患者との言語的交流や意思の疏通が可能であるかいなかとも無関係に、患者と出会った相手が本能的・直観的に感じとる一種異様で不自然な全体的雰囲気である。それはいわばなにか根底的な「生命的関係」とでもいうべきものの途絶感、あるいは言語的には表現しにくい過大な（ときには過小な）内的疎隔感であって、得体の知れぬ不安感を伴っている。

患者の奇妙な表情や拒絶的な態度が客観的に確認可能な現象であるのとは違って、この直観的に感じとられる不自然さの印象は、患者と人間的に接近しようとする相手の心中に忽然と生じる全く主観的な感覚である。しかし主観的ということはこの場合、なんの根拠もない好き嫌いや、狂人に対する恐怖感のような先入見を意味してはいない。というのは、分裂病者が相手に対してこの種の異和感を与えている場合、分裂病者の側でもそれと同時に、その相手から全く同質の異和感を感じとっているのであって、このことは多くの患者の証言からも明らかなことだからである。つまりこの不自然さの感じは、主観的ではあるが完全に相互的で、語の本来的な意味における「相互主観的」あるいは「間主観的」な性質の現象だということができる。ただ、診察者の側で患者という特定の個人に対して抱くこの異和感を、患者の側では不特定多数の周囲の人たちに対して漠然と抱いているという点で、この現象は通常二人の人の間に相互主観的に生じる愛情や嫌悪感などとは違った様相を呈している。しかしともあれ、《精神科医の側の異和感《ベフレムドゥング》は患者の側の疎外感《エントフレムドゥング》に対応している》（ブランケンブルク[5]）のであって、だからこの不自然さの現象は患者当人の症状ではなくて、むしろ患者と彼に出会う他者とのあいだに、間主観的に生じている事態、いわば「あいだ」それ自体の変化を示しているものと考えるべきである。

分裂病者と彼に出会う他者とのあいだのこの分裂病特有の不自然さの現象は、分裂病を自己の自己性に関する危機的事態と見る人間学的・現象学的理解に対して絶好の着眼点を提供してくれる。すでにビンスヴァンガーは、彼のいう「感情診断《ゲフュールスディアグノーゼ》」の「器官《オルガーン》」である「心的な他者知覚」[6]においては「他者の人格《ペルゾーン》そのもの」がわれわれに現前していると述べているし、ミンコフスキーが「洞察診断《ディアグノスティック・パル・ペネトラシオン》」を通じて見出した分裂病の基礎障碍も「人格の最深奥の琴線」[7]に直接関わるものであった。しかし、西欧の精神病理学が分裂病において特異的な仕方で障碍されていると考える「人格」の概念は、その多義的な用法と、ことにキリスト教的な含意とによって、われわれの現象学的考察にとっては必ずしも使いやすいものではない。私たちはここで独自の観点から、不自然さの印象と自己性の障碍との関係について考えてみたいと思う。

日本語の「自然」は、元来「おのずからあるまま」という意味の言葉である。(8)「おのずから」が「おのずから」のままに現れ出ている姿が「自然」だといってよい。この言葉は、ラテン語の natura から派生した西欧各国語の名詞的な「自然」概念とは本質的に異なっている。西洋の自然概念にも、人為の加わらない天然のままの姿という意味は含まれているけれども、それはあくまでも人間的な営為の外部にあるもの、内在的主体に対峙する外在的客体としてである。自然の自然さに関しては、人間の主体は指一本触れることができない。これに対して「おのずから」としての東洋的・日本的自然では、その成立の根拠に主体が全面的に参加している。つまり、「おのずから」は確かに「行者のはからい」を超えたところで「おのずから」であるのだけれども、それはまた一方で、それを「おのずから」と感得する人の心においてのみ「おのずから」でありうる。「おのずから」を「おのずから」と感じとる主体の側のはたらきが、自然が成立《おのずから》するための不可欠の要件となる。(9)西洋の自然が客体的な所与であるのに対して日本の自然は主体と客体とのあいだに生起する現象であるといってよい。

自然が「おのずから」であるのに対して、自己は「みずから」である。「おのずから」と「みずから」が、起源・発生を意味する助詞「から」を共有すること、「自《おのず》から」と

「自ら《みずか》」の両者を表記する文字「自」の原意がこれまた起源・発生を指していること（「自」を「より」と読む用法は現在でも残っている）は、自然と自己、「おのずから」と「みずから」の不可分の関係を理解する重要な鍵を与えてくれる。すなわち、この「自」がもともと主客未分の或る根源的な自発性を指すものと考えるならば、自然《おのずから》とは自が自のままにある姿、根源的自発性がその自発性を損うことなく自由に湧出している姿を指しており、一方自己《みずから》とは、この根源的自発性を主体の側に引き受けて、「み」すなわち自己身体の内部からの起源のものと見立てたあり方を指していると考えることができる。主客未分の根源的自発性をそのままの姿で主体と客体とのあいだで捉えたものが「自然」であり、これを主体の側のこととして捉えたものが「自己」である。自然と自己とは、本来ひとつの起源から分かれたものである。

「おのずから」と「みずから」、「自然な自明性」と「自己の自立性」の不可分の関係については、ブランケンブルクも周到に言及を怠っていない。《「おのずからあること」（Von-selbst-sein）と「みずからあること」（Selbst-sein）とはたがいに相補的な関係にある。自立的な人間の自己決定は、おのずから（ひとりでに）起ってくるものやおのずから（ひとりでに）わかりきっているものすべての、いわば無名の大海から突出しているものであると同時に、あくまでそれとのつながりを失わないものでもある。それは本質的必然性からいうと、「みずから」が「おのずから」に交替移行する関係だといえるが、人間の自立性とそこから生まれ育ってくる一切の自己理解とが、かずかずの新たな自明性の基礎をつくるという限りでは、そうでないともいえる。……自立性は自明性に依拠しつつも、同時にそれを（ヘーゲルのいう三重の意味で）止揚する。他方自然な自明性は、それが背後に退いている場合には、自立性の基礎を形作る。……自然な自明性に隙間がないことには、自我が自立性を確立する余地がないことになるし、逆にこの隙間が大きすぎて脆弱だと、自立性は自己を十分に展開するのに必要な母胎を見出すことができないうちに、いわばあまりにも早く自立を迫られて破滅してしまう[10]。》

　これはいうまでもなく、自然さと自己性の関係についてのきわめてすぐれた現象学的理解である。しかし、自己は自然さを母胎にしていながら、しかも同時に自然さを止揚することによって自己性を確立するという、どこかまだキリスト教的自然観のにおいの抜けきらない見方に対して、私たちは自然と自己がともに主体的人間と客体的世界とのあいだの出来事であり、しかもともに主客未分の根源的自発性から発生してくる等根源的・共属的な現象であるという東洋的自然観に根ざした見方を補っておく必要があるのではないか。

《お母さんとのあいだが気づまりなんです。間《ま》がもたないっていう感じなんです。中学生のとき、自分を出そうとすると何かがひっこんで出せなかった。自分の自然な感情が出せなくなってすごく苦痛だった。なにか索寞とした感じだった。なめらかな感情が出せないから、自分というものが出せず、自分ではないという感じだった。……はじめはお母さんとのあいだだけだったけれど、このごろはだれとでも気づまりで、間がもたない。気押されるというのか、すごい圧迫感を感じるのです。……自分が外に出せないのです》――これは私がすでに何回か引用したことのある、或る女性患者のことばである。[11] ここには右に述べた自然さと自己性との関係のいわばネガティヴな像が、つまり分裂病者の側から見た「不自然さ」の雰囲気と自己性の成立不能とが、ともに「あいだ」ないし「間《ま》」の問題として、いかなる現象学的記述にもまさる的確さで捉えられている。

三　差異化の反復としての自己

分裂病における自己の自己性の危機は、しかしながら右の患者の言葉にあるような自然さの喪失として表現されるだけでなく、より端的には他者による自己の主体性の簒奪として、自己の他有化の体験として現われてくる。それはパライノア性の迫害妄想や関係妄想のように外部的他者の自己領域内への侵入という形をとるよりも、自己と他者のあいだで主客の区別が失われ、自己の行動が他者主体の意志によって遂行されたり、自己の心の内部がまるまる周囲につつぬけになって他者に察知されたりするという形をとって体験される。自己の主体性と固有性が確保されているはずの内面世界が、かえって他者の主体性と自己の非固有性の成立する場となってしまう。

私たちの患者も、たとえば右に引用した言葉に続けて次のように言う。《自分を出したい出したいと思って出せずにいるうちに、人が自分の中にどんどんはいってくるようになった。人がはいってくると自分がなくなって他人が中心にいるようになってしまう。人が自分の中に入って自分のまねしてるんじゃないかと思ったり。……気を張っていないと……自分と他人の区別がなくなってしまう。》——また別の患者の表現を借りると、《ぼくはサイコ機械です。サイコ機械はM先生とT先生です。サイコ機械はぼくの体の中にはいって、こうやって〔紙に字を書く〕ぼくの手を使って連絡してくるのです。それはぼくなのです。トポロジー的な場の転位なのです。ぼくはぼくの場の内部において旅をするわけです》ということになる。このような自己の他有化の体験は、分裂病性の精神病以外ではまずどこにも見られないような、すぐれて分裂病特異的な現象である。「妄想」という概念を広義に解してこのような体験をも含めるならば、これはほとんど唯一の分裂病特異的な妄想と言ってよい。自己の主体性と固有性は、その可能性に関してもその構造に関しても、決してふつうに考えられているように自明のことではない。自己はいかにして自己自身でありうるのか、自己が自己自身であるという事実はいかなる構造を有するのかについての現象学的な問いに対して、分裂病者の自己他有化の体験はひとつの重要な糸口を与えてくれる。

自己は、恒常的な実体もしくは持続的な状態として自己自身であり続けるのではない。私が自分の自己というものをいつも手離さずに持っていて、例えば私の胃がときどき痛むことによって胃の存在に気づくとか、体温を計ってみて熱のあることに気づくとかの仕方で、ときどき自己の存在を自覚するというようなことではないのである。私が自己に目を向けていないときには、自己は自己としては存在していない。私が自己に目を向けるたびごとに、自己がそのつど自己自身として立ち現われる。自己は自覚されるたびごとにそのつど自己になる。自己は元来存在するものではなくて、絶えず繰り返し生成するものである。分裂病者は、食欲を失ったり聴力を失ったりするようなぐあいに自己を失うのではなくて、彼のそのつどの「自覚」において自己が自己自身として立ち現われなくなっているのである。彼が自己に目を向けるたびごとに、彼は繰り返し「自己の不在」を自覚することになる。

自己は自分ひとりで自己完結的に自己自身であることはできない。自己が自己として自覚されるのは、つねに自己ならざるものとの出会いの場においてである。この自己ならざるものというのは、現実の他者であってもよいし、自分の心に浮かんだなんらかの表象であってもよい。他者であっても他者以外の事物であってもよい。西田幾多郎の言葉を借りれば、《物来って我を照す》のである。しかしこのことは、自己ならざるもののほうが一次的で自己はそこから二次的に派生してくるという意味ではない。自己と自己ならざるものとの成立はつねに同時的である。自己が前節で述べたように主客未分の根源的自発性から「みずから」として生成してくるときに、自己は自己ならざるものを自己自身から分離して、自己と自己ならざるものを区別する。それが自己と自己ならざるものとの出会いである。自己と自己ならざるものとが、最初から互いに対峙する形で与えられているのではない。自己が最初から恒常的な主体として与えられていないのと同じように、自己ならざるものも最初から客体として与えられているのではない。自己ならざるものは、それが自己から分離されることによってはじめて客体となるのであって、この主客の分離はそれに先立っている主客未分の潜勢的一者からの自己の現勢化と同時に遂行される。《物来って我を照す》というのは、物を見ることによってこの主客の分離が触発され、そこで自己自身となるという意味に解さねばならぬ。(12)

自己と自己ならざるものとが最初から与えられているのではないという言い方には多少の補足が必要だろう。私の自己はつねに私の身体に伴っている。私の身体と無関係なところに私の自己が出現するようなことは、ふつうにはありえない。(13) そして私の身体という物象的イメージは、私が自覚的に自己を現勢化するかいなかとは無関係に（あるいはそれに先立って）あらかじめ与えられている。それと同様に自己ならざるものも、そのつどの物象的イメージとしては主客の分離に先立って与えられていると考えなくてはならない。自己と自己ならざるものの分離生成は、この物象的イメージによって少なくとも触発されるということができる。しかし、物象的イメージと重なり合うわけではない。例えば、同一の自己自身を舞台にして複数の人格主体が交替的に出現し、それぞれが或る期間独自の自己を自覚する「多重人格」の病像を想起するだけで、(14) 身体の同一性と自己の同一性とが必ずしも重なり合わないものであることがわかる。また同一の他者身体から必ずしも同一の他者人格が触発されない実例としては、「変装妄想」あるいは「替え玉妄想」がある。患者は眼の前にいる熟知の人物が当の本人ではなくて瓜二つの別人の替え玉だと信じたり、逆に未知の人物を熟知した人物の変装だと思い込んだりする。[15] だから自己と自己ならざるものとの現勢化に際して、自己自体や他者身体のごとき物象的イメージは、触発以上の作用をもつものではない。

主客未分の根源的自発性から自己と自己ならざるものとが分離生成してくる場合、この分離は外部的に見ればあくまでも相互的・相対的であって、両者は全く対等の比重で現勢化されるように思われるかもしれないが、これを自己の立場から見るならば、そこには独特の非対称性がある。つまり、自己が自己ならざるものを自己自身から分離するのであって、自己ならざるものが自己を分離するのではない。自己はあくまでも「分離する主体」であり、自己ならざるものは「分離される客体」であって、その逆ではない。自己が主体性であるというのは、この非対称性を指している。そして、ここから容易に推測しうるように、分裂病者の体験においてはこの非対称性がしばしば逆転し、自己と他者との主客の関係が転倒している。自己は主体であることをやめて単なる他者の客体になってしまう。[16]

現実の対人関係においては、自己が他者の客体となるという構図は決してめずらしいものではない。現実の自己と他者の関係は、両者の主体性がしのぎをけずる角逐の場であって、主客の関係が絶えず微妙に交錯したり入れ替ったりしている。軍隊などの命令系統における上官と部下の関係、サルトルの有名な鍵穴のぞきの例、遅刻したうえ教室を間違えて、皆の眼が一斉に自分に注がれた体験など、自己が一方的に他者の客体にされる場合もいくらでもある。しかし、分裂病者が他人からあやつられ、他人に心の中をのぞかれ、幻聴に語りかけられ、多くの人たちに監視されているというとき、そこで問題になるのは決して現実の他者ではない。さきにも述べたように、現実の自己身体や具体的他者と、自己の自覚的現勢化の遂行における自己および自己ならざるものとは、実際には必ずしも重なり合わない。分裂病者における自他の非対称性の逆転は、自己身体と現実の他者とのあいだの主客転倒とは違って、あくまでも自己の自覚的現勢化の構造に関する逆転である。

潜勢的な根源的自発性の現勢化において、自己と自己ならざるものの分離が非対称的な一方性において自己によって遂行されるということは、言葉を換えて言えば、自己と自己ならざるものとの分離が自己の場において遂行されるということである。自己と自己ならざるものとの差異は、一方的に自己の側の差異化の構造から生み出されるのであって、その逆ではない。その意味で、自己はそれ自体、差異を生み出す差異化の構造である。だからこの差異は、いうまでもなく、固定的に与えられた二つの項の間の差異のことではない。キルケゴールは、自己とは《関係が関係自身に関わる関係》だと言った[17]。サルトルは同じことを、自己とは《それ自身との一致であらぬ一つのありかた》であり、《定かならぬ裂けめが存在の中に忍びこんでいることを前提としている》と表現している[18]。自己の現勢化に際して存在の中に忍びこんだこの定かならぬ裂けめが、自己ならざるものを自己から分離する。

しかしさらに厳密に言うならば、自己がそれ自体差異化の構造であるといい、自己と自己ならざるものとの分離が単純に自己の場で遂行されるというのは十分に正確ではない。

というのは、自己とは決してこの分離に先立ってあらかじめ与えられているものではないからである。厳密には自己でも自己ならざるものでもないどこかで潜勢的自発性の現勢化が、あるいは主客未分の根源的一者の差異化が生起して、そこで分離生成した自己と自己ならざるものとのあいだに生じる非対称性のために、この全体が自己の場で遂行されたかのような外見を呈することになる。この「どこか」は本来不定の場所であるけれども、そこから自己と自己ならざるものが現勢化したあかつきには両者の「あいだ」となるべき場所であり、しかも結局は差異化の構造としての自己が自覚される場所となる。だから、あいだの場で自己が生じるとも、自己の場であいだが生じるとも、どちらとも言えることになる。この両義性こそ、「関係の関係自身への関係」としての自己の本質に属するものなのであって、自己が単なる内在《イマネンツ》ではなくて「出立」としての実存《エクシステンツ》であり、絶えざる自己超出としての世界内存在であるのはそのためにほかならない。

　しかしそれにしても、自己はあくまでも自己である。自己は自己の「外部」のどこかへ、つまりは自己と自己ならざるものとのあいだへ出で立つことによってそこからはじめて現成するものであるのに、ふつうは必ず自己の相のもとに現成することを忘れない。自己が絶えず繰り返し自己自身に立ち戻るというこの自己の固有性は、主体性と並んで自己の自己性の重要な契機である。そして分裂病においては、自己はその主体性を奪われるだけでなく、固有性としても成立しなくなっている。私の内面はもはや自己の固有の領域ではない。自己の固有性の重要な要件である内面的な自由は他者の所有に帰して、「みずから」

として自分の方へ引き寄せられなくなった「おのずから」は、例えば患者が「サイコ機械」と名づける一種の自動装置として独立し、しかもそれを操る妄想的他者の自由意志に委ねられることになる。あるいはまた、多くの分裂病者がほとんど同じ表現で——まるでそういった普遍的な客観的事実が存在するかのように——訴える「つつぬけ体験」では、自分の心中が相手につつぬけになり、相手から見透かされるために、患者はもはや一切の内密性を保有することができなくなる。[19]

　精神分析の影響を受けた精神病理学者たちは、この自己の固有性の侵害を「自我境界《エゴ・バウンダリー》」の障碍という観点から説明しようとしてきた。[20] 確かに私たちの患者も「自分と他人の区別がなくなった」という。しかしこれは、相互に外在的な自己と他者との間に引かれている境界線のようなものが透過性を帯びるとでもいうような仕方で自己の内容と他者の内容とが入り混るというような意味ではないだろう。「自我境界」といったものがなんらかの形で表象されうるとするならば、それは自己自身の現勢化の場における差異化の構造が自己中心的な非対称性を示すという事態において以外ではありえない。物象化的に捉えられた自他の境界線の堅固さが問題なのではなくて、自他のあいだの——ということはつまり自己の内面の——自己と自己ならざるものとの差異構造が示すバランスの可変性が問題なのである。このバランスが自己優位に保たれている限りにおいてのみ、自他の区別も明確に維持される。このバランスの非対称性が曖昧になると、自他の区別が疑問に付されるだけではなく、他者のほうがむしろ主体性を獲得して自己の内面世界を蹂躙することになる。

このように考えると、自己の固有性ということは自己の主体性ということと何ら変りはないということにもなる。主体的な自己のみが固有な自己なのであって、他者の客体と化した自己は、すでに一切の固有性をも失っている。

しかし、自己と自己ならざるものとのあいだのバランスがつねに自己優位の非対称性を保って、自己がこの差異化の主体でありうるためには、自己は絶えず同一の自己として繰り返し現勢化されているのでなくてはならないだろう。根源的自発性それ自体は、まだ自己の相のもとにはない。そしてその差異化が自己の相のもとに遂行されなくてはならぬという保証はどこにも存しない。現に分裂病者では、この差異化が自己ならざるものの相のもとに遂行されていると言ってよい。ここから自他の非対称性の逆転といった事態も出てくるのである。私たちの患者が「トポロジー的な場の転位」という表現で言おうとしていたのは、ほかならぬこの差異化の場の反転のことではなかっただろうか。この反転が通常は起らないで済んでいるのは、自己が新たに現勢化されるたびごとに以前の自己の主体性と固有性を継承し続けて、それによって自己の同一性が保持されているからである。

自己は、恒常的な実体もしくは持続的な状態として同一性を保っているのではない。自己は絶えず繰り返し自己に立ち戻ることにおいてのみ自己自身であることができる。自己は反復においてのみ自己の同一性を保っている。自己は根源的な潜勢的自発性からそのつど自覚的に自己の現勢化を遂行し、それと同時にそのつど異なった自己ならざるものを自己自身から分離しながら、自身はつねに同一性において自己を反復し続ける。しかしこの反復は、複写機がつねに同一のコピーを複写し続けるような機械的な反復でもなく、振子がつねに元の位置に戻るような旧状回復的な反復でもない。自己が自らを反復するのは、そのつどの自己ならざるものを分離する差異化の遂行においてこの自己ならざるものと対決しながら、この対決の止揚としての来るべき自己を投企するという仕方においてである。したがって自己の反復は、それまでの自己同一性の惰性的な延長を意味するのではなく、内面的な自己ならざるものとの出会いを通じての絶えざる変化と展開における自己同一性の反復を意味している。

自己は出立としての実存として、絶えずあいだの場所に出で立っている。自己の身体についての空間的規定が「ここ」であるのに対して、実存としての自己に関する空間的規定はあいだとしての「そこ」である。一方、自己はそのつど新たな存在可能を決断的に投企しつつ自己自身を反復するものである限り、その時間的規定は現在ではなくて未来である。自己はその反復において単に過去を保存するのではなく、そのつどの未来を先取する。[21]単なる過去の保存からは歴史は生まれない。自己が内面の歴史をもつのは、その反復がつねに未来先取的だからである。

四　あいだの歴史と分裂病

自己の主体性と固有性が自己の反復によって維持され、しかもこの反復が自己の内面の歴史を形成するということは、自己の他有化を特徴とする分裂病の理解にとって、ことにその人間学的・現象学的な成因論の構想にとって、大きな意味をもつ。

　自己が自己ならざるものとのあいだの場所に出で立ちながら、そこからつねに自己自身に立ち戻るというのが、自己の反復の意味であった。しかし自己はまず自己としてあって、それからあいだの場所に向かって出で立つのではない。自己があいだの場所に出で立つというのは、実は自己が自己として現成するときにすでにあいだの場所にいるということである。しかもこのあいだの場所というのは、外部的な自己ならざるものとのあいだにあるだけではなくて、同時に自己自身の内部構造でもある。自己はそれ自身、内面的に差異の構造をもっている。だから、自己がつねに自己自身に立ち戻りつつ自己自身を反復するということは、あいだがあいだ自身を反復することでもある。自己が反復を通じて自らの主体性と固有性を維持するということは、あいだが、自己の主体性と固有性の維持されうるようなあいだとして、それ自身を反復することにほかならない。

　あいだがそれ自身を反復することによって、あいだの歴史が形成される。私が自分の人生をふり返ってみると、それは私と多くの人びととのあいだの歴史であり、或はまた私が関わりをもった多くのものごとと私とのあいだの歴史であることがわかる。それは例えば父親や母親とのあいだの歴史であり、あれやこれやの友人とのあいだの歴史であり、妻との、子どもたちとのあいだの歴史である。それからまた、私の好きな音楽とのあいだの歴史であったり、私が専門としている精神医学とのあいだの歴史であったりする。そこにはまた、これまでに私が出会った多くの患者とのあいだのそれぞれの歴史も属している。親が死んでも、友人と離れても、かつて私が生きたそれらの人たちとのあいだは消え去ることがない。あいだは、いったん反復されて歴史を形成すると、私自身の歴史の一部となって生き続ける。単に保存され記憶に残されるだけではなく、未来に向けて展開され続ける。私の歴史とは、この数限りないあいだの歴史の綜合のことである。これらのあいだの一つひとつがそのつどの私の主体性と固有性において反復されてきたということが、私の歴史の同一性を可能にし、私がさらに未来を主体性と固有性において先取するということを可能にしている。

自己が自己自身の同一性において、自己の主体性と固有性において反復されうるためには、自己はすでに確実なあいだの歴史をもっていなければならない。生まれたばかりの赤ん坊には自己と自己ならざるものとの区別はない。あいだはまだあいだとして現勢化せず、だから自己もなく、歴史もない。生後数か月の或る時期から、つまり幼児が——おそらくはまず母親とのあいだに——最初の自他の区別を経験した時点から、あいだの歴史がはじまり、自己の反復の歴史がはじまる。あいだはそれ自身を反復する。ということは、あいだがそれ自身の歴史をもつようになると、次に来るべきあいだを自らの反復として投企するということである。幼児期の主として両親とのあいだの関係がその人の一生を通じての対人関係を規定するのはそのためである。たとえば結婚は異性の親とのあいだの反復という意味をもつ。幼児期の家族内対人関係がのちの自己形成に対してはかり知れない大きな意味をもつのはそのためである。すでに、分裂病者の家族についての多くの研究からは、患者が育って来た家庭においては家族相互間の、とりわけ患者と親との間の対人関係に特異的な異常の見出されることが報告されている。例えば有名なベイトソンの「二重拘束《ダブルバインド》」状況においては子どもが母親の口頭での命令に従うことは母親の内心の意志に反することだ、という形での関係が子どもと母親とのあいだに形成されている。そのために子どもは母親とのあいだを一義的に定義することができない。このようなあいだはそれ自身を反復する力をもたないか、同様に多義的で矛盾したあいだを反復するかのいずれかであるが、どちらにしても自己は確実な主体性と固有性において現勢化されえない。あいだがそれ自身の確実な歴史を形成し、自己の反復の基盤となりうるためには、幼児期における家庭内対人関係が十分な相互信頼によって裏づけられている必要がある。

分裂病の大半が思春期に発病するということも、この病気が本質的に自己の問題であることを物語っている。思春期は——身体面における性衝動の急激な出現とも対応して——自己と他者、自己と世界とのあいだがにわかに大きな緊張をはらんでくる時期である。外部的な他者や世界とのあいだが変化するだけではない。なによりもまず、自己の内面における自己と自己ならざるものとのあいだが、思春期に入ると急激に危機的様相を呈してくる。自己はにわかに自己の内部の自己ならざるものに目覚め、自己自身との内的不一致を自覚する。自己自身が未知なるものとして現われてくる。この時期の青年が急に日記をつけ始め、哲学や文学に接近するのは、このような自己の内面的差異構造の活性化を物語っている。思春期の青年に特有のぎこちない優雅さを欠いた態度も、自己が内面的差異構造を的確に処理しえないために、十分な自明性をもって自己自身でありえないことの現われと見てよいだろう。思春期は、自己と自己ならざるものとのあいだが全く新しい局面を迎える時期なのである。幼児期に確実なあいだの歴史を形成することができず、自己が自己ならざるものに対する確実な優位性を保った主体性と固有性において自己自身を反復してこなかった青年にとっては、この激動の時期を乗り切ることは至難のこととなる。

この危機的な事態から分裂病というような精神病が現実にどのように発生してくるのかを問うことは、もはや精神病理学独自の立場だけからは不可能な課題であるように私には思える。いずれにしても、単純な心因論は問題になりえない。思春期の激動はもちろん身体面での急激な変動をも含んでいる。分裂病の発現は、自己の病理、あいだの病理であると同時に身体の病理でもあるのであって、だからこそそこから身体病理学的に接近しうる臨床症状が出現してくるのである。

しかしそれでも、なお自己の病理の立場から注目しておいてよいいくつかの特徴がこの時期に見出される。患者は、この危機的な事態に直面して直ちに分裂病症状を発現するわけではない。多くは数年間におよぶ「潜伏期」とでもいうべき時期があって、その間、自己は最大限の努力を傾けて、解体に瀕した内面的差異構造の補強を試みる。それまで従順であった子どもが急に反抗的となったり、家族や友人と口をきかなくなったり、強迫症その他の神経症症状を形成して現実との間に距離を保とうとしたり、或はもし優れた知能に恵まれている場合にはそれに極端に依存して、自己の世界投企を知的価値の理想的世界のみに局限しようとしたりするといった対策が選ばれる。しかし多くの場合、この現実遊離的な方策は永続的効果をもちえない。第三者から見れば些細な、しかし当人にとってはこの必死の自己補強の努力の裏をかかれるような不意の出来事によって、この努力は一挙に水泡に帰するということになる。そのような出来事としては恋愛が圧倒的に多い。恋愛においては、自己の内面の自己ならざるものがむしろ自己の存在の根拠となり、差異化の構造の非対称性に一種の逆転が生じる。反復の歴史が確実に形成されている自己においてのみ、恋人を前にしてのこの一時的な差異の逆転から自己を回復する営みが、自明性を失わないのだろう。分裂病の発端となるような恋愛においては、この差異構造の変動がそのまま病的な逆転への口火を切ることになる。

　分裂病の発病は、いわばカタストロフィー的な転回である。発病前の世界と発病後の世界との間には、現象学的に接近困難なひとつの断絶がある。この断絶を埋めようとすれば、どうしても非現象学的な心因論レヴェルでの解釈に頼らざるをえない。ブランケンブルクが、成因論は現象学の仕事ではないという一貫した態度をとっているのもそのためだろう[22]。しかし私は、医学としての精神医学、病理学としての精神病理学はいやおうなく成因論にかかわらざるをえないという実際的な理由からだけではなく、こと自己やあいだの現象学に関する限り——自己はほかならぬあいだの反復の歴史においてのみ自己自身となりうるのであるから——事柄それ自体からの要請によって、すでに成因論を内に含まなくてはならないという理由からも、従来から「成因論的現象学」の可能性を模索してきた。しかし、その確かな方法論はまだ見出されていない。鬱病あるいは躁鬱病に関しては、その病前の行動様式や誘発状況を含めた成因論的現象学が、テレンバッハ[23]やアルフレート・クラウス[24]によってかなりの成功を収めている。これと同じような試みが分裂病に関してもなされえないものであろうか。人間学的精神病理学に残された大きな課題であろう。

注

（1）精神分裂病を人間以外の動物に見出そうとする試みはこれまで遂に成功しなかった。人間においては総人口の約〇・八パーセントの罹患率を有するとされているこの高頻度の疾患が、霊長類を含めていかなる他の動物にも存在しないというのは、由々しい事実である。

（2）この点に関しては、拙著『異常の構造』（講談社現代新書、一九七三）一〇八頁以下（『木村敏著作集』6、弘文堂、二〇〇一、七〇頁以下）を参照。

（3）しかし、妄想が疾患ごとに多少とも性格を異にすること、したがって分裂病妄想についても厳密に言えばその特異性を問題にしうることも確かである。しかしそのためには精緻な現象学的接近が必要である。

（4）私見では事実はその反対であって、産出的症状の豊富な病型ほど、薬物療法に反応しやすく、遺伝傾向も濃厚であることなどから、それだけ確実に生物学的病変を伴っていると考えられる。

（5）ブランケンブルク（木村敏・岡本進・島弘嗣訳）『自明性の喪失』（みすず書房、一九七八）一〇八頁。

（6）Binswanger, L.: Ausgewählte Vorträge und Aufsätze, II. S. 135f. Francke, Bern, 1955.

（7）ミンコフスキー『精神分裂病』（村上仁訳、みすず書房、一九五四）七三頁以下。

（8）例えば老子の有名な《人は地に法《のっと》り、地は天に法り、天は道に法り、道は自然に法る》における「自然」は、ウェイリーによって"the what-is-so-of-itself"つまり「おのずからそうであること」と訳された。日本での最古の用例である万葉集巻十三の《山の辺の五十師《いし》の御井《みい》は、自然成れる錦を張れる山かも》（三二三五）では、「自然」と書いて「おのずから」と読ませている。次にこれまた有名な親鸞の『末燈鈔』では、《自然《じねん》といふは、自はおのづからといふ、行者のはからいにあらず、しからしむといふことばなり。然といふは、しからしむといふことば、行者のはからいにあらず》とある。「自然」とnatureの意味のずれについては柳父章『翻訳の思想――「自然」とnature』（平凡社選書、一九七七）に詳しく論じられている。

（9）西洋の「イギリス式庭園」は、都市の内部に自然のコピーを置いて、だれでも手軽に代用的自然に接しうるように作られた公園である。これに対して例えば日本の枯山水の庭は、そこに自然の真意を深く感じとる能力をもった観賞者の側の感受性を期待して、少数の選ばれた人のために作られた私的な作品である。西洋の自然が不特定多数の人たちに与えられているのに対して、日本の自然が自然として成立するためには特定の個人の心を必要とする。

（10）ブランケンブルク前掲書一六三頁。

（11）この症例についての考察は、拙著『分裂病の現象学』（弘文堂、一九七五）の三一九頁以下（『木村敏著作集』8、一七五頁以下）、および『講座・現象学』第四巻（弘文堂、一九八〇）に収めた拙稿（本書Ⅶ章に再録）を参照。

（12）物からの――一般的にいって世界からの――触発によって自己が自己として現勢化せず、それに伴って世界も世界として現勢化しないような病態が、いわゆる離人症である。離人症については拙著『自覚の精神病理』（紀伊國屋書店、一九七〇、『木村敏著作集』1）の第一章、さらに専門的には『現代精神医学大系三B、精神症状学II』（中山書店、一九七六）一〇九―一四三頁の拙稿「離人症」（本書IV章に「離人症の精神病理」として再録）を参照。

(13) しかし分裂病症状においては、自己が身体から離れて出現するという事態は稀ではない。例えば拙著『自覚の精神病理』（前出）一一〇頁以下（『木村敏著作集』1、一八三頁以下）の症例S・Mや、『分裂病の現象学』（前出）二二五頁（『木村敏著作集』1、二九八頁）に記載した症例における自己重複体験がそれである。

(14) 多重人格の詳しい記載は、H・エレンベルガー『無意識の発見』上巻（木村敏・中井久夫監訳、弘文堂、一九八〇）一五〇頁以下にある。

(15) この症状については拙著『自覚の精神病理』（前出）の第二章を参照。

(16) 自他の非対称性の分裂病者における逆転について最初に指摘したのは安永浩である。安永浩『分裂病の論理学的精神病理』（医学書院、一九七七）の第一章、ことに三四頁以下を参照。

(17) キルケゴール『死に至る病』第一部の冒頭。

(18) サルトル『存在と無』（松浪信三郎訳、人文書院、一九五六）二二五頁以下。

(19) この症状は、藤縄昭の記述した「自己漏洩症状群」にきわめて近い。藤縄昭「自己漏洩症状群について」（土居健郎編『分裂病の精神病理1』、東京大学出版会、一九七二）を参照。

(20) 例えば Federn, P.: Ego Psychology and the Psychosis. London, 1953. Winkler, W. T.: Zum Begriff der "Ich-Anachorese" beim schizophrenen Erleben. Arch. Psychiat. 192; 234, 1954. Kisker, K. P.: Der Erlebniswandel des Schizophrenen. Springer, Berlin/Göttingen/Heidelberg, 1953. など。

(21) 自己存在の時間規定としての未来性は、分裂病的事態において自己性が危機に瀕したときに、いっそう切迫した緊急の様相をおびて現われてくる。この「未来先取的」あるいはアンテ・フェストゥム的な時間構造の分裂病との親近性については、拙論「分裂病の時間論」（笠原嘉編『分裂病の精神病理5』東京大学出版会、一九七六。本書V章に再録）および「時間と自己・差異と同一性」（中井久夫編『分裂病の精神病理8』東京大学出版会、一九七九。本書VI章に再録）を参照。

（22）例えば、ブランケンブルク『自明性の喪失』（前出）一六二頁。これに対する私の批判は拙著『分裂病の現象学』（前出）一〇六頁以下（『木村敏著作集』5、一九五頁以下）。

（23）テレンバッハ（木村敏訳）『メランコリー』（みすず書房、一九七八）。

（24）Kraus, A.: Sozialverhalten und Psychose Manisch Depressiver. Enke, Stuttgart, 1977.（岡本進訳『躁うつ病と対人行動』みすず書房、一九八三）

IX　分裂病の診断をめぐって（一九八一）

一　はじめに

精神分裂病の「診断」について語りうるための必要条件は、何よりもまず、分裂病とは何であるのか――そして何でないのか――の輪郭が、概略的ではあれ確定しているということだろう。しかもその「輪郭」は、単なる理論的・抽象的な概念規定としてではなく、臨床的・経験的な使用に耐えうるものでなくてはならない。われわれがこんにちに至るまで、この要請に応えうるだけの明確さをそなえた分裂病概念をもちあわせていないことは、あらためて述べるまでもない。

《婚約解消後に関係妄想を伴う気分変調をきたした甲状腺腫の男性患者があるとすると、ゲッティンゲンでは「分裂病シュープの初期」、テュービンゲンでは多次元診断によって「分裂病質でパセドイド素質の人の敏感関係妄想」、東ベルリンでは明確な遺伝変質疾患としての"affektvolle Paraphrenie"、チューリヒでは「甲状腺疾患による内分泌精神病」、ボンでは「妄想傾向をもつ内因反応性気分変調」、ハンブルクでは「妄想成分を含む循環鬱病」、フランクフルトでは人生行路上の挫折の一形としての「現存在秩序の障碍の結果」などのさまざまな診断が下されるのではなかろうか》[*]——これはコンラート(Conrad, K.)[8]が、精神医学における疾病学的カテゴリーが学派間できわめて多種多様であって、客観的基準を欠いている状況を揶揄した言葉である。

* 当時のゲッティンゲンの主任教授はコンラートであり、テュービンゲンにはクレッチュマーの影響が強く残っており、東ベルリンはレオンハルト(Leonhard, K.)、チューリヒはM・ブロイラー、ボンはヴァイトブレヒト(Weitbrecht, J.)、ハンブルクはビュルガー゠プリンツ(Bürger-Prinz, H.)、そして、フランクフルトはツット(Zutt, J.)によって指導されていた。

それから二十年後の現在、世界各国の精神医学的診断基準を統一しようとするWHOの大々的な計画が進められ、国際疾病分類(ICD)も改訂を重ねて現在九版を数えているが、こと分裂病に関するかぎり、その本態についての合意が得られぬままに命名だけの辻褄をあわせようとするこの試みは、いわばエスペラント語普及の努力にも似て、臨床末端の現場にはとうてい浸透しないのではないかと思われる。

このような現実にあって、ここでは分裂病診断についての教科書的な記述は最初から断念せざるをえない。むしろ、できるかぎり多くの立場からの異なった意見を紹介して、問題の複雑さを浮彫りにしてみたいと思う。

最初にいま一つはっきりさせておきたいことは、精神療法家や人間学派の一部にみられる診断軽視ないしは診断罪悪視の考えは、基本的に誤りであるということである。もちろん、「レッテル貼り」そのものには何らの治療的意味もないばかりか、社会的見地から有害ですらある。しかし、治療が表面的な対症療法の限界をいくらかでも越えて、病める人生そのものに眼を向けようとするならば、その病態の本質がどこにあるかについての洞察と、そこから必然的にでてくる診断行為は、不可避の医学的な営みとなる。われわれが最終的に求めているのは、この種の治療的人間学の立場からの分裂病診断である。

以下、クレペリーン（Kraepelin, E.）、ブロイラー（Bleuler, E.）、シュナイダー（Schneider, K.）という現在全世界の精神医学を支配している診断体系の原典についてやや詳細に紹介したのち、これについての種々の問題点を文献に即して展望してみたいと思う。

二　古典精神医学における分裂病診断

1　クレペリーンにおける早発痴呆の診断

精神分裂病概念の直接の前身である「早発痴呆」（Dementia praecox）の概念が、クレペリーンの精神医学体系の中にはじめて登場するのは、彼の教科書の第四版（一八九三）においてである。この版で「精神的変質過程」（psychischer Entartungsprozeß）の項目に、

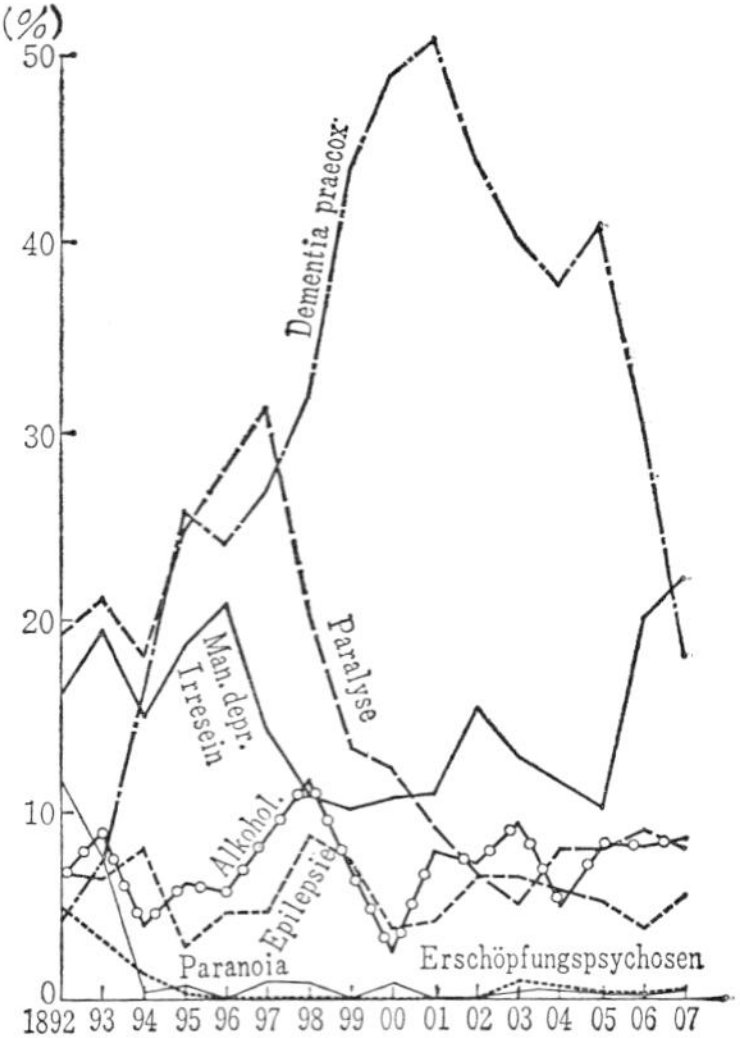

図 1. 1892—1907 年におけるハイデルベルク大学精神科入院患者の統計資料
(Kraepelin: Psychiatrie. 8. Aufl., S. 527, Barth, Leipzig, 1909 より引用)

緊張病（Katatonien）および妄想型痴呆（Dementia paranoides）とならんで配列されている早発痴呆は、第五版（一八九六）では「代謝疾患」という大項目のもとに、粘液水腫、クレチン病、麻痺性痴呆（進行麻痺）とならぶ「痴成化過程」(Verblödungsprozeß) という中項目の中に、緊張病および妄想型痴呆とともに組み入れられている。第六版（一八九九[38]）および第七版（一九〇四）では、早発痴呆は独立の項目として他の大項目と同格で配列されるようになり、その下位分類として破瓜型（hebephrenische Formen）、緊張型（katatonische Formen）、妄想型（paranoide Formen）という、こんにちまで続いている三主要亜型が顔をそろえることになる。ちなみに第六版におけるいま一つの大きな出来事は、躁鬱病（manisch-depressives Irresein）がはじめてまとまった疾患単位の形をとり、早発痴呆と同格の大項目として登場してくることである。次の第八版（一九〇九―一九一五）[39]と、クレペリーンの没後ランゲ（Lange, J.）によって完成された第九版（一九二六）においては、早発痴呆は再び大項目から姿を消して、パラフレニー（Paraphrenie）とともに「内因性痴成化」（endogene Verblödungen）の項目に収められることになった。これに対して躁鬱病のほうは、依然として大項目の地位を守りつづけている。

この簡単な歴史的展望からもわかるように、早発痴呆の概念は一八九三年までにすでに出現していて、一八九九年ごろには独立の疾患単位としてきわめて大きな地位を占めるようになっていたが、一九〇九年ごろには再びやや縮小されている。この変遷を如実に示しているのが、第八版の総論の部（第一巻）に掲載されている一八九二年から一九〇七年のあいだのハイデルベルク大学精神科入院患者の統計資料（図1）であろう。この表にみるように、早発痴呆の患者数は一八九二年には新入院患者の約五％にすぎなかったのが、一八九三年ころより急速に増加し、一九〇一年には新入院患者の半数以上を占めるに至る。ところが一九〇五年以降は再び急速に減少して、一九〇七年には二〇％を切っている。この急激な増減についてクレペリーン自身は次のように述べている。[39]

《この事態は、早発痴呆の病像が以前よりも詳しくみられるようになって、個々の症状の特徴的な意味が最初のうちはひどく過大に評価されたという事情から説明がつく。ことに、緊張病様の病像をもつ躁鬱病の中に、早発痴呆と誤診された例が多い。このことは、躁鬱病の頻度の下降と早発痴呆の急増が同時に起こっていることに、はっきり現われている。

この間違いは当然のことながら次第に気付かれ、訂正されて、早発痴呆の減少と躁鬱病の増加をもたらした。この両曲線がいまに至るまで激しい動揺を示していることからもわかるように、このことに表現されているような難問はこんにちでもまだ未解決のままだといわざるをえず、両者の十分に確実な鑑別も、したがって頻度曲線が平坦化する見込みも、まだ得られてはいない》(第八版、第一巻五二八頁、傍点は引用者、以下同じ)。

こんにち、諸家によって「分裂病概念の混乱」が叫ばれていることに思いをいたすとき、このクレペリーン自身の告白はいっそう意味深いもののように思われる。よく考えてみると、こんにちの「分裂病概念の混乱」は、実はむしろ逆に「分裂病概念の硬直化」とよんだほうがよいのではないか。クレペリーンが「まだ得られていない」とした「頻度曲線の平坦化」は、こんにちの多くの統計資料をみると、むしろあまりにもみごとに達成されているようにみえる。しかしこれが「十分に確実な鑑別」に裏打ちされた平坦化であるのなら、問題はない。はじめに述べたような各国間、各学派・各施設間、各研究者間の分裂病診断の頻度の差異を一方におき、それぞれの国や施設での統計曲線の平坦化をもう一方において考えてみるとき、そこから浮かび上がってくるのは、各自が無反省に墨守している分裂病概念のどうにもならない固陋さという印象である。これに比べると、クレペリーン自身の診断基準におけるこの激しい「混乱」には、早発痴呆概念の純化に向けての彼の努力が、いかに柔軟な批判的精神によって裏打ちされていたかがよく現われている。

クレペリーンの教科書のすべての版を逐一検討することは、種々の制約上不可能である。ここでは、彼自身の早発痴呆概念が最も拡大した第六版(38)と、彼自身におけるこの概念の最終形態を示す第八版(39)とによって、診断上特に重要な事項を拾いだしておくにとどめよう。

クレペリーンは早発痴呆を定義して、《独特な弱力状態(eigenartige Schwächezustände)に至るという共通の特性をもった一群の病像を暫定的にまとめた名称》(第六版)、あるいは《精神的人格の内的関連が独特の様式で破壊され、それに伴って感情活動と意志が主として障碍されるという共通の標識を帯びた一群の状態像をまとめたもの》(第八版)と書いている。一八九六年に彼がこの概念をたてたとき、彼の念頭にあったのは《多種多様な臨床像から結果的にでてくる相互にきわめて類似した痴成化の状態》についての強い印象と、《この独特の痴成化が思春期と密接な関係をもつらしいという経験》であった(第八版、第三巻六六九頁)。

早発痴呆の頻度に関しては、ハイデルベルク大学在任中の第六版では《精神病院新入院者数の一四—一五%で、うち破瓜型と緊張型が五—六%ずつ、残りが妄想型》と書かれていたものが、ミュンヒェン大学に移ってからの第八版では、この頻度は病像範囲をどうとるかによって変わるほか、病院の性格によっても大きく左右されるとし、ミュンヒェン大学では新入院の約一〇%だと書かれている。《ハイデルベルクで一五%に達していたのは、同大学では入院手続が面倒なため、早発痴呆以外の軽症疾患があまり入院してこなかったから》だと説明されているが、これにはもちろん上記の診断基準そのものの変化も関係しているだろう。また、早発痴呆の患者は《進行麻痺患者のように早死にしないし、躁鬱病患者のように退院者数が多くならないので、次第に病院内にたまってきて、新入院の少ない収容施設では在院者の七〇—八〇％にも達することがある》（第八版、第三巻九〇八頁）。

個々の精神疾患との鑑別診断には、両版ともかなりのページ数をさいている。ここでは主として、より厳密な第八版によってみてゆくことにする。《精神障碍の領域には、ある特定の病気の決定的な標識となるような徴候は存在しない》が、《さまざまな個別特徴からなる全体像や、それが疾患の経過中に示す変化が、まったく別個の疾患とそっくり同一の様式ででてくるようなことはまずないものと考えてよい》（同、九四五頁）。

早発痴呆の初期病像が単純な神経質、心気症、神経衰弱などと誤診されることはまれではないが、決め手になるのは精神的弱力化の徴候、判断力の喪失、心気的な訴えの不合理さ、医者の説得が通じないこと、感情の鈍麻、無関心さ、休息しても改善しないこと、種々の程度の命令自動症や拒絶症の出現などである。幻覚や理解不能な衝動行為が現われたら間違いなく早発痴呆である。（第八版では、早発痴呆診断の最重点項目として緊張病症状、ことに命令自動症、拒絶症、衒奇症、常同症、衝動行為などの意志障碍が特に強調されている。）

最も重要でしかも最も困難なのは躁鬱病との鑑別である。ここでも個々の症状の特徴を重要視するのは間違っている。《病気の原因が何であれ、それはいずれも脳の中にあらかじめ形成されている仕組みに作用して、この仕組みが独自に病的な働きを示すことによって臨床的病像が現われるのである。だから刺激がどんなに異なっていても、それが同じ場所をおかせば非常によく似た症状が出現しうる。しかし、病的機転が異なることによってまず同じ仕方ではつくりだされないだろうと思われるのは、発病様式・経過・転帰を含めた臨床的全体像である》(同、九四九、九五〇頁)。《緊張病症状、特に真の拒絶症は、かなり有力な指標になるけれども、それも絶対的のものではない。一方、躁鬱循環性の経過も、多少のニュアンスの差はあってもほとんどそっくりそのままの形で早発痴呆にも出現しうる。シュトランスキー(Stransky)のいう「精神内失調」(intrapsychische Ataxie)は鑑別上重要であるが、躁鬱混合状態では少なくとも表面的にはそれと類似した病像がでてきうるので、いつも容易に確認できるものではない。個々の症状でかなりの程度鑑別の指標になるものとしては、幻聴や不合理な妄想が初期から多発すること、作為体験、自己の精神障碍への無関心さなどである。妄想内容から早発痴呆と躁鬱病を区別するのは困難である。罪業妄想、迫害妄想、心気妄想などは両者にまったく同様に出現しうる。身体的、ことに性的な被影響妄想はかなりの可能性で、また思考や意志の領域での被影響妄想はほとんど確実に早発痴呆の指標となる》(同、九四九—九六〇頁)。

アメンチア(急性消耗性精神病)との鑑別は、第六版ではかなり詳しいが、第八版ではきわめて簡単である。これはその間にアメンチアが一部の症状性のものを除いて躁鬱病と早発痴呆とに編入されたからである(第八版、第一巻五二八頁)。《発病初期の昏蒙と錯乱は一般にアメンチアと考えられやすいが、鑑別には拒絶症と常同症に重点をおくとよい。

……アメンチア患者はずっと自然で無理のない態度を示す。……アメンチアでは気分的色調がはっきりしていて、悲嘆から激怒へ、それからまた快活さへと突然に変化する。早発痴呆では激しい興奮にも感情の深い動きが伴わず、内面的な無関心がひどく目立つ。……アメンチアはつねに精神的消耗をきたす原因に続いて起こるが、これは早発痴呆ではときたましかみられないことである》(第六版、第二巻二〇六、二〇七頁)。アメンチアを急性非定型精神病と読みかえれば、この記述は現在でもほぼこのままの形で通用するだろう。

パラノイアとの鑑別点として第一に強調されているのは、パラノイア患者に意志障碍その他の緊張病症状、意志の被影響、幻覚などが認められないこと、人格や精神機能の統一性が長期にわたって保たれることなどである(第八版、第三巻九六七頁)。

2　オイゲン・ブロイラーにおける分裂病の診断

一九一一年、オイゲン・ブロイラーはアシャッフェンブルク(Aschaffenburg, G.)の編纂した『精神医学全書』中の一巻として、『早発痴呆または精神分裂病群』(Dementia praecox oder die Gruppe der Schizophrenien)を著わした(6)。以後、精神医学の疾患体系に、早発痴呆にかわって精神分裂病の名称が定着することになる。

「早発痴呆」という名称が不適当である理由としてブロイラーがあげているのは、①この名称では病名は表記できるが病者を表記できず、形容詞形をつくれないこと、②すべての患者が「早発」性に痴成化するわけでもなく、すべての患者が「痴呆」に陥るわけでもないことの二点である（原著、四頁）。また「精神分裂病」という新しい名称を選んだ理由は、《さまざまな精神機能の分裂（Spaltung）が最も重要な特性の一つだから》（同、五頁）である。

ブロイラーが分裂病とよぶのは、《一部は慢性の、一部は急性増悪をくり返す経過をとり、どの段階でも病勢の停止や軽快が起こりうるが、おそらくは決して完全治癒には至らないだろうところの一群の精神病であって、思考、感情、外界との関係が他の精神病にはみられない特異的な変化を示すという特徴をもつ》（同、六頁）。精神機能の分裂は程度の差はあれ必須症状で、重症では人格の統一が失われ、いろいろなコンプレックス間の相互連関が解体して、一つのコンプレックスが、ある期間人格全体を支配する。つまり連想活動が断片化する。知覚、見当識、記憶の原発性の障碍は認められないが、感情障碍は著明で、重症例では感情表出が完全に消失し、軽症でも感情表出が体験にそぐわなくなる。入院患者の大部分には、こういった「痴成化」の徴候に加えて、幻覚妄想症状、錯乱、もうろう状態、躁鬱の気分動揺、緊張病症状などの副次的症状もみられる。副次的症状のうちには分裂病診断に用いうるだけの特異性をもったものもある。入院患者以外にも副次症状が認められないかあまり目立たない多くの分裂病者がいる。《正常者とのあらゆる移行が存在すること、著明な症状の少ない軽症例ないし潜伏性分裂病が顕在性分裂病よりもずっと多いということを知っておくことが、きわめて重要である》（同、八頁）。

ブロイラーは、症状論的見地から分裂病の基本症状（Grundsymptome）と副次的症状

(akzessorische Symptome) を区別する。基本症状とはすべての患者に認められる、分裂病に特徴的な症状で、連合障碍、感情障碍、両価性、自閉、分裂病性「痴呆」などを含む。さらに、知覚、見当識、記憶などの原発性障碍の欠如も基本症状に加えられている。《基本症状が強いために入院が必要になるような場合はそれほど多くない。患者の社会生活を不可能にするのは、むしろこれに副次的症状が加わるためである》(同、七八頁)。副次的症状のうち重要なものは、幻覚(ことに聴覚と体感のそれ)、妄想(迫害、身体的被影響、被毒、誇大、被愛、関係妄想など)、妄追想、新語症、緊張病症状(カタレプシー、昏迷、多動、常同症、衒奇症、拒絶症、命令自動症、反響症状、衝動行為など)、躁鬱症状その他の急性症状などである。この基本症状と副次的症状のさまざまに異なった配分によって、妄想型、緊張型、破瓜型、単純型の各亜型が形成される。基本症状と副次的症状の区別は純粋に症状論的なものであって、ブロイラーはこれとは別に、精神病理学的理論の見地から「原発症状」(primäre Symptome) と「続発症状」(sekundäre Symptome) とを区別している。原発症状とは疾患過程(分裂病性脳病変)から直接に生じてくる症状であるが、確実な原発症状はまだ知られていない。連合障碍の一部(諸観念間の親和性の低下もしくは均一化)はおそらく原発症状であろうが、他の一部(途絶や分裂)は続発症状である。その他、こんにちまでに記載されているほとんどの分裂病症状は、原発性の疾患過程に患者の精神が反応して生ずる続発症状で、いわば偶発的な症状である。

《診断は、顕著な分裂病ではごく容易であるが、軽症例では他の多くの精神病の場合よりも困難である。……分裂病の識別に用いられる精神症状はごく限られていて、しかもそれすらも鑑別診断的にはきわめて多義的である（特殊診断的閾値が高い）。躁鬱気分異常はあらゆる精神病に現われるし、観念奔逸、制止、そして――特異的な性質をもたないような――幻覚や妄想もさまざまな疾患の部分現象であって、精神病診断には役立っても分裂病診断には役立たないことが多い。……だから個々の症状それ自体よりもその内面的・外面的な強さ、ことに心理的な周囲の状況との関係のほうが重要である》（同二三九、二四〇頁）。《既往歴は、多くの場合に診断の絶好の手がかりとなる。だから近親者の陳述から確実な分裂病診断を下すことも可能である。分裂病者の行動は非常に特徴的であって、しろうとの描写でも十分に役に立つ。重要なのは性格の変化であって、若い青年が「変わってしまった」といわれるような場合には、たいていは精神病であり、破瓜病であることが最も多い》（同、二四二頁）。

個々の症状のうち、明白な連合障碍はそれだけで十分分裂病診断が可能である。自閉症はヒステリーや進行麻痺にもみられる。概念の不分明さは他の疾患にもみられるが、意識障碍がないのに別々の人物や事物が同一視されるほどになれば、確実に分裂病と考えてよい。唐突な観念が突然浮かんで、それが不合理なものだったり人格と矛盾するものだったりする場合は、分裂病のかなり確実な徴候である。幻覚では幻聴と体感幻覚の形をとりやすいことが重要で、物理的迫害妄想と幻聴が持続すれば分裂病と考えてよいだろう。妄想はその内容だけをとってみても分裂病の特徴を示す場合が多い。妄想が熟考の結果考えだされたものでなく、ごく単純な現実とひどく矛盾し、しかも一見意識が清明であるような場合に、分裂病的な特徴がいちばんよくでる。感情的機能の異常や喪失は分裂病の決定的徴候の一つである。無関心さよりも気分転調能力の欠如に注目すべきである。動機のない、感情を欠いた空笑は、特に重要な最初期徴候の一つである。緊張病症状は分裂病特有のものではない。

《分裂病と躁鬱病との症状論的鑑別は、特異的な分裂病症状によってしかなされえない。躁鬱病にみられる現象はすべて分裂病にも出現しうる。分裂病症状の有無だけが決定的である。……十分な観察によっても分裂病的なものがまったくでてこないときに、はじめて躁鬱病の結論をだしてよい》（同、二四八頁）。感情の転調能力の障碍と気分の統一性の欠如、そして何よりも観念奔逸とは異質な分裂病性の連合障碍と、制止とは異質な分裂病性の途絶が重要な指標になる。

《パラノイア患者は自らの妄想体系について議論可能であるが、妄想型分裂病者は反論の意味を理解しえず、まして反論と自説とを秤量してみることなど不可能である。外部からの力が内面に影響を及ぼすといった妄想を、私はパラノイアではみたことがない》（同、二五七頁）。ヒステリーや神経衰弱との鑑別も一方通行的で、分裂病にはそれらの症状は出現しうるが、逆にヒステリーや神経衰弱には分裂病症状は出現しない。一部の学者のいう変質精神病との鑑別は、この概念が分裂病の多くを含んだものであるために不可能である。

このようにしてブロイラーは、分裂病の基本症状と副次的症状、原発症状と続発症状を厳密に区別し、個々の精神症状の「鑑別診断的な閾値の高さ」を強調して精密な分裂病診断を求めているようにみえるが、本質的に縦断的経過概念である「早発痴呆」の病名を、本質的に横断的病像概念である「精神分裂病」に改めた彼の基本姿勢は、結局のところこの病名の適用範囲を著しく拡大することになった。何よりも彼は、《個々の症状それ自体よりも、心理的な周囲の状況との関係のほうが重要である》(同、前出)という彼自身の戒めを犯しているようにみえる。クレペリーンの「早発痴呆」概念における「痴呆」とは、決して単純な知的解体の意味ではなく、まさに「心理的な周囲の状況との関係」の障碍を意味していたはずである。

このような概念拡大の必然的な結果として、分裂病診断は早発痴呆の診断よりもはるかに頻回に下されることになった。ブロイラーは新入院患者中の分裂病の頻度を三〇%としているが(同、二七三頁)、これはクレペリーンが(「早発痴呆」の概念が急激に拡張した一時期を除いて)最終的に示している数値(約一〇%)の三倍にものぼる。これに対して収容施設的色彩の濃かった当時の精神病院での長期在院者におけるこの疾患の比率については、クレペリーン(七〇—八〇%)もブロイラー(七一%)もほぼ同じ数値をあげている。これは「早発痴呆」から「精神分裂病」へと膨張した分(約二〇%)の新入院患者が、結局は予後良好で長期在院を要しなかったということを物語る間接的な証拠になるだろう。この点からもブロイラーの分裂病概念は本質的に横断面的症状論的な概念だということがいえる。

3　クルト・シュナイダーにおける分裂病の診断

ブロイラーによる症状論的な分裂病診断は、その後クルト・シュナイダーによって継承され、診断基準としての「第一級症状」(Symptome ersten Ranges) の提唱によって、わが国を含む世界各国の分裂病診断に大きな影響を与えた。

彼はその代表的著作である『臨床精神病理学』[71] においてはっきりと、《われわれの立場では、精神医学の診断は原則的に状態像に基づいて行なわれ、経過に基づいて行なわれるものではない。これはまた身体医学の診断学の原則でもある。われわれが現在の精神医学の諸前提や着眼点から分裂病と躁鬱病の状態像を、現在はまだ不明だがとにかく身体的な疾患の症状と見なす以上(疾患はつねに身体的である)、方法的に身体症状と精神症状の違いは強調しても、医学の原則から離れるいわれはまったくない。ただし通常は、分裂病症状があれば(きわめてさまざまの程度の差はあれ)不良な経過が予想され、逆に躁鬱病症状は当面の病相期が完全に治癒する見込みを与えてくれる》(原著、九四頁)と書いている。

分裂病の診断においてシュナイダーが重要視しているのは、体験の異常と表出(Ausdruck)の異常である。体験の異常としては、たとえば幻覚、妄想、思考障碍、妄想知覚、妄想気分、妄想着想、感情や意志の障碍、自我体験の障碍などが問題になる。表出の異常とは、言語表現、筆跡、表情、その他の身体的運動に関する障碍で、体験内容のように隠したり否認したりできないから、分裂病診断には特に重要な意味をもつ一方、何ら表出の異常を示さないような分裂病者も多い。《ごく一般的にいえば、体験様式が的確に把握できれば、これは診断にとっては表出の異常より優先する。表出が観察者に与える印象には、さまざまな主観的な誤りの源が含まれているからである》（同、一三二頁）。

《分裂病に出現する多数の異常体験様式のうち、いくつかのものを第一級症状とよぶ。それはそれらを「基礎障碍」と考えるからではなく、それらが精神病以外の心的異常や躁鬱病との鑑別診断上とりわけ重要な症状だからである。……第一級症状は、本書の論述の順序で並べると、考想化声、話しかけや応答の形の幻聴、自分の行為を批評する幻聴、身体的被影響体験、思考奪取その他の思考への影響、思考伝播、妄想知覚、それに感情や欲動（衝動）や意志の領域での他者からの作為や被影響体験のすべてである。この種の体験様式が確実に存在し、しかも身体的基礎疾患が見いだされない場合に、われわれは臨床的に、ごく控えめに分裂病だという。……第一級症状のいくつかは、「自我・環界・境界」（Ich-Umwelt-Schranke）の「透過性」（Durchlässigkeit）ないしは自我の輪郭喪失（Konturverlust des Ich）という観点でまとめることができよう。……分裂病に出現するその他の体験様式は、分裂病診断にとって第一級症状よりもずっと重要性が少ない。われわれはこれを第二級症状とよぶ。これに属するのは、上にあげた以外の幻覚、妄想着想、当惑、抑鬱と快活の気分変調、感情減退の体験その他いくつかの症状である。第二級症状だけしか認められないときの診断は、臨床的な全体的関連に完全に依存する。第一級症状は、分裂病診断にとって不可欠というわけではない。少なくとも、それがつねに明白だとはかぎらない。分裂病診断を第二級症状によって、あるいは例外的には単なる表出症状のみによって下さねばならぬ場合もある》(同、一三三、一三四頁)。

シュナイダーは、分裂病の診断にあたって経過を念頭においていないようにみえるし、痴成化ないし人格解体徴候についてもまったく考慮をはらっていない。彼の「第一級症状」も「第二級症状」も、例外なく急性期の産出的な陽性症状のみを集めたものであって、一般に分裂病のような精神病の特徴と考えられている慢性持続性の陰性症状は無視されている。この事実は、彼が分裂病を未知の身体疾患に基づくものと考え、この考えを飽くことなく繰り返していることに照らしてみると、かなり奇異に感じられる。

彼自身もはっきり書いているように、第一級症状の重要さは《単に診断のみに関するものであって、ブロイラーの基本症状と副次的症状、彼やその他の学者たちのいう原発症状と続発症状などのように、分裂病の理論について何かをいおうとするものではない》(同、一三三頁)。しかし、そもそも彼が第一級症状と第二級症状とを区別したのは何を基準にしてのことだったのだろう。このような区別が可能であったからには、彼には彼なりの分裂病概念があったはずである。しかしそれについて彼は何も語っていない。マイヤーとベッティンガー(Meyer, H.-H. u. Böttinger, R.)はシュナイダーがハイデルベルク大学精神科教授として在任していた一九四六年から一九五四年の間の同大学精神科の新入院患者中、分裂病は二三・二五%を占めていたと報告している。[53] この数値はブロイラーのチューリヒ大学における三〇%よりは少ないが、クレペリーンのミュンヘン大学での一〇%、ハイデルベルク大学での一五%に比べるとやはり非常な高率を示している。この数値からみて、彼の分裂病概念がクレペリーンの早発痴呆概念に比べてはるかに広いものであったことは間違いない。そしてこの差は、ブロイラーの場合と同様、経過と予後を無視する彼の態度からでているものなのであって、彼がはたして自らの主張する身体医学モデルに真に忠実であったかどうかは、はなはだ疑わしい。

三　疾患体系の再編成

1　診断多様化の方向

(1)　中間精神病と混合精神病

クレペリーンとブロイラーとが、分裂病(早発痴呆)と躁鬱病の二大内因性精神病を軸とする精神病分類体系を完成しつつあった二十世紀初頭のヨーロッパ精神医学では、この二分法に対する賛否両論がさまざまの立場から提出されて、疾患分類と鑑別診断をめぐって活発な議論が行なわれていた。そのなかでも最も有力で、今日に至るまでその系譜をたどれるような疾患概念として登場したのは、混合精神病(Mischpsychosen)と変質精神病

(Degenerationspsychosen) との二つである。

混合精神病の概念は、クレペリーン以前からすでに存在した「合併精神病」(kombinierte Psychosen) の概念から展開したものではあるが、これとは厳密に区別しておく必要がある。ガウプ(13) (Gaupp, R., 1903) によると、合併精神病の名称はクラフト＝エービング(41) (Krafft-Ebing, R. v., 1869) に由来し、精神薄弱や変質性格のごとき先天的異常のうえに内因性精神病が重なったり (たとえば接枝破瓜病やヒステリー精神病など)、内因性精神病に後天的脳器質疾患 (進行麻痺など) が合併したりした場合に限って用いられるべきものであって、早発痴呆と躁鬱病といった二つの内因性精神病のあいだで単に病像が交錯しているだけでは「合併精神病」という理由にはならない。クレッチュマー(42) (Kretschmer, E., 1919) は、分裂病や躁鬱病などの内因性精神病は独立の疾患単位ではなくて「体質性のエピソード」(konstitutionelle Episoden) と見なすべきであり、分裂病像のなかに躁鬱病性の遺伝成分が混入する可能性があることを主張し、このようにして二大内因性精神病の中間に介在する精神病を、「中間精神病」(intermediäre Psychosen) とよんだ。

マイヤー＝グロス(52) (一九三二) の総説によると、クレッチュマーの見解はその後カーン (Kahn, E.) やホフマン (Hoffmann, H.) によって展開され、躁鬱病性の遺伝素因や体質のうえに分裂病性の症状が形成された「混合精神病」の概念ができあがった。その特徴は次の五点にまとめることができる。

(a) 周期性の経過をとること

(b) 良好な寛解を示すこと
(c) 人格が長期にわたって比較的よく保たれること
(d) 全経過にわたって分裂病像の中に躁鬱病像が混入していること
(e) 経過中に分裂病性症状群と躁鬱病性症状群とが互いに交替したり、躁鬱病像から分裂病性の欠陥状態の出現する場合のあること

ヴュルシュ[83]（Wyrsch, J., 1937）は、症状面における躁鬱病性と分裂病性の区別と、気質および反応型における同調質と分裂病質（Synton-Schizoid）の区別とをはっきり分離して考える立場から、混合精神病にははっきり異なった二つの病型があるとする。第一のタイプは、分裂病質者に躁鬱病症状が出現したものであって、その鬱病像には分裂病的色彩はあまりみられないが、躁病像は形のうえでは躁鬱病のそれに似ていてもユーモアや感情的な温かさがなく、ひとりではしゃいでいて周囲の人の共感をひきつけない。躁鬱症状が消退した時期には寡症状性分裂病ないしは分裂病質の人物像が現われてくる。これに対して第二のタイプは肥満型の同調的・現実的な患者が躁鬱病症状を発現した場合に、はっきりした分裂病症状を合併するものである。妄想的解釈、関係念慮、思考滅裂なども出現するが、緊張病症状が特に目立つ。この分裂病的特徴は病相期にのみ出現し、病間期には認められない。第一のタイプでは躁鬱病的成分と分裂病的成分とが単に合併しているだけだが、第二のタイプでは両者のあいだにずっと密接な混合が認められ、「混合精神病」の呼称によりふさわしい。——このヴュルシュの見解は、のちに述べるわれわれの人間学的方向を

先取りしたものであって、注目に価する。

混合精神病学説は、その後の展開において次に述べる変質精神病学説と相互に影響しあって、そこから現在の周期性精神病、相期性精神病、非定型精神病、分裂病様情動精神病などの諸概念が生みだされることになる。またアーノルト[2]（Arnold, O. H.）ら（一九六五）の研究グループは、現在でも「配合精神病」（Legierungspsychosen）の名称を用いて、生活状況、人格反応、各症状の心理学的構造、神経生理学、生化学、遺伝などの多くの次元における分裂病的要因と躁鬱病的要因との「配合」を考えている。

癲癇《てんかん》と分裂病のあいだに、単なる偶然の合併以上の「混合精神病[52]」を認める考えは、ヨーロッパではむしろ否定的に受け取られている（マイヤー＝グロス、前出、五一〇頁以下）。この考えは、むしろ日本で活発に展開され、満田[56]や鳩谷[17]らの非定型精神病概念や、澤[69]の「類癲癇」精神病の概念において重要な役割を果たしている。分裂病症状のうち、特に癲癇性要因の関与が想定されるのは、急激で可逆的な意識解体を伴う錯乱昏迷状態その他の緊張病症状であって、このような病像では（病像出現期と一致して、あるいはそれと交替性に）脳波上にしばしば癲癇様の発作波（多くは全汎性高振幅徐波群）の出現をみる（澤[69]、木村[29]ら）。また、遺伝的にも癲癇性疾患との親和性が確認されている（満田[56]）。

(2) 変質精神病から非定型精神病へ

変質精神病の概念は、十九世紀のフランス精神医学で有力であった「変質」（dégénerescence）の考えを借りてつくられたものである。変質説というのは、最初モレル（Morel, B. A.）によって提唱され、マニャン（Magnan, V. J. J.）が発展させた遺伝学説で、世代から世代へと進行的に悪性化して絶滅へと向かう遺伝素質を仮定し、その精神面への発現徴候の一つとして挿間性ないし周期性の精神病を考える。ドイツ精神医学において、この学説を援用して「変質精神病」の概念を提唱し、クレペリーン‐ブロイラーの体系に異を唱えた学者としては、ボーンヘッファー（Bonhoeffer, K.）、クライスト（Kleist, K.）、シュレーダー（Schröder, P.）、オットー・ビンスヴァンガー（Binswanger, O.）などがいる。彼らの説はそれぞれかなり異なった形態をとっているが、彼らが変質精神病と名づけている病態のおおまかな共通点をあげると、①急性に、多くの場合意識障碍を伴って錯乱性に発病し、②著明な緊張病症状のほか、幻覚や妄想など、クレペリーンやブロイラーが分裂病症状として記載している活発な症状を示し、③挿間性あるいは周期性に経過して、毎回の病相の予後は良好で原則として完全に回復し、④濃厚な多形性の遺伝負因を有することなどである。

ボーンヘッファーの変質精神病は受刑者に出現する心因性・ヒステリー性の妄想反応を指すかなり狭い概念であって、分裂病診断と直接抵触するものではない。またO・ビンスヴァンガー(4)（一九二八）は、マニャンの考えを忠実に継承して変質精神病を家系的・遺伝的な変質徴候と結びつけ、ⓐ挿間状態（妄想着想と挿間性もうろう状態）、ⓑ不完全で断片的な、急性に発症して亜急性に経過する病像（急性興奮性の原発性錯乱、不完全な妄想型疾患、緊張病像）、ⓒ多形性変質精神病、ⓓ高級変質者（dégénérés superieurs）、道徳的痴愚、嗜癖者を含む欲動人間、空想家と冒険家、変質性チック症などの諸形態を記載している。

変質精神病学説のうち、分裂病・躁鬱病診断体系に対する本質的な疑義を提出しているのは、シュレーダーとクライストの学説である。このヴェルニッケ（Wernicke, C.）の二人の弟子は、ともに変質精神病を分裂病よりもむしろ躁鬱病と共属的な疾患と見なし、いわゆる分裂病症状の大半は変質精神病にも出現する診断上非特異的な徴候であって、こういった「分裂病症状」と分裂病固有の予後不良な慢性経過とのあいだには何ら本質的な相関性がない、という立場に立っている。

シュレーダーは「変質者の狂気と変質精神病[73]」において、いわゆる変質者の狂気（degeneratives Irresein）を、

(a) 持続的状態（Dauerzustände）すなわち種々の性格異常

(b) 急性精神病（akute Psychosen）

に区別し、後者をさらに、①ヒステリー精神病（hysterische Psychosen）、すなわちボーンヘッファーのいう変質精神病、②躁鬱病（manisch-depressive Psychosen）、③その残りすなわち狭義の変質精神病（Degenerationspsychosen）の三亜型に区別した。この①、②、③の三亜型は互いに密接な関係を有し、流動的な移行が可能であるが、早発痴呆とは明らかに別種の疾患であるとされる。シュレーダーはさらに一九二六年の論文[74]で、躁鬱病を含む変質精神病（ヒステリー精神病にはふれていない）に対して、“metabolische Psychosen”

の名称を提案した。“metabolisch”はギリシア語の metaballein, metabolikos に由来し、「変化しやすい、急変性」を意味している（「代謝性」と訳される内科的用法とは無関係であることに注意すること）。この「易変精神病」は症状論的には非常に多形的であって、躁鬱病を原型として、ヴェルニッケのいう「多動・無動性運動精神病」、幻覚症、不安性興奮、ある種の妄想状態、錯乱状態、強迫精神病などを含む。

一方、クライスト[35]（一九二一）も、躁鬱病を分裂病と対置されるべき単一疾患とは考えず、これを多数の亜型からなる「自生的変質精神病」（autochtone Degenerationspsychosen）の中の一型と見なす立場から出発した。しかし彼は一九二九年の有名な論文[36]において、躁鬱病だけでなくヒステリー、パラノイア、癲癇、さらには分裂病も異常な遺伝素因からでてくるという意味で自生的変質精神病と見なさざるをえず、そうなるとこの概念の意味が失われてしまうという反省から、定型的ないくつかの精神病（躁鬱病、パラノイア、癲癇）のそれぞれの「辺縁精神病」（Randpsychosen）としての「非定型精神病」（atypische Psychosen）を考え、しかもこの「非定型精神病」を「変質精神病」のようにまとまった疾患名として用いないで、むしろそこに含まれる個々の精神病像をこまかく命名分類してゆこうという立場に変わった。クライストは定型的分裂病に対する辺縁精神病をあげていないが、それは彼が分裂病の本質を、躁鬱病・パラノイア・癲癇などの場合のような症状レベルのものとは考えず、特異的な荒廃現象にある、と考えたためである。したがって症状レベルで分裂病の非定型例と見なしうるような症例は、彼によるとむしろ躁鬱病やパラノイアの非定型例と考えるべきだということになる。そこで彼の非定型精神病の分類は以下のようになる。

(a) 類循環精神病（zykloide Psychosen）

(ア) 錯乱精神病（Verwirrtheitspsychosen）

興奮性錯乱（erregte Verwirrtheit）と昏迷（Stupor）の両極をもつもの

(イ) 運動精神病（Motilitätspsychosen）

多動型（hyperkinetische Form）と無動型（akinetische Form）の両極をもつもの

(ウ) 自我精神病（Ichpsychosen）

誇大性作話症（expansive Konfabulose）と心気症（Hypochondrie）の両極をもつもの

(b) 妄想型精神病（paranoide Psychosen）

急性誇大性啓示精神病（akute expansive Eingebugspsychose）と急性迫害性幻覚症（akute persekutorische Halluzinose）の両極をもつもの

(c) 類癲癇精神病（epileptoide Psychosen）

(ア) 挿間性もうろう状態（episodische Dämmerzustände）

(イ) 挿間性睡眠状態（episodische Schlafzustäde）

(ウ) 挿間性気分異常（episodische Verstimmung）

クライストによるこの診断多元化の方向は、その後彼の門下のレオンハルト（Leonhard, K.) によって継承され、現代精神医学における独自の精神病分類体系として提示されることになる（後述）。また日本においては、満田[56]が早くからこの方向に沿った立場を表明し、臨床遺伝学的な調査に基づいて分裂病、躁鬱病、真性癲癇のそれぞれに中核群と周辺群を考え、各周辺群間には遺伝的に共通の素因があるという仮説を提出している。

変質精神病から非定型精神病への系譜は、すでに述べた混合精神病の系譜とはあくまで一線を画しながらも、両者はともにクレペリーン－ブロイラー－シュナイダーの古典的な分裂病診断に対する異議申立であり、両者とも多くの部分の内因性精神病像を分裂病から分離して躁鬱病圏に引きよせようとしているという共通点を有している。彼らの記載している病像の特徴に共通点が多いのは、両者がほぼ同一の「中間例」に着目していたことからみて、当然のことだろう。その他、方法論のうえで両者の共通点としては、両者とも遺伝素因を重視している点があげられる。これは、定型分裂病が、その原因として遺伝が終始問題にされるわりにはそれほど明白な家族内多発傾向を示さないのに対して、非定型精神病は概してきわめて高率の家族内多発傾向を示し、分裂病よりもはるかに濃厚な遺伝負因の関与を想定させるという臨床的事実とも関係のあることだろう。

(3)　レオンハルトの体系

レオンハルトはクライストの疾病学的な基本姿勢を忠実に継承して、内因性精神病の全領域を多くの疾患単位に細分化する多元的体系を完成した。彼の基本構想は、分裂病と躁鬱病の両疾患単位を厳密に限定して保持したうえで、その中間に分裂病の辺縁型としての「非系統性分裂病」と、かつての変質精神病の流れをひいた「類循環精神病」をおき、それぞれを三つずつの亜型に分けたうえ、各上位分類の境界を越えた亜型同士の近縁関係も考えるという、かなり有機的な構図をもっている。ただしレオンハルトは、クライストのように極端な大脳局在論はとらなかったものの、やはり明確な器質論者であって、これらの多数の病型はそれぞれ独立疾患であり、原則的に鑑別診断が可能であるとする立場に立っている。彼の分類体系は『内因性精神病の分類』[48]（一九五七）という大著に最も詳細に記載されているが、ここではそれとやや配列の異なる『内因性精神病、異常人格構造、神経症性発展の鑑別診断学』[49]（一九六三）によって述べる。

(a) 精神分裂病（Schizophrenien）

(ア) 系統性精神分裂病（systematische Schizophrenien）

(i) 系統性パラフレニー（systematische Paraphrenien）：妄想幻覚症を中心症状とするもので、その前景症状によって「滅裂性パラフレニー」（inkohärente Paraphrenie）、「空想性パラフレニー」（phantastische Paraphrenie）、「作話性パラフレニー」（konfabulatorische Paraphrenie）、「心気性パラフレニー」（hypochondrische Paraphrenie）、「幻聴性パラフレニー」（phonemische Paraphrenie）、「誇大性パラフレニー」（expansive Paraphrenie）などの病型に分けられる。

(ii) 系統性破瓜病（systematische Hebephrenien）：感情の平板化を共通の症状とし

ているが、やはり「児戯型」(läppische Form)、「奇矯型」(verschrobene Form)、「平板型」(flache Form)、「自閉型」(autistische Form) の諸型に分かれる。

(iii) 系統性緊張病 (systematische Katatonien)：意志障碍 (精神運動性症状) が共通の主症状である。下位病型としては「衒奇症型緊張病」(manierierte Katatonie)、「運動異常型緊張病」(parakinetische Katatonie)、「拒絶症型緊張病」(negativistische Katatonie)、「自働運動型緊張病」(proskinetische Katatonie)、「寡言型緊張病」(sprachträge Katatonie)、「多弁型緊張病」(sprechbereite Katatonie) などがある。

(イ) 非系統性精神分裂病 (unsystematische Schizophrenien)：非系統性分裂病は系統性分裂病と本質的にまったく無関係の疾患群であって、表面的には伝統的な分裂病症状を示すが、内面的には系統性分裂病よりもむしろ類循環精神病にずっと近い。それで類循環精神病の各亜型との鑑別はしばしば困難となるが、系統性分裂病との鑑別は概して容易である。系統性分裂病が慢性進行性の経過をとるのと違って、弛張性 (remittierend) あるいは周期性の経過をとり、欠陥症状よりも過程症状 (Prozeßsymptome)*、つまり産出的陽性症状のほうが目立つ。

* レオンハルトのいう "Prozeßsymptome" はヤスパースが分裂病の基礎的病変として仮定した "Prozeß" とは無関係である。

(i) 多感性パラフレニー（affektvolle Paraphrenie）：これは従来からのパラノイアに相当するものであって、系統性パラフレニーと違って現実に密着しており、妄想は深い感情的な働きに根ざしている。

(ii) カタファジー（Kataphasie）：錯乱性の談話促迫を特徴とする興奮性カタファジー（erregte Kataphasie）と、緘黙を特徴とする制止性カタファジー（gehemmte Kataphasie）に分けられる。他の非系統性分裂病の経過よりは慢性進行性だが、寛解や臨床的治癒も期待しうる。興奮型と制止型の交代も特徴的である。

(iii) 周期性緊張病（periodische Katatonie）：多動（Hyperkinese）と無動（Akinese）の両極をもつが多くはその混合型。通常数週間から数か月で消退するが無動状態は数年持続することがある。非系統性分裂病の中では最も躁鬱病寄りの疾患である。

(b) 類循環精神病（zykloide Psychosen）：これはクライストの名称をほとんどそのまま継承したもので、躁鬱病圏の辺縁精神病として理解できる。原則的に可逆的であるが、少数例では欠陥状態も出現しうる。以下の三疾患からなるが、それぞれに興奮型と制止型の両極構造がある。病期の長さは躁鬱病とほぼ同じで、制止型のほうがやや長い。周期的反復傾向は躁鬱病より低い。非系統性分裂病の三型とのあいだに、それぞれ横の親和関係がある。

(i) 不安至福精神病（Angst-Glücks-Psychose）：猜疑、関係妄想、心気妄想、劣等

妄想、幻覚、被影響体験などの出現する不安精神病と、恍惚感、幸福感、啓示体験などの至福精神病を両極とし、両極間の交替が認められる。多感性パラフレニーと親近性がある。

(ii) 錯乱精神病（Verwirrtheitspsychose）：思考散乱、談話促迫、人物誤認、関係妄想、幻聴を主徴とする興奮型と、思考制止、緘黙、当惑、関係妄想、意味念慮を主徴とする制止型との両極構造をもち、独立して出現することも混合や交替を示すこともある。カタファジーと親近性がある。

(iii) 運動精神病（Motilitätspsychose）：運動不穏、反応運動や表現運動の亢進などの多動型と、反応運動や表現運動の消失する無動型とを両極とする。多動型は急性で短期間、無動型は長期間持続する。多動型は月経周期と一致した経過を示すことがある。不安至福精神病や錯乱精神病より周期的反復傾向が高い。若年初発（十四—十五歳）のものが多い。

(c) 躁鬱病（manisch-depressive Krankheit）

(d) 純粋躁病（reine Manie）と純粋メランコリー（reine Melancholie）

(e) 純粋抑鬱（reine Depressionen）と純粋高揚（reine Euphorien）

(c)、(d)、(e)については本章と直接関係がないので省略する。

(4) その他の非定型精神病概念——心因性・状況因性への着目

分裂病と躁鬱病の二大内因性精神病以外に、いわば「第三グループ」の病像群を独立させることによって、ブロイラーとシュナイダーによる症状論的分裂病診断の拡散傾向を防ぎ、それによって他方分裂病自体の診断の純化をはかろうとする試みは、その後もたえず続けられている。混合精神病や変質精神病などの概念の系譜がどちらかというと遺伝素質を重視した生物学的発想に由来するものであったのに対して、最近の研究はより多くその心因的・反応的な発病機制に着目しているといってよい。以下その代表的なものをいくつかあげる。

エルゼッサー[9]（Elsässer, G., 1950）は一義的に分裂病とも躁鬱病とも診断のつかない「非定型」内因性精神病（"atypische" endogene Psychosen）について、①それが同一患者に何回も同じ病像でもって反復されること、②隔たった血縁者間にも同一病像の患者が発生することの二点を指摘した。彼はこの精神病群を、「非定型分裂病」、「非定型躁鬱病」およびそのどちらともいえない「非定型内因性精神病」に分けている。彼はその後（一九五八）コールマント（Colmant, H.-J.）との共著[10]で、これらの精神病像が分裂病との類似点を含みながら明白な相期性の経過と躁鬱病的な特徴を示し、欠陥に至らないことと、同一病像が血縁者にも認められることから、これらを「非定型相期性家族精神病」（atypische phasenhafte Familienpsychosen）とよぶことを提唱した。この非定型家族精神病の原因について、彼らは遺伝負因とともに深層力動的・心因的な環境要因を重視している。

ラープハルト[45]（Labhardt, F., 1963）も、彼のいう「分裂病様情動精神病」（schizophrenieähnliche Emotionspsychosen）の発生機序に関して、体質や性格などの遺伝的要因のほかに心的外傷による精神的動揺を重要視し、感情的興奮と元来脆弱で未熟な中脳・間脳領域の植物神経中枢の興奮とのあいだの悪循環から反応的に発病するものと考えている。症状像は妄想型や緊張型の急性分裂病と同様で、重篤な不安・興奮状態、昏迷、破局体験、世界没落体験、思考障碍などが出現しやすいが、感情の疏通性は良好で、「分裂病的雰囲気」を感じさせない。病相は短期間で、数週間で消退する。診断の要点としてラープハルトがあげているのは次の五項目である。①発病の直前に情動的緊張状況がみられること、②分裂病の遺伝負因がないこと、③病的体験内容が了解しやすいこと、④感情的疏通性が良好であること、⑤精神病状態が急速に消退し、欠陥を残さないこと。

アメリカではカサーニン[24]（Kasanin, J. S., 1933）が急性の発病、強い情動反応、周囲の状況誤認、数週間から数か月の短い病期、良好な予後などの特徴をもつ「分裂情動精神病」（schizoaffective psychoses）の病像を記載し、この名称は一般にドイツ人のような厳密な分類体系を好まないアメリカ人にとって非常に使いやすいものであったためか、急速に広まった（ストレームグレン[76] Strömgren, E.）。アメリカ精神医学会の公式分類（DSM-III）にも、この名称は独立の項目として採用されている。しかし、ストレームグレンも指摘しているように、この病名はその後かなり多義的な用いられ方をして、たとえば躁鬱の気分変動を示す定型分裂病もこの病名でよばれるようになっている。

スカンディナヴィア諸国では、ラングフェルト[47]（Langfeldt, G., 1939）が「分裂病型精神病」（schizophreniform psychoses）を「中核分裂病」（nuclear schizophrenia）から分離した。彼の研究は電気やインシュリンなどのショック療法の治療効果から出発したもので、その効果の低い中核分裂病に対して、病像のうえでは分裂病型であるのに治療効果のよい精神病像の総称としてこの名称を用いたのである。したがってこの病名には、元来診断論的な意味はあまり含まれていない。ストレームグレン[76]（一九七二）が「反応性（心因性）精神病」（reaktive〔psychogene〕Psychosen）として記載している病像は、上述のラープハルトの分裂病様情動精神病やカサーニンの分裂情動精神病に近いもののほか、敏感関係妄想、適齢期を過ぎた独身女性の恋愛関係妄想、好訴妄想、妄想性拘禁精神病、終身刑者の赦免妄想、言語不通者の妄想性精神病、感応精神病などを含んでいる。彼は、急性期においては分裂病との鑑別診断が不可能な場合のあることを強調している。

黒沢[44]も、この種の非定型病像を「反応性分裂病」（reaktive Schizophrenie）とよんで、これが「過程分裂病」（Prozeßschizophrenie）のように高度の痴呆に陥らず、発病要因として体験内のアンビヴァレントな要素が周囲の情況に鋭敏に反応して妄想を形成するという機制を重要視している。

以上の諸研究と違って、シュナイダー流の古典的記述精神病理学の立場から「非定型精神病」を論じているのは、パウルアイクホフ[61]（Pauleikhoff, B., 1957）である。彼は内因性精神病の診断や分類に際して「発病様式、病像、経過、転帰」の諸点に特に留意すべきであると強調し、この立場に立って次のようないくつかの「疾患単位」的な非定型精神病の病型を取りだしている[63]（一九六九）。この論文は邦訳もされているのでここでは病名だけを列挙しておくと、①精神病性原始反応（psychotische Primitivreaktion）、②アメンチア（Amentia）、③挿間性昏迷（episodische Stupor）、④挿間性緊張病（episodische Katatonie）、⑤生命の危険のある緊張病（vital bedrohliche Katatonie）、⑥三十歳台の妄想幻覚精神病（paranoid-halluzinatorische Psychose im 4. Lebensjahrzehnt）、⑦パラノイア性嫉妬妄想（paranoischer Eifersuchtswahn）、⑧パラノイア性恋愛妄想（paranoischer Liebeswahn）、⑨体感性分裂病（coenästhetische Schizophrenie）などである。パウルアイクホフは、これらの病像は「非定型」精神病とよばれるにしては、それぞれにあまりにも定型的であり、定型・非定型という概念自体が根本的な見なおしを迫られていることを強調している。

2　パラノイア性妄想疾患の問題

クレペリーンが早発痴呆の疾患単位を確立したときから、パラノイアとの鑑別診断という困難な問題の歴史が始まることになる。このいわゆる「パラノイア問題」（Paranoia-Frage）は、当時のドイツ語圏精神医学の最大の論争点となって、多くの巨匠たちがはなばなしい議論を展開し、これがひいてはドイツ語精神病理学自体の隆昌を生む原動力ともなった。しかしここでは、このそれ自体きわめて興味深い議論の細部にまで立ち入る余裕がない。この問題については、シュニーツァー[72]（Schnizer, 1914）、ランゲ[46]（一九二七——内沼らによる邦訳あり）、シュミット[70]（Schmidt, G., 1940）らの総説、日本では村上[60]（一九四五）、伊東[19]（一九七〇）らの総説を参照されたい。

クレペリーンは教科書第八版[39]（一九一三）においてパラノイアの診断について次のように書いている（内沼ら[40]の訳による。ただし、〔 〕内は引用者）。

《パラノイアの診断は、その緩徐な発展、相互に関連しあった特有の妄想形成、知性ならびに思考過程・振舞・行動の秩序とがはっきり保たれていることに注意を払えば、それほど難しくない。……ここで限定した意味でのパラノイアと早発性痴呆との移行関係を幾人かの人たちは考えているけれど、このような移行が問題にならないことは、とくに詳論する必要もない。……パラノイア患者の妄想体系は内的によくまとまっており、より完成されており、よりいっそう考え練られている。類パラノイア性精神分裂病〔paranoide Schizophrenie, 妄想型分裂病〕では、いろいろな妄想観念が直接媒介なしに、しばしば矛盾しあったまま並存し、また変化することが多いのにたいして、この〔パラノイアの〕妄想体系はある程度反論を考慮し、難点を説明しようと試みる。精神分裂病では情緒的荒廃の徴候が必ずみられるものであり、また、周囲にたいしてばかりか、自分の妄想にかんしても内的な関心に乏しく、妄想はせいぜい突発的行動へ時折導くが、〔パラノイアにおけるような〕行動の持続的な動機とはならない。なるほどパラノイア患者でも、ときに閉鎖的で拒絶的な人柄や生活態度のいろいろと風変わりな点がみられるけれども、しかしその行動は、通常、精神分裂病患者の衝動的な特性とくらべて、熟慮または情緒的過程の基礎づけをはるかに多く受けている。》《さらにまた、われわれは、パラノイアとパラフレニー性疾患、なかでも系統性病型との区別を論じておかなくてはならない。この疾患の初期においては、臨床像の類似性はきわめてつよく、両者を分けることは誠に難しい。この際に重要なのは、パラノイアにおいてははじめから自己感情の高揚がパラフレニーよりも目立っているということであるように、わたしには思われる。……パラノイア患者は一般に、パラフレニー患者ほどに迫害妄想に苦しめられないし、さらにまた行動においてもそれほどつよい影響を受けないのが普通である。パラフレニー患者はパラノイア患者よりもその仮想敵にたいしてははるかに向こう見ずにむかってゆき、すぐあらゆる手段でもって自己を守ろうとし、その結果、通常わりと早く精神病院に入ることになり、また、しばしばそこに持続的にとどめておかなくてはならなくなる。……そのうえパラフレニーでは、妄想はだんだんと馬鹿げたものになってゆき、さらに幻聴や豊富な誇大観念がつけ加わって、患者の行動全体は疾病現象に著しく支配されるに至る。そうなればパラフレニー患者と、秩序と社交性と、そればかりか職業につく能力もあるパラノイア患者とを、まず混同するようなことはない。》

クレペリーンはこのようにしてパラノイアを独立の疾患単位として位置づけたが、これに対してコレ[37]（Kolle, K., 1931）は、クレペリーンがパラノイアと診断した患者の長期予後調査に基づいて、それが結局は人格水準の低下をきたしていることから、分裂病（パラフレニー）に属するものと考えた。一方、シュペヒト[75]（Specht, G., 1905）に始まってエーヴァルト[11]（Ewald, G., 1919）へと受け継がれた立場は、むしろパラノイアを躁鬱病の中に含めて考えている。その際彼らが注目したのは、パラノイアにおける自我感情の亢進と躁的高揚（manischer Elan）との関係、妄想発生前の抑鬱気分、近親者に躁鬱病が出現することなどである。

クレペリーンのいうパラノイアは数十年間持続する治癒不能の疾患であったけれども、この点に関してもその当時からいくつかの議論があった。なかでもフリートマン[12]（Friedmann, M., 1905）の記載した「軽症パラノイア」（milde Paranoia）は、次に述べるクレッチュマーの敏感関係妄想の直接の先駆概念として重要である。これは比較的予後良好でしかも定型的なパラノイアの病像を呈する妄想疾患で、病前性格には敏感、頑固、熱中性というほか大した異常は認めない。大部分は三十歳台の女性で、激しい外部的葛藤、失意、被害を蒙ることに引き続き、数か月のあいだに、あるいはもっと徐々に妄想体系が形成されるが、妄想内容は誘発状況の問題の範囲内に限局されている。思慮分別と職業能力は完全に保たれる。ほとんどの症例は二—三年、多くは二年半の経過で妄想は消退するが、妄想が真実であったという信念は失われない。——敏感関係妄想の概念を準備したいま一つのパラノイア概念は、ガウプ[14]（一九一〇）の「頓挫性パラノイア」（abortive Paranoia）である。クレッチュマー[43]からの引用によると、このパラノイアでは精神衰弱性・強迫神経症性の病前性格を基礎として、病的な自己関係づけに基づいて徐々に関係妄想や迫害妄想が形成される。彼の症例は二十五—四十五歳にわたる男性である。病像は変化しやすいが、結局は遷延性・進行性の経過をとる。フリートマンの軽症パラノイアにおいて誘発体験が重要な役割を果たしていたのに対して、この頓挫性パラノイアではむしろ病前性格の果たす役割が大きい。

　妄想発生機序に性格や体験が関与することを重要視するこれら一連のパラノイア研究を集大成したものが、有名なクレッチュマー（一九一八）の「敏感関係妄想」(sensitive Beziehungswahn)[43] である。これは「敏感性格」とよばれる性格の人がある種の体験の作用によって引き起こす関係妄想であって、発病に際しては環境からの影響もしばしば重要な原因的契機となる。敏感性格とは、無力性の優しさと傷つきやすさを主体とし、これに強力性の勝気が混入したもので、感情を自由に外部へ発散できずに内部に保留し、これを複雑に加工して二次的な思考内容をつくりあげるという特徴をもつ。このような人が「恥ずべき至らなさ」や「性倫理上の負い目」などの体験をもつと、これが意識内部に保留され、二次的加工を受けて外部に投影され、関係妄想を形成することになる。妄想内容は病因的体験の周囲に集中していて、拡散傾向を示しにくい。病像は神経衰弱性の疲労症状で上塗りされていることが多い。軽症の場合には治癒が可能であり、重症例でも人格は完全に維持される。分裂病やパラフレニーとの鑑別診断上の要点は、①発病が感情移入可能であること、②妄想が鍵体験の周囲に限局的に集中していること、③経過が心理的反応性を示し、外的状況によって変化を示すことなどである。敏感関係妄想の臨床形態として、クレッチュマーは「婚期を過ぎた女性の性愛的関係妄想」、「自慰者の妄想」の有名な二大主題をはじめ、失恋した男性や女性の例、職業上の葛藤から妄想形成に至った例などを記載している。

クレッチュマーの『敏感関係妄想』を頂点として、いわゆる「パラノイア問題」の論争は下火になった。この間、ヤスパースの有名な「人格の発展」か「過程」かの区別の出発点となった嫉妬妄想の研究[21]（一九一〇）、ガウプによる「大量殺人者」ヴァーグナーについての詳細な研究[15]（一九一四）などの有名な論文が公表されているが、ここではそれらについても立ち入ることができない。ヤスパースの立場とガウプやクレッチュマーなどのテュービンゲン学派の立場とは互いにはっきり異なっているにもかかわらず、パラノイアが元来の人格の発展形態として出現したものであって、その妄想形成が心理学的に了解可能であるという点では両者は一致している。

最後に近年の研究のうちから一つだけ、パウルアイクホフ[62]（一九六六）の「三十歳台の妄想幻覚精神病」についてふれておこう。パウルアイクホフは、さきに非定型精神病の項でもふれたように、内因性精神病の診断や分類に際して、発病様式、病像、経過、転帰などに多次元的な注意を払うべきだとの主張をもっているが、そのなかでも特に発病年齢をきわめて重要視している。そして、上述のフリートマンの「軽症パラノイア」やガウプの「頓挫性パラノイア」の諸症例、その他の文献上の症例、それに自家例を加えて、彼のい

表1　クレペリーンの教科書第8版の早発痴呆1,054例の年齢別分布
（第3巻910頁の図192による）

年齢	～10	～15	～20	～25	～30	～35	～40	～45	～50	～55	～60
百分率	3.5	2.7	21.7	22.5	22.8	13.0	5.0	3.3	1.2	1.1	0.2

う「非定型精神病」の一型としてこの「三十歳台の妄想幻覚精神病」をまとめた。その特徴は、①三十歳台、ことに三十―三十四歳に発病、妄想期が始まるとともに（隣近所や職場などの）共同体からの孤立をきたし、つづいて自分に対する悪口や非難の幻聴が突然に始まる、②前景症状は妄想と幻覚で、両者は密接に関連し、訂正不能である。病識はないが思慮分別は保たれ、人格崩壊に至らない。症状は非常に状況依存的、③十年あるいはそれ以上の遷延性経過、その途中に改善期をはさむこともある。状況を変化させることにより改善に向かわせることも可能。最後は精神病症状が徐々に消退し、身体的・無力性愁訴が目立つ。パウルアイクホフは、この病型がときとして分裂病と誤診されるのは、病像に対する注意が不十分だからだ、と戒めている（日本では市川ら[18]がこの病型に属する女性症例について状況論的な考察を試みている）。

3　遅発分裂病の問題

クレペリーンの早発痴呆は、その名称からもわかるように本質的に若年性の精神病を意味していた。《この疾患の圧倒的大多数は十歳台と二十歳台に始まる。本書の臨床記載に用いた症例の五七％は二十五歳以前に発病したものであった》（教科書第八版、第三巻九〇九頁[39]）。クレペリー

ン自身の示している早発痴呆の年齢別分布（表1）をみると、四十歳以後に発症した症例（のちのいわゆる「遅発分裂病」Spätschizophrenien, late schizophrenias）は全体（一、〇五四例）の五・八％を占めている。彼は、これらの症例の中には実際の発病が気付かれないまま長期間経過して、高年齢に至ってはじめて目立った症状を発現してくる例のあることは認めながらも、早発痴呆と青年期が病因論的な一義的関係を有するという考えは拒け、幼児期にも中老年期にも早発痴呆は発現しうるとの見解を示している（ちなみに、本稿では幼児期の分裂病については扱わないがクレペリーンの教科書にはすでに現代の「幼児自閉症」に相当する病像が早発痴呆の幼児型として記載されている――第八版、第三巻九一二、九一三頁）。

クレペリーンが早発痴呆の遅発型を認めた論拠は、もしそれがヘッカー（Hecker）のいうように性的成熟と原因的関係を有するものならば、それに合致しない例は別個に扱う必要があるけれども、この関係は種々の理由で疑わしいから、高年齢発症もありうる、という趣旨のものであった。もし彼が、青年期ないし思春期は肉体的な意味の性的成熟の時期であるだけでなく、人格ないし自我の再編成の時期でもあることに気付いて、その意味での原因的関係に思い至っていたならば「遅発例」についての彼の見解もおそらく違ったものになっていただろうと思われる。しかしクレペリーンにとっては、早発痴呆は所詮正体不明の代謝疾患でしかなかったから、若年発症例の圧倒的多数という事実も、単なる経験的確認以上にでるものではありえなかった。

ブロイラー[6]が早発痴呆を精神分裂病に改名した理由の一つに、「早発」の規定が現実にそぐわないということがあげられていることについてはすでに述べた。彼は分裂病の大部分が思春期ののちまもなく発症することを認めながらも、幼児から老年に至るあらゆる年齢層に発病する可能性を述べている。彼によると、クレペリーンの「初老期被害妄想」は分裂病と区別できず、「遅発妄想型」(Spätparanoid)の分裂病と考えなくてはならない(『早発痴呆または精神分裂病群』、原著、二三三頁)。クレペリーンの「退行期メランコリー」は躁鬱病に入れてもよいが、「遅発緊張病」(Spätkatatonie)の中には抑鬱症状で始まってあとから明白な緊張病症状の加わるものもあることに注意を要する(同、二五三頁)。ブロイラーが引用しているヴォルフゾーン(Wolfsohn)によるチューリヒ大学精神科の六一八人の分裂病患者の年齢別分布は表2のとおりである(同、二七八頁)。

表2　E・ブロイラーにおける
分裂病の年齢別分布

発病年齢	男(%)	女(%)	計(%)
1〜15	6	3	4
15〜20	21	16	18
20〜25	25	20	22
25〜30	22	18	20
30〜35	10	14	12
35〜40	10	11	11
40〜45	5	5	5
45〜50	4	6	4
50〜55	0	5	3
55〜60	0	2	1
60〜65	0	0	0

これでみると四十歳以後の遅発例は、一三%(男九%、女一八%)であって、クレペリーンの数値よりはるかに多い。女性が男性の

二倍の頻度を示しているが、これはその後の遅発分裂病の諸研究でも確認されている。

マンフレート・ブロイラー[7](Bleuler, M., 1943)は遅発分裂病に関する歴史的な論文で、この概念を次のように規定した。①四十歳以後の発症、②若年発症の分裂病と症状が違わないか、少なくとも明白で根本的な差異のないこと、③既往歴からも身体症状からも脳病変が考えられないこと。この基準に合致する症例は分裂病全体の約一五%で、女性が男性より著しく多い。症例の半数ではその症状が若年例と違わないが、残りの半数は独特の症状を呈する。すなわち、ⓐ妄想と記憶錯誤が前景にでるパラフレニー様分裂病で、重篤な人格崩壊をきたさないもの、ⓑ行動が硬直化する傾向をもつ不安抑鬱性・緊張型の分裂病で、その予後はまちまちなもの、ⓒ譫妄《せんもう》性疾患に似た急性興奮錯乱性分裂病で、予後はやはり一定しないもの。特にⓐのパラフレニー様病型は女性に多い。体質的には分裂病全体に比べて同調性・肥満型体質が著しく多い。遅発分裂病者の血縁者が分裂病に罹患する場合には、同様の遅発型をとりやすい。しかし若年分裂病との相関も一般人口よりはるかに高く、遅発分裂病の遺伝的独立性は確認できない。

クラーゲス(Klages, W., 1961)は、『遅発分裂病』[33]についてのモノグラフにおいて、四十—五十歳台に初発した五一三人の詳細な症例に基づいて入念な研究を行った。人格構造では一見強力性で活動的な外面像と、感受性や傷つきやすさが亢進し、共同体感情に乏しく強い自己関係づけに傾く内面像との対照が特徴的である。この種の人格構造は四十—五十歳台特有の心理的布置から危機的状況を形成しやすい。遺伝的独立性は確認できず、体質的には肥満型と肥満・闘士型が多数を占める。更年期の生物学的問題よりも、元来性心理学的に不安定な人格がこの時期に陥る葛藤状況のほうが問題になる。妄想内容は発病前の強い情動的緊張状況と密接な関係を保つ。分裂病性の体感異常が高頻度に出現する。発病初期の抑鬱病像や良好な経過の多いことは、循環気質の混入を物語っている。

遅発分裂病の概念を理解するうえで見のがしてならないことは、この概念が主としてクレペリーン－ブロイラー－シュナイダーの流れのなかで生まれてきたものであり、しかもほとんどの著者が躁鬱病圏との何らかの関係を示唆していることである。上に述べたように、この古典精神医学体系に最初から批判的であった諸学派は、変質精神病・混合精神病・非定型精神病その他の諸概念によって、あるいはまたパラノイアを躁鬱病圏に近づけることによって、それぞれ分裂病と躁鬱病との中間領域（あるいはより正確には、分裂病像を呈する躁鬱病）を無理なく組み入れる診断名をつくりだしていた。ところが古典学派は、現実に疑うべくもなく存在するこういった臨床像を手際よく整理する区分をもたず、いわばその応急の処理概念としてつくりだしたものの一つがこの遅発分裂病の概念だとみることもできる。上述のもろもろの中間病像、その中でも特に妄想形成の顕著なものが、いずれも中年以後、ことに更年・退行期に一つの好発年齢をもつこと――これについては特にクライスト[34]（一九一三）の「退行期パラノイア」の概念も重要である――を考慮に入れるならば、「遅発分裂病」の大半は要するに古典精神医学体系の枠内での非定型精神病ないし混合精神病のことだと理解してよいだろう。

4　単一精神病論

古典精神医学体系を見なおす一つの方向が混合精神病論や変質精神病論によって代表される細分化ないし診断多様化の方向だとすると、いま一つの方向は分裂病と躁鬱病を含めたすべての内因性精神病を一元的にとらえようとする単一精神病（Einheitspsychose）の理念であろう。*

＊　本稿脱稿後、西丸四方氏によってノイマン（Neumann, H.）の『単一精神病観』（原題 "Leitfaden der Psychiatrie für Mediciner und Juristen." Preuss & Jünger, Breslau, 1883）が訳出された（医学書院、一九八〇）。

単一精神病概念の原型は、クレペリーン以来の精神医学体系よりもはるかに古い。たとえばツェラー（Zeller, A., 1804〜1877）は、すべての精神病はその基本型であるメランコリーが次の四つの段階を経て発展する途上のどこかに位置づけられると考えた。その四段階とは、①メランコリー（Schwermut oder Melancholie）、②躁症（Tollheit oder Manie）、③妄想症（Verrücktheit oder Paranoia）、④痴呆（Blödsinn oder Amentia）である。

クレペリーンの精神医学体系の確立とともに単一精神病論は一時下火になったが、最近になってヤンツァーリック(20)（Janzarik, W., 1959）、コンラート(8)（Conrad, K., 1959）、レンネルト(64)（Rennert, H., 1965）らの諸家によって再び取りあげられて議論をよんでいる。ただし、これらの学説はすべて、診断をめぐっての議論というよりはむしろ病因論ないし症状因論に属するものであって、本稿の直接の対象とはなりがたい。分裂病に関していうならば、彼らはいずれも基本的には古典的な診断基準の枠内にとどまっている。つまり、古典的体系が——その点では混合精神病論や変質精神病論も同様であるが——疾病論的な次元で問題にしていた診断単位を、そっくり症状論的な次元に置き移した上で、疾病論的な観点で精神病一元論を採用しているにすぎない。

これに対してわが国の千谷[79][80]（一九七三、一九七六）の立場は、疾病論的な次元で「精神分裂病」という診断単位を拒否し、ほとんどすべての内因性精神病を「躁鬱病」として理解しようとしている点で、本質的に異なっている。千谷が主宰している東京女子医大神経精神科における一九五〇年から一九七〇年までの診断統計（末田ら[77]、一九七三）をみると、千谷が教授に就任した一九五〇年当時全外来患者の一八・五％を占めていた分裂病は、その後激減して、一九七〇年には一例も存在しないという極端な数値を示し、それにかわって躁病と鬱病が増加している。これは要するに、身体的原因の判明しない精神病像の全体を、まったく独自の基準に従って躁病・鬱病・躁鬱病に分類したということであって、これに加えて少なくとも妄想症や痴呆症の範疇を有していた古来の単一精神病概念よりもさらに単純な診断図式であるばかりでなく、「一元性」についての主張の根拠そのものが従来の病因論的立場に立つ単一精神病論とは本質的に異なっていると考えるべきだろう。

四　分裂病診断と分裂病の現象学

1　現象学的直観診断

古典精神医学における早発痴呆ないし精神分裂病と躁鬱病との二分法は、表面的には病像・経過・予後といった純医学的観点から記載されているけれども、その背後には分裂病者の体験や行動が――躁鬱病者の場合とは違って――正常心理学的な理解を許さぬ異質さを含んでいることへの暗々裏の洞察があったに違いないと思われる。この前学問的・前反省的な異質さの経験を学問的・反省的な水準にまで掘り起こして概念化したのは、ヤスパースの大きな功績であった。彼は「嫉妬妄想[21]」(一九一〇)や「早発痴呆[22]」(一九一三)に関する論文で、早発痴呆の症状はその根底にある病的過程のために心理学的に了解しえないものであることを主張しているが、『精神病理学総論』においてはすでにその初版[23](一九一三)のなかで次のように明確な叙述を行なっている。

《気分の病気はわれわれに感情移入ができ、自然であると思われ、狂気は感情移入できず、了解不能で、不自然と思われる。今までの主な理論はこの了解できない精神生活の諸性質を精神生活の分裂(Spaltung)として導いて来たので、ブロイラーはそれに精神分裂(Schizophrenie)という名をつけた》(邦訳『精神病理学原論』、一一七頁)。

このようにしてヤスパースによって「人格発展」とは異質な「病的過程」の特徴として

取りだされた「了解不能性」、「感情移入不能性」、「不自然さ」などの契機は、その後ビンスヴァンガー、ミンコフスキー、ヴュルシュ、リュムケ、ミュラー＝ズーアらの人間学的ないし現象学的な立場に立つ学者たちによって、むしろ積極的に分裂病の本質洞察のための手がかりとして新しい照明をあてられることになる。

ビンスヴァンガー[3]は、種々の分裂病症状の客観的な確認による臨床的分裂病診断とはまったく別の次元で、患者との人間的・人格的な交わりのなかから直観的に分裂病の診断が下されうる場合のあることに着目して、このような場合には個々の部分的精神機能ではなく、「患者の人格そのもの」が何らかの仕方で直接にわれわれの心に与えられるのだと述べている。《そのような場合、よく感覚診断（Gefühlsdiagnose）といわれるが、この言葉は内科医が高熱以外の症状がまだでていない患者を前にして、これはチフスであって肺炎ではない、という「感じ」や「勘」を述べるのとは全然別の意味である。……われわれが分裂病を「感じに頼って」（nach dem Gefühl）診断する場合の「感じ」とは、要するに心的な他者知覚の作用を漠然と表現したものであって、われわれは実は「感じに頼って」ではなく「感じを用いて」（mit dem Gefühl）診断しているのである。》この「感じ」といわれる心的な他者知覚においては、他者の人柄そのものがつねに何らかの仕方でわれわれに現前している。分裂病者のなかには、われわれにとって人間的にはきわめて友好的でありながら、いつもわれわれの心のなかで撥ね返されるものがあり、彼との内的な一致を妨げる障壁のようなものがいつもきまって体験される、といったような人もいる。そして、ときにはこの「疏通性の欠如」が、彼についての唯一の知覚でありながら、直観的な分裂病診断を確実なものにするほど明白なものである場合がある。

ミンコフスキー[55]はこのビンスヴァンガーの考えに賛成し、「感覚診断」のかわりに、より主観的な色彩の少ない「洞察診断」(diagnostic par pênétration) の表現を提案した。われわれはこの洞察診断によって一挙に分裂病者の人格そのもののなかにはいり込み、彼が分裂病の「原因的障碍」(trouble gênérateur) と考えている「現実との生命的接触の喪失」を直接に知覚することができる。《患者と向かい合って坐り、私は彼の話に慎重に耳を傾け、その秘密を見抜こうと努力する。ある瞬間、ときにはたった一つの言葉をきっかけにして、突然に、どうしてかよくわからないのに光が差し込んでくる。全体の核心を知りえたという確信が、基本障碍、原因的障碍が見つかったという確信が生じる。この原因的障碍とは、表面に現われて記述の対象となりうるような他のすべての障碍を、まるで土台石のように支えているものである。この場合にわれわれは、ベルグソンのいう直観とまったく近似のものとして、現象学的直観という言葉を用いることができる[54]。》

ビンスヴァンガーとミンコフスキーの立場は、ともに分裂病の基礎的な事態を世界との関わり方、あるいは現実との接触の仕方にみてゆこうとするものであって、このような立場では診察者と患者との人間的な交わりのなかから直接的に感じとられる「直観診断」は、単に臨床的次元での疾患同定の方法ではなく、それ以上にむしろ精神分裂病という人間学的事態の本質を探究するうえでの、決定的に重要な手がかりを提供してくれるものである。

これと同じ立場に立って分裂病診断における直観の重要性を論じているのはヴュルシュ[84]（一九四六）である。精神医学の初心者は、患者の示す不可解な言動をみて、何でもかんでも、すぐ分裂病にしてしまいたがるけれども、経験を積んだ眼からみると、そのほんの一部だけが真の「分裂病の症状」(schizophrene Symptome) で、他の大部分は「分裂病に現われた症状」(Symptome bei Schizophrenie) であるにすぎない。経験を積んだ精神科医は、まず患者が分裂病であるという「印象」あるいは「感じ」をつかんでおいたうえで、個々の症状をみてこの推測を確かめるのである。症状をいかに多く記述してみても、そこにどうしても書き表わせない「何か」が直観的にみてとられる。この直観診断は、単なる第一印象だけに基づいているものでもないし、感情疎通性の障碍をとらえたものでもない。それはもっと客観的で冷静な認識作用であって、分裂病者の症状ではなくてその現存在様式、あるいはその世界内存在の様式が直観的にみてとられるのである。この論文においてヴュルシュは、直観だけに頼って分裂病の診断を下さざるをえなかった二症例を詳しく記載しているが、これは両方ともいわゆる「寡症状性分裂病」ないしは「単純型分裂病」の症例であって、はっきりした分裂病症状は出現していない。あとにもふれるように、人間学的・現象学的な分裂病研究は現在この種の寡症状性分裂病を大きな課題としているが、こういった着眼を導いたのはビンスヴァンガー＝ミンコフスキー＝ヴュルシュと続いた分裂病直観診断についての考察であった。その意味でこの直観診断をめぐる問題は、単なる臨床的診断学の範囲を越えて、分裂病の本質論そのものに迫る重要な意味をもっているというべきであろう。

2 プレコックス感と「特定の不可解さ」

分裂病の直観診断に関する諸概念のなかで、わが国で最もよく知られているのはリュムケのプレコックス感（Praecoxgefühl）またはプレコックス体験（Praecox-Erlebnis）だろう。この概念が広く知られるようになったのは、彼が一九五七年にチューリヒでの第二回国際精神医学会で講演した原稿が一九五八年の『ネルフェンアルツト』誌に発表されてからであった[67]。

この論文で彼は、誰もが分裂病診断の正しさを疑わぬ病像を「真正分裂病」（echte Schizophrenie）と名づけ、クレペリーンの早発痴呆の範例的な症状である判断能力の低下、精神的活動性の減弱、感情鈍麻、行動力の喪失などは多種多様な精神障碍に出現しうるけれども、いまこれらの症状の前にそれぞれ「まったく特定の」（ein ganz bestimmtes）という形容詞を添えてやれば、クレペリーンの念頭にあった早発痴呆の病像がはっきりする、しかしこの「特定」性を何らかの形で対象化して言語的に表現することは不可能である、と述べて、この「まったく特定の」印象を「プレコックス感」、「プレコックス体験」、あるいは「分裂病色」（schizophrenes Kolorit）などと呼ぶことを提唱している。つまり、この論文からみるかぎりではプレコックス感はまったく症状論レベルでの主観的印象を述べたものにすぎず、ビンスヴァンガーやミンコフスキーの直観診断にみられるような現象学的水準には達していない。わが国をはじめ、世界各国におけるプレコックス感の理解が主としてこのかなり散漫な論文を通じてなされたことは、リュムケにとっては不幸なことであった。

　ところが、リュムケはこれに先立つ第一回世界精神医学会（パリ、一九五〇年）において「妄想患者の臨床研究における現象学の意義」ついて[66]講演し、このなかでプレコックス感のきわめて的確な現象学的記述を行なっている。《分裂病者との出会いに際して、診察者の心中にある奇妙なためらいとよそよそしさの感じが生じるが、この感じは普通に二人の人が出会ったときに生じるはずの疏通路の欠如という事態と関係している。「接近本能」とでもよぶべきものとその表出が患者の側から一方的に遮断され、こちらからの接近が相手からの接近欠如によって阻止される。》

　この記述は、決して症状論のレベルに平板化されていない分裂病者の全人間的印象、ことにその対人的出会いの局面における異常をとらえたものであって、その表現内容からみても上述のビンスヴァンガーの記述と非常によく似ている。実はリュムケがプレコックス感という概念をはじめて導入したのは、それよりさらに九年前のオランダ語の論文「分裂病の中核症状とプレコックス感」[65]（一九四一）においてであって、そこにはプレコックス感についてのいちだんと精緻な記載がなされている。以下、中井の訳によってその要点を抜き書きしておく。

《この、定義不能でありながらあらゆる症状の周囲に漂っているものこそプレコックス感の発生源である。……それ〔プレコックス感〕は、ごく短時間の面接でも面接者の「感情移入」の手が短かすぎて相手に届かぬと面接者自身が認知することである。その際こちらが相手の今抱いている感情に感情移入できるかどうかだけが問題なのではなく、相手の人格全体との対人的接触に至らないことが問題なのである。……この、人間が相互に接触に入ること（in-contacttreden van menschen med elkaar）は対人関係生活（relatieleven）の表層で意図的行為として生じることはまずない。それはもっぱら本能的に起こる。……この本能を私は対人接近本能（toenaderingsinstinct）と名付けたい。あるいはこの本能の減弱こそ分裂病のもっとも基本的な症状かも知れない。……対人接触は一種の相互性を基礎に生起するものであるから、分裂病者と対い合って座る面接者は異質なものの存在を己れの内部に感受する。……分裂病者に面接する者自身の本能的対人接触が確かな手ごたえを失い、あやふやになる。これがプレコックス感発生の中心因子である。……分裂病的体験内容なるものは世上診断を行なういとぐちに使われているものだが、それらは決して分裂病診断を基礎づけるものではあり得ない。診断は「内容」ではなく、患者の内面の心の動きの力動における形式上の変化という資料にもとづき、そしてその変化が面接者の中に生じさせる特異体験にもとづいてなされるものであり、また私の考えではそれ以外のものはありえない。》

われわれはリュムケのプレコックス感概念のうちに、ヤスパースのいう「了解不能」をいわば逆手にとって、われわれ診察者自身の中の「了解」行為の挫折それ自身を積極的にリトマス試験紙として用いた分裂病診断の立場をみることができる。しかもこの立場とヤスパースの立場との根本的な違いは、ヤスパースが了解不能をもって精神病理学の限界と考え、そこから先は不可知論の闇のなかに葬り去ったのに対して、リュムケはこの了解行為の挫折そのものを通路にして、分裂病の基本障碍への精神病理学的理解を試みているという点にあるだろう。

ブランケンブルク[5]は、このプレコックス感の問題においてはヤスパースに始まった「精神医学の主観主義的方向転換」がぎりぎりのところまで押し進められていて、今後はこのプレコックス感という主観的印象の客観的（つまり患者の側における）相関物を対象的に把握できるようにすること、そしてその起源を探ることが必要だという。ブランケンブルクはそのような方向で努力した人を何人かあげているが、その一人はミュラー＝ズーアである。

ミュラー＝ズーア[57][58]によると、分裂病には身体的要因も心的要因もあるけれども、その本質は精神的なもの自体のまったく自律的な変化であり、したがって純粋精神病とよばれるべきものである。それは臨床的には、身体的要因aと心的要因bとの関数$f(a,b)$として表示されるが、分裂病はさらにこのような臨床的次元だけではとらえられない現象学的・人間学的要因xによっても規定されていて、全体としては臨床的次元$f(a,b)$と人間学的次元xとの高次の関数$F\{f(a,b), x\}$として表示される。そこで、「分裂病性」(schizophren) という述語が臨床的次元で、すなわち$f(a,b)$について述べられる場合には、この述語は「この人は大きい」、「この花は赤い」のように事態を外側から規定する規定的述語(determinierendes Prädikat)であり、これに対して現象学的・人間学的次元 $F\{x\}$ についての述語「分裂病性」は、「この人は偉大だ」、「この花は美しい」のように事態を内面から表現して、新しい属性を発見する作用をもつ様態的述語(modifizierendes Prädikat)であって、この両種の述語のあいだには一般に見のがされている本質的差異がある。つまり臨床的な分裂病診断は心身の諸症状を一定の基準で外から分裂病性と規定するものであるが、人間学的な分裂病診断は患者の人間像の全体的印象についてその分裂病性の本質特性を発見することによって下される。この本質特性は、いわば「特定の不可解さ」(etwas bestimmtes Unverständliches)ともいうべきもので、これは分裂病者から受ける「不特定の不可解さ」(etwas unbestimmtes Unverständliches)の第一印象が、明白な分裂病症状の確認によって限定されたものである。すなわち現象学的述語「分裂病性」(特定不可解)は、臨床的述語「分裂病性」(症状特異性)に依存しているが、逆に臨床的述語「分裂病性」は現象学的述語「分裂病性」に依存せず、これを括弧に入れた純症状論的分裂病診断も一応は可能である。しかしこれは人間の病である分裂病を心の病や身体の病にまで平面化してしまうものであって、正しい診断は現象学的な「特定の不可解さ」の確認によって下されなければならない[59]――以上がミュラー＝ズーアの見解である。

ミュラー＝ズーアはリュムケのプレコックス感(一九五八年の論文)を評して、これはたしかに単なる漠然とした不特定の全体的印象ではなく、個別的症状に即して得られるものではあるが、その特定さはそれを感じる医者の経験が十分であることに依存する相対的なものであるうえ、経過観察中に訂正されることも少なくなく、その意味で単に「中等度に特定の不可解さ」であるにすぎない、ことにそれは人間の出来事としての分裂病に眼を閉ざしている点で分裂病の核心をいいあてたものではないと述べている。『ネルフェンアルツト』誌上の論文に見られるプレコックス感の記述が、たしかにこういった批判を受けるに価する不十分なものであったことについては、すでに述べた。

3 内的生活史の特徴と現象学的分裂病診断

ミュラー＝ズーアが「特定の不可解さ」とよんだ「分裂病性」の現象学的・人間学的述語は、それが患者について診察者の言表する「述語」であるかぎりにおいて、なお主観的印象を拭い去ったものとはいえず、患者の側の出来事としての分裂病性事態を直接にいいあてているものとはいえない。この述語が真に分裂病性事態の現象学的本質言表でありうるためには、それが患者におけるいかなる基礎的事態と相関しているかについてのさらに立ち入った考察が必要となる。

ビンスヴァンガーが「内的な一致」を妨げる障壁といい、リュムケが「接近本能」の一方的な遮断と表現したものは、普通の意味での、つまり経験的次元における感情疎通性の障碍とは質的に異なったものである。そのことについてはビンスヴァンガーも述べているし、ヴュルシュも上述の論文ではっきり書いている。経験的・日常的な意味での感情疎通性の障碍は、躁鬱病圏に属する分裂病様非定型精神病、ことにその緊張病像においてことに著明に認められるし、表情や態度の硬直化した高年齢者の鬱病像にもまれならず経験されるものである。上述の現象学者たちが表現しようとしているまったく特異的な分裂病性の印象は、そういった経験的次元の知覚印象ではなくて、より内面的な、しかもより直接無媒介的にわれわれに与えられるような、経験以前の、いわば生命的な直観印象である。ミュラー＝ズーアの用語によれば、経験的知覚の次元の疏通性欠如は外面的な規定的述語の範疇に属するのに対して、現象学的な意味での疏通性欠如は、内面的存在様態に関わる様態的述語の範疇に属している。別の表現でいうと、前者は診察者が患者の側の特徴として確認する印象であるのに対して、後者は診察者自身の存在様態をも巻き込むような——つまり分裂病でない人と出会っている場合とは質的に異なった存在様態を診察者にとらせるような——印象、いわば存在論的な印象である。このことは上に引用したビンスヴァンガーやリュムケの記述からも読みとることができる。

　分裂病者と相対したときに感知される病者の内面的人格印象が、われわれの側の存在様態をも——より正確にいえばわれわれの自己存在の様態をも——動かすという事実は、①分裂病がほかならぬ自己存在ないし自己‐他者関係に関わる病態であること、②しかもこの場合「自己」とは病者の「内部」に閉じ込められた独我論的なシステムのことではなくて、そのつどの他者（病者と対面しているわれわれ自身もその一人であるような）との対人的・間人格的な出会いに際して、相手の自己をも巻き込んだ形で——いわば一種の「共自己性」として――成立する「開かれたシステム」であることの二点を明瞭に物語っている。

分裂病がこのような「共自己的」自己性の形成に関わる病態であるという命題からは、さらに次の重要な命題が導かれる。すなわち、この自己性の病態は、幼少時からの重要な他者との間人格的な関係の特性としても示されるであろうという命題がそれである。自己が幼時からすでに完成したものとして存在するものではなく、むしろ自己はつねに「共自己性」の分有としてのみ成立するものであるならば、それは家族内対人関係を中核とする対人的生活史のなかで徐々に形成される以外にはない。分裂病者がその生活史においてさまざまの対人関係の歪みを経験することは、多くの人間学的研究が一致して語っているところである。(この場合、この家族内対人関係の歪みを「家族因論」の形で理解するか、それとも遺伝的に準備された前分裂病状態の表現態とみるかという問題には、ここで立ち入る必要がない。)

われわれにとって重要なことは、この前分裂病者の生活史における自己形成の歪みが、個々の「史実」の確認によって逐次的に立証しうるような外面的な(ミュラー゠ズーアの表現を借りれば「規定的述語」のレベルでの)事態として確認されるにとどまらず、より内面的な意味連関として(「様態的述語」のレベルで)一挙に開示される本質的特性として直観されうるということである。ビンスヴァンガーが「外的生活史」に対して「内的生活史」の重要性を指摘したのも、その意味においてであった。

ある時点における分裂病者との対面状況において診察者が感じとる「分裂病性の印象」は、たとえそれが二人のあいだの「共自己性」によって支えられているかぎりにおいて単なる主観的印象の範囲を越えたものであるとはいえ、やはりきわめて状況依存的であり、言表困難な秘儀性を帯びているといわねばならぬ。しかもこの印象はリュムケ[68]（一九六三）もいうように旧い分裂病者では消失する場合が多いし、新鮮例でもこれをほとんど感じさせない病者も実際には決して少なくない。

これに対して上に述べた内的生活史の本質的意味連関としての「分裂病性」は、病者自身や家族からの陳述に入念に耳を傾けさえするならば、まず見落すことはないし、人格印象の直観と違ってある程度まで言表ないし伝達が可能である。特に問題となる事項を列挙すると、次のような特徴をあげることができるであろう。

(1) 幼時期における自己表出ないし自己主張の弱さ、親に対する無力な従順さ
(2) 特徴的な不器用さないし行動習得の偏り
(3) これらの特徴に親が気付いていないか、気付いていても重要視しないこと
(4) 両親相互間や親子のあいだでの自然な共感の乏しさ、あるいは不自然な過保護・過干渉な育て方
(5) 思春期におけるかなり無理をした自我確立の努力の挫折
(6) 優秀な知能、体力、美貌その他の資質に頼った現実遊離的な人生設計
(7) 両親からの急激な離脱独立の試みとその挫折
(8) 他人や未来に対する特徴的な恐怖感とあこがれ、あるいは逆に気負いすぎた構え
(9) 対人関係における本能的不信あるいは逆に無警戒の全面的信頼

⑽　恋愛感情の統合が困難であること

もちろん、これらの特徴は個々の「事件」として問題になるような外的生活史の意味に解されてはならない。上にも述べたようにその内的意味連関のみが重要である。だから当然のことながら、これらの項目のすべてが出揃っている必要は毛頭ない。以上の項目はただ、多くの症例で内的生活史の分裂病性の特徴が出現しやすい局面を拾ってみただけのことである。

精神病患者において、上にあげたような内的生活史の本質特徴が確認されたならば、われわれはその患者の臨床症状のいかんにかかわらず、分裂病と共通の基礎的事態を想定してさしつかえない。この場合特に問題となるのは、通常の分裂病症状がほとんど認められない「寡症状性分裂病」(oligosymptomatische Schizophrenie)と、通常の分裂病症状以外の(たとえば躁鬱病様、あるいは非定型精神病様の)症状が表面にでている「異症状性分裂病」(allosymptomatische Schizophrenien——仮称)である。

寡症状性分裂病(多くの場合に単純型分裂病)は、表面的な妄想症状や緊張病症状が軽微であって、基底的な自己性の病態をはっきりみてとりやすいために、分裂病性精神病の原型として特に近年大きな関心を集めている(ブランケンブルク、[5]木村[30~32]など)。ヴュルシュは、この病型においてはしばしば直観診断のみが唯一の診断確定の手段となるといっているが、われわれが上にあげた内的生活史からの診断は、この場合さらに有力な手段となるだろう。またわれわれのいう「異症状性分裂病」については、表面的症状がむしろ分裂病を否定する方向で出現しているために、直観診断や生活史的診断以外には分裂病診断の手段はないといってよい。この場合、表面にでている非分裂病性の臨床症状よりも人格印象や内的生活史の特徴のほうを重要視する根拠としては、クレペリーンもすでに述べているようにほとんどすべての臨床症状が疾病学的には非特異的なものであるという事実と、人間学的精神医学にとっては個々の精神機能の障碍よりも病者の全体的な世界内存在の様態のほうが決定的に重大な問題となるということをあげておけばよいだろう。治療的な観点からみても、個々の臨床症状は非特異的な薬物療法で対処することができるけれども、そののちに残される課題は、病者をどのようにして彼の人生に復帰させるかという問題なのである。分裂病の診断が、一般医学における診断と同様に、治療の指針を与え、経過と予後についての予想を可能にするものであるべきならば、それはあくまでも基本的病態そのものに着目した診断でなくてはならない。

五　分裂病診断の標準化の試み

冒頭にも述べたように、分裂病の診断は、世界各国の各学派、各研究がそれぞれもっている分裂病概念の大きな違いのために、きわめて不統一のままに放置されている。こんにち、分裂病に関して少しでも意味のあることを語ろうと思えば、まずもって自分の念頭にある分裂病概念がいかなるものであるかの定義から始めなくてはならない。自分と異なった学派からの研究に対する根本的な不信感や、研究者間の相互交流の貧困という、おそらくは分裂病論にのみこれほどまでに特徴的であろうと思われる不幸な事態の根源は、ひとえにこの診断基準の不統一という点にある。

一九四六年に設立された世界保健機構（WHO）は、その設立当初より「国際疾病分類」（International Classification of Disease, ICD）を作製して世界的規模での医学統計資料の収集を促進してきたが、その数回にわたる修正改良にもかかわらず、ことに精神医学の分野では上記のような事情のために研究者たちの関心を集めることは少なかった。しかし一九七〇年に提案された第八次改訂（ICD-8）以来、この国際分類は次第に各国の精神医学会の関心をひくようになり、現在は第九次改訂（ICD-9、一九七七）が公表されている（分裂病関係では本質的な修正はなされていない[25]）。

またこれとならんで、診断基準の国際統一にあたって最も問題の多い精神分裂病に関しては、特別に「分裂病の国際パイロット研究」（International Pilot Study of Schizophrenia, IPSS）が同じくWHOによって組織され、世界各国から集められた多数の分裂病症例を用いて、多くの診断項目について各国間の異同を明らかにしようとしている[26][50][81][82]。

他方、アメリカにおいては、アメリカ精神医学会が「精神障碍の診断統計マニュアル」（"Diagnostic and Statistical Manual of Mental Disorders", DSM）を作製しているが、一九六八年にはその第二版（DSM-II）が発表され[27]、一九八〇年に第三版（DSM-III）が発表されて公式に使用されている[1][16][51][78]。

前節でも述べたように、分裂病という事態は症状論レベルでは十分に診断できない特異性を有しており、このような客観的診断基準の作製は、ある意味ではそれ自体分裂病という現実と矛盾する試みだといわざるをえないけれども、各国・各学派・各研究者間の意見交換のための最低限の共通の基盤を確保するという目的からみて、暫定的な妥協的措置としての存在理由はあるだろう。

六　おわりに

「精神分裂病の診断」について「正しい」知識を提供しようなどということは、無謀な、さもなくば無意味な試みだろう。しかし、「分裂病とは何か」の問いに正解が存在しないということと、分裂病なる事態が存在しないということとは、同じことではない。分裂病と非分裂病性の事態との境界線が一義的に決定しがたいのは、それが精神的な「異常」や「疾患」の概念のもつ不確定性と深く関連しているからである。換言すれば、これは「患者」自身の問題としての分裂病という見方と、周囲の人々ないし社会の問題としての分裂病という見方との相克に帰着することにもなろう。従来からの診断論、ことに国際的診断基準統一の試みは、全面的に後者に偏った「患者不在」の観点に立っているように思われる。

本稿では「精神病」領域内での分裂病診断上の諸問題を主として扱った。しかし、分裂病と非分裂病性の事態との境界線は、さらに「神経症」の領域にも「正常者」の領域にも延びている。しかも人間学的な——患者自身の問題を中心においた——立場からみれば、この側面のほうがずっと重大であるかもしれないのである。紙数の都合と筆者の能力の限界のためにこの問題を取りあげることができなかったのは、非常に残念なことだった。

文献

（1）American Psychiatric Association: DSM-III. Diagnostic and Statistical Manual of Mental Disorders. 3rd. ed. The Association, Washington, D.C., 1980.
（2）Arnold, O.H., Gastager, H. u. Hofmann, G.: Klinische, psychopathologische und biochemische Untersuchungen an Legierungspsychosen. Wien. Z. Nervenheilkd., 22; 301, 1965.
（3）Binswanger, L.: Welche Aufgaben ergeben sich für die Psychiatrie aus den Fortschritten der neueren Psychologie? 1924. In: Ausgewählte Vorträge und Aufsätze II. Francke, Bern, 1955.
（4）Binswanger, O.: ——文献（52）より引用。
（5）Blankenburg, W.: Der Verlust der natürlichen Selbstverständlichkeit. Ein Beitrag zur Psychopathologie symptomarmer Schizophrenien. Enke, Stuttgart, 1971.（木村敏・岡本進・島弘嗣訳『自明性の喪失』みすず書房、一九七八）
（6）Bleuler, E.: Dementia praecox oder die Gruppe der Schizophrenien. In: Handbuch der Psychiatrie (hrsg. von Aschaffenburg, G.). Spez. Teil, 4. Abt., 1. Hälfte., Deuticke, Leipzig, 1911.（飯田真・下坂幸三・保崎秀夫・安永浩訳『早発性痴呆または精神分裂病群』医学書院、一

九七四)
(7) Bleuler, M.: Die spätschizophrenen Krankheitsbilder. Fortschr. Neurol. Psychiatr. Nervenkr., 15; 259, 1943.
(8) Conrad, K.: Das Problem der "nosologischen Einheit" in der Psychiatrie. Nervenarzt, 30; 488, 1959.
(9) Elsässer, G.: Über "atypische" endogene Psychosen. Nervenarzt, 21; 194, 1950.
(10) Elsässer, G. u. Colmant, H.-J.: Atypische phasenhafte Familienpsychosen. Arch. Psychiatr., 197; 185, 1958.
(11) Ewald, G.: Paranoia und manisch-depressives Irresein. Z. Ges. Neurol. Psychiatr., 49; 270, 1919.
(12) Friedmann, M.: Beiträge zur Lehre von Paranoia. Monatsschr. Psychiatr. Neurol., 17; 467, 1905.
(13) Gaupp, R.: Zur Frage der kombinierten Psychosen. Cbl. Nervenheilk. Psychiat., 26; 766, 1903.
(14) Gaupp, R.: Über paranoische Veranlagung und abortive Paranoia. Allg. Z. Psychiatr., 67; 317, 1910. ——文献(43)より引用。
(15) Gaupp, R.: Zur Psychologie des Massenmordes. Springer-Verlag, Berlin, 1914.
(16) 花田耕一ほか「DSM—III診断基準の適用とその問題点。その3、精神分裂病」(臨床精神医学、九—一三七九、一九八〇)
(17) 鳩谷龍「非定型精神病」(村上仁・満田久敏・大橋博司編『精神医学』第三版、医学書院、一九七六)

(18) 市川潤・斎藤征司「主として三十歳台女性に発病する妄想・幻覚状態について――その状況論的考察」（精神医学、一二―四〇五、一九七〇）
(19) 伊東昇太「Paranoia 概念の変遷」（精神医学、一二―二五五、三四七、一九七〇）
(20) Janzarik, W.: Dynamische Grundkonstellationen in endogenen Psychosen. Springer-Verlag, Berlin, 1959.
(21) Jaspers, K.: Eifersuchtswahn. Ein Beitrag zur Frage; "Entwicklung einer Persönlichkeit" oder "Prozeß"?, 1910. In: Gesammelte Schriften zur Psychopathologie. Springer-Verlag, Berlin, 1963.（藤森英之訳『精神病理学研究1』みすず書房、一九六九）
(22) Jaspers, K.: Kausale und "verständliche" Zusammenhänge zwischen Schicksal und Psychose bei der Dementia praecox (Schizophrenie). 1913. In: Gesammelte Schriften zur Psychopathologie. Springer-Verlag, Berlin, 1963.（藤森英之訳『精神病理学研究2』みすず書房、一九七一）
(23) Jaspers, K.: Allgemeine Psychopathologie für Studierende, Ärzte und Psychologen. Springer-Verlag, Berlin, 1913.（西丸四方訳『精神病理学原論』みすず書房、一九七一）
(24) Kasanin, J. S.: The acute schizoaffective psychoses. Am. J. Psychiatry, 13; 97, 1933.
(25) 加藤正明「WHOの第八回および第九回修正国際疾病分類をめぐって」（精神衛生資料、一九―七三、一九七三）
(26) 加藤正明「国際間の診断基準の比較」（精神衛生資料、一九―七八、一九七三）
(27) 加藤正明「アメリカにおける精神医学的命名と分類」（精神衛生資料、一九―七九、一九七三）
(28) 加藤正明「精神疾患の命名と分類」（『現代精神医学大系』第1巻 B_2 精神医学総論IIb、中山書店、一九八〇）

(29) 木村敏「非定型精神病の臨床像と脳波所見との関連に関する縦断的考察」（精神経誌、六九―一二三七、一九六七、『木村敏著作集』5、弘文堂、二〇〇一）
(30) 木村敏『分裂病の現象学』（弘文堂、一九七五、『木村敏著作集』1、5、8）
(31) 木村敏「分裂病の診断」（臨床精神医学、四―四九一、一九七五）
(32) 木村敏「内因性精神病の人間学的理解――『内因性』の概念をめぐって」（精神医学、二一―五七三、一九七九）――本書X章に再録。
(33) Klages, W.: Die Spätschizophrenie. Enke, Stuttgart, 1961.
(34) Kleist, K.: Die Involutionsparanoia. Allg. Z. Psychiatr., 70; 1, 1913.
(35) Kleist, K.: Autochtone Degenerationspsychosen. Z. Ges. Neurol. Psychiatr., 69; 1, 1921.
(36) Kleist, K.: Über zykloide, paranoide und epileptoide Psychosen und über die Frage der Degenerationspsychosen. Schweiz. Arch. Neurol. Psychiatr., 23; 3, 1929.（飯田真・坂口正道訳、精神医学、一九―一一八九、一九七七、二〇―七五、一九七八）
(37) Kolle, K.: Die primäre Verrücktheit. Georg Thieme, Leipzig, 1931.
(38) Kraepelin, E.: Psychiatrie. 6. Aufl., Barth, Leipzig, 1899.
(39) Kraepelin, E.: Psychiatrie. 8. Aufl., Barth, Leipzig, 1909～1915.
(40) クレペリン、E（内沼幸雄・松下昌雄訳）『パラノイア論』（医学書院、一九七六）
(41) Krafft-Ebing, R. v.: Lehrbuch der Psychiatrie. Enke, Stuttgart, 1869.
(42) Kretschmer, E.: Gedanken über die Fortentwicklung der psychiatrischen Systematik. (1919). In: Psychiatrische Schriften (hrsg. von Kretschmer, W.). Springer-Verlag, Berlin, 1974.
(43) Kretschmer, E.: Der sensitive Beziehungswahn. Ein Beitrag zur Paranoiafrage und zur

psychiatrischen Charakterlehre. 4. Aufl., Springer-Verlag, Berlin, 1966.（切替辰哉訳『新敏感関係妄想』星和書店、一九七九）
（44） 黒沢良介「症状と経過からみた分裂病の類型」（精神医学、九―一二、一九六七）
（45） Labhardt, F.: Die schizophrenieähnlichen Emotionspsychosen. Ein Beitrag zur Abgrenzung schizophrenieartiger Zustandsbilder. Springer-Verlag, Berlin, 1963.
（46） Lange, J.: Paranoia-Frage. In: Handbuch der Psychiatrie (hrsg. von Aschaffenburg, G.). Spez. Teil, 4. Abt., 2. Hälfte. Deuticke, Leipzig, 1927.――文献（40）に所収。
（47） Langfeldt, G.: The schizophreniform states. Munksgaard, Copenhagen, 1939.
（48） Leonhard, K.: Aufteilung der endogenen Psychosen. 3. Aufl., Akademie-Verlag, Berlin, 1966.
（49） Leonhard, K.: Differenzierte Diagnostik der endogenen Psychosen, abnormen Persönlichkeitsstrukturen und neurotischen Entwicklungen. 3. Aufl., VEB Verlag Volk und Gesundheit, Berlin, 1963.
（50） 林宗義（Lin, T.-Y.）「精神分裂病の診断基準」（川久保芳彦編『分裂病の精神病理9』東京大学出版会、一九八〇）
（51） 丸田俊彦「Diagnostic and Statistical Manual III（D. S. M. III）――新しい米国精神医学診断基準」（精神医学、二〇―一一四五、一九七八）
（52） Mayer-Gross, W.: Mischpsychosen, Degenerationspsychosen. In: Handbuch der Geisteskrankheiten (hrsg. von Bumke, O.). 9. Band. Spez. Teil V, Springer-Verlag, Berlin, 1932.
（53） Meyer, H.-H. u. Böttinger, R.: Klinisch-statistcher Bericht über das Krankengut der Psychiatrischen und Neurologischen Klinik der Universität Heidelberg 1946 bis 1954. Arch.

Psychiatr. Nervenkr., 196 ; 4, 1957.
(54) Minkowski, E. : Phénoménologie et analyse existentielle en psychopathologie. L'Evolution Psychiat., 13 ; 137, 1948.
(55) Minkowski, E. : La Schizophrénie. Psychopathologie des schizoides et des schizophrènes (Nouvelle éd.). Desclée de Brower, Paris, 1953.（村上仁訳『精神分裂病』みすず書房、一九五四）
(56) 満田久敏「内因性精神病の遺伝臨床的研究」（精神経誌、五五—一九五、一九五三）
(57) Müller-Suur, H. : Der psychopathologische Aspekt des Schizophrenieproblems. Arch. Psychiatr. Nervenkr., 193 ; 11, 1955.
(58) Müller-Suur, H. : Die schizophrenen Symptome und der Eindruck des Schizophrenen. Fortschr. Neurol. Psychiatr., 26 ; 140, 1958.（木村敏編・監訳『分裂病の人間学』医学書院、一九八一所収）
(59) Müller-Suur, H. : Das sogenannte Praecoxgefühl. Fortschr. Neurol. Psychiatr., 29 ; 145, 1961.
(60) 村上仁『パラノイア問題について』（一九四五）。『精神病理学論集1』（みすず書房、一九七一）に再録。
(61) Pauleikhoff, B. : Atypische Psychosen. Karger, Basel, 1957.
(62) Pauleikhoff, B. : Die paranoid-halluzinatorische Psychose im 4. Lebensjahrzehnt. Fortschr. Neurol. Psychiatr., 34 ; 548, 1966.
(63) Pauleikhoff, B. : Atypische Psychosen. Versuch einer Revision der Kraepelinschen Systematik. In : Schizophrenie und Zyklothymie (hrsg. von Huber, G.). Georg Thieme, Stuttgart, 1969.

(64) Rennert, H.: Die Universalgenese der endogenen Psychosen. Fortschr. Neurol. Psychiatr., 33; 251, 1965.
(65) Rümke, H. C.: Het kernsymptom der schizophrenie en het "praecoxgevoel". Nederlandsch Tijdschrift voor Geneeskunde, 81; 4516, 1941. In: Studiesen Voordrachten over Psychiatrie. Scheltema & Holkema, Amsterdam, 1948.（中井久夫訳「分裂病の核症状と『プレコックス感』」季刊精神療法、三―八三、一九七八）
(66) Rümke, H. C.: Signification de la phénoménologie dans l'étude clinique des délirants. Congrés international de psychiatrie I. Paris, 1950.
(67) Rümke, H. C.: Die klinische Differenzierung innerhalb der Gruppe der Schizophrenien. Nervenarzt, 29; 49, 1958.
(68) Rümke, H. C.: Über alte Schizophrene. Schweiz. Arch. Neurol. Neurochir. Psychiatr., 91. 1963. In: Eine blühende Psychiatrie in Gefahr (hrsg. und übers. von Baeyer, W. v.). Springer-Verlag, Berlin, 1967.
(69) 澤政一「非定型内因性精神病における癲癇性要因」（精神経誌、五九―七三、一九五七）
(70) Schmidt, G.: Der Wahn im deutschsprachigen Schrifttum der letzten 25 Jahre (1914〜1939). Zbl. Ges. Neurol. Psychiatr., 97; 113, 1940.
(71) Schneider, K.: Klinische Psychopathologie. 6. Aufl., Georg Thieme, Stuttgart, 1962.（平井静也・鹿子木敏範訳『臨床精神病理学』文光堂、一九七五）
(72) Schnizer: Die Paranoiafrage. Z. Ges. Neurol. Psychiatr., 8; 313, 417, 1914.
(73) Schröder, P.: Degeneratives Irresein und Degenerationspsychosen. Z. Neurol., 60; 119, 1920.
(74) Schröder, P.: Über Degenerationspsychosen (Metabolische Erkrankungen). Z. Ges. Neurol.

Psychiatr., 105 ; 539, 1926.（大川治訳、精神医学、二〇—一二六七、一九七八）
(75) Specht, G.: Chronische Manie und Paranoia. Cbl. Nervenheilk. Psychiat., 28 ; 590, 1905.
(76) Strömgren, E.: Atypische Psychosen. Reaktive (psychogene) Psychosen. In: Psychiatrie der Gegenwart 2. Aufl. (hrsg. von Kisker K. P., Meyer, J.-E., Müller, M. u. Strömgren, E.). Band II/Teil 1, Springer-Verlag, Berlin, 1972.
(77) 末田田鶴子・高津明実・上条節子・山下恵子「東京女子医大神経精神科における患者の推移統計（昭和二五～四五年、一九五〇～一九七〇）」（精神医学、一五—二八五、一九七三）
(78) 高橋三郎ほか「ＤＳＭ－Ⅲ診断基準の適用とその問題点。その１、ＤＳＭ－ⅡからＤＳＭ－Ⅲへ」（臨床精神医学、九—一〇九七、一九八〇）
(79) 千谷七郎・高橋良・木村敏・飯田真・新福尚武「Einheitspsychoseをめぐって」（精神医学、一五—八二〇、九二八、一九七三）
(80) 千谷七郎「内因性一精神疾患の提唱」（精神経誌、七八—三三二、一九七六）
(81) World Health Organization: The International Pilot Study of Schizophrenia. Vol. 1., Results of the Initial Evaluation Phase. WHO, Geneva, 1973.
(82) World Health Organization: Schizophrenia. An International Follow-up Study. John Wiley & Sons, Chichester, 1979.
(83) Wyrsch, J.: Über "Mischpsychosen". Z. Ges. Neurol. Psychiatr., 159 ; 668, 1937.（木村敏・小俣和一郎訳、精神医学、二二—一三四九、一九八〇、二三—六三、一九八一）
(84) Wyrsch, J.: Über die Intuition bei der Erkennung des Schizophrenen. Schweiz. Med. Wochenschr., 76 ; 1173, 1946.

＊医学の総説論文の慣例に従って、文献はアルファベット順に配列した。

X 内因性精神病の人間学的理解
――「内因性」の概念をめぐって――　（一九七九）

一　単極性鬱病における内因性

いわゆる「内因性」精神病の発病機制についての精神病理学・身体病理学両側面からの検索が進むにつれて、従来漠然と「原因不明」の意味で用いられてきた「内因性」の概念は改めてより精密に規定しなおさなくてはならなくなった。この問題に正面から取り組んだ研究としては、最近では周知のテレンバッハ[1]（Tellenbach, H.）のエンドン論があるが、エンドン論に対する評価は後に述べることにして、われわれもひとまずテレンバッハと同様いわゆる「単極性鬱病」を出発点にして、その発病に至る経過をいくつかの節目で押えておきたい。

中年以降にかなり特異的な状況変化にひき続いて典型的な抑鬱病像をもって発病する単極性鬱病（笠原・木村[2]による鬱病分類の第I型）は、その頻度[3]の上からも、治療過程の全体が見渡しやすい点からも、病前人格や発病状況についての精神病理学的知見がかなり出揃っている点からも、内因性精神病の発病機制を考えてゆく上で絶好のモデルを提供してくれるものと期待できる。

単極性鬱病が抗鬱剤によく反応するという事実は、この種の抑鬱病像の直接の基盤になっているのが生体内のなんらかの生物学的プロセスであることを明白に物語っている。ある既知の生物学的病変が精神病像を成立させている場合、われわれはこれを「器質性」あるいは「症状性」の精神病と呼んで、「内因性」とはいわない。単極性鬱病はその病像発生機序に関する限り明らかにそういった「身体因性」の疾患であって、臨床精神医学が扱っている種々の鬱病症状は、要するにまだその本態の確定していない中枢神経系の病変の部分症状であるにすぎない。さらに極端な言い方をすれば、単極性鬱病は特有の精神症状を伴う内科疾患だといわなくてはならない。

しかしこの「内科疾患」の病因が脳内の生物学的病変であるとして、この生物学的病変自体の原因は何なのかという問題は依然として残る。われわれの臨床経験からみると、単極性鬱病の「病前野」(Vorfeld) を形成するのは確かに数々の有名な「誘発要因」、たとえば転勤・昇進・転居・家族成員の異動などであるけれども、明確な抑鬱症状の発現に直接先駆しているのはむしろもっと些細な、日常茶飯事ともいえるほどの事柄であることが多い。それはその時点で起こった事件であることも、ずっと以前の事件の想起であることもあるけれども、いずれにしても普段の患者だったらほとんど問題にもならないような微小な事件である。事実、ほとんどの患者が発病直前のこの微小な事件についての記憶を発病後はまったく失っていて（もちろんこの不快な事件の回想に対して「抑圧」がはたらいたせいもあるだろう）、したがって病相期間中の診察に際してこのことが明らかになることはむしろ稀である。寛解後の面接ではじめていきさつの判明する場合が多い。

一般に単極性鬱病が単一の状況因によって発病に至るというようなケースはあまり多くない。つまり抑鬱性精神病像が成立するためには一個の誘因だけではなく、いわばダブルパンチ、トリプルパンチ、ふつうにはもっと多くのマルティプルパンチに見舞われることが必要だという印象が強い。病前野といわれている時期には、このようないくつかの打撃の累積効果あるいは相乗効果が生じていて、そのあげくにほんの小指の先で突いただけのような微小な誘因が患者を深々とマットに沈めてしまうことになるのだろう。だからこれらの誘因のひとつあるいはいくつかを取り上げてこれを「心因」とみなし、この抑鬱病像を「反応性」のものと考えるのは正しくない。病因的な意義（Relevanz）を有しているのは個々の事件や打撃ではなく、むしろそれらを一見「誘因」らしく見せているところのより基底的な状況布置だからである。この病因的（virulent）な状況布置が存在しなかったならば、それを背景にして現われてくる個々の事件はそれほどの病因性（Virulenz）を帯びてこない。もし単極性鬱病の反応性を云々するのならば、むしろこの「前事件的」な状況布置それ自体を誘発要因と考えなくてはならないだろう。

周知のようにこの病前野の状況布置はテレンバッハによって「インクルデンツ・レマネンツ布置」として取り出された。インクルデンツとは単極性鬱病に陥りやすい人物特有の秩序志向性が或る時点から極端に尖鋭化して抜き差しならぬ秩序への固着が起こった自縄自縛的状況布置のことであり、レマネンツとはやはりこのタイプの人持前の自己自身に対する要求水準の高さがある時点で破綻を来して、そこに自己本来のあり方への負い目が出て来た状況布置のことである。この病前野は、もちろんそれ自体はまだ「鬱病」という精神病には属していないものではあるけれども、すべての事態をひたすら鬱病の発病へと向けて収斂させる特有の強制的牽引力をもった一種独特の情勢である。この情勢のもつなかば不可逆的な強制力は単なる心理的次元だけで理解するのは困難で、そこにはどうしても一種の生命的勾配のような生物学的要因を仮定せざるをえない、と少なくとも私は思っている。実際たとえばグラッツェル[4][5](Glatzel, J.)のように「メランコリー親和型」性格の諸特徴はリチウム剤の投与で消失させうるから「病前性格」というよりも、むしろ前臨床的(subklinisch)な病像ではないかという疑問を提出している人もいる。完全に健常時の秩序志向性までも「治療」の対象となりうるか否かはともかくとして、少なくとも単極性鬱病の病前野におけるインクルデンツ・レマネンツ布置がリチウムその他の向精神薬剤によって影響を蒙りうるだろうことは十分に考えられることだし、それ以外にはリチウム剤の病相予防効果なるものも理解しえないことになるだろう。

この病前野の期間中は人間学的に見た秩序状況が切迫の度を加えるだけではなく、睡眠・食欲・性欲・休息欲求をはじめとする各種の基本的欲求が異常を来したり、呼吸器・消化器・循環器などの諸系統の慢性疾患(かぜ症状・胃炎・高血圧など)が持続したりして、明らかに生物学的にも緊張・衰弱状態にある。下田[6]が彼のいう執着性格の病因的特徴を論じた際に「感情興奮性の異常」として取り出しているものも、このような病前野のことであったのだろう。

単極性鬱病の場合、この病前野そのものはふつうは持ち前の秩序志向性に内包されている自己矛盾の露呈という形で人間学的・精神病理学的に理解可能である。これは従来から、慣れ親しんだ秩序構造からの「取り返しのつかない」形での離脱という公式にまとめられてきた。転勤・転職・昇進・転居・改築・家族内異動・身体疾患・手術などはその顕著な例としてしばしば挙げられるところである。しかし場合によってはこのような人間学的理解だけではうまくゆかないこともある。単極性鬱病の場合だと、それが何回も再発を繰り返して反復傾向が生じてしまったようなとき、秩序構造の変化よりもむしろ季節とか月経周期とかの生物学的条件が重大な因子となることも稀ではない。そしてこのことは特に若年初発の鬱病によく見られるように思われる。しかし、このような鬱病の病前野形成に生物学的要因が大きく関与してくるのは両極性躁鬱病（笠原・木村分類の第II型）であることはもちろんである。

さてこの病前状況からさらにさかのぼって一応完全に健康な日常生活を送っている鬱病親和者に眼を向ける。これら「メランコリー親和型」の人の独特の人生様式は、こと単極性鬱病に関する限りすべての症例にまず例外なく認められる。しかもこのメランコリー親和的人生様式に関しては、まだ一回の病相も経験していない時期と病相経験後との間に

——頻回の病相反復や遷延化の後にしばしば認める水準低下（ヤーコプ[7] Jacob, H. のいうBasisstadien）を考慮に入れなければ——本質的な差異は認められない。つまり彼らでは、鬱病病前野以前と完全に鬱病から離脱した後とは、その人生様式がいかに独特のものであっても病的とはみなしえない。

しかしこの種の性格形成それ自体についても、力動心理学的な見地からみるといろいろな「心因論的」な考え方が可能であろう。アーブラハム（Abraham）やフロイト（Freud）の古典的な学説にはここで立ち入る必要がないとして、精神分析や力動的な考え方に批判的な立場に立っているミュラー＝ズーア[8]（Müller-Suur, H.）のような人ですら、「メランコリー親和型」性格はすでに何回かの前臨床《サブクリニカル》的な抑鬱体験をもっている人が身に着けた人生様式ではないのかという見方をしている。彼はもちろん「防衛機制」というような言い方は用いていないけれども、この独特の秩序志向性に「秩序解体—抑鬱」の事態を防衛する意味が含まれていることは精神分析学者ならずとも当然考えるところだろう。テレンバッハ自身もこの秩序志向性の成立に対する遺伝的要因と親子関係を通じての環境要因との関与について語っている。

このようにみてくると、今日最もよくその発病機制が解明されている単極性鬱病についてすら、内因性・身体因性・心因性・反応性などの概念を簡単には用いえないことがよく理解できる。テレンバッハは身体（Soma）でも心（Psyche）でもない第三の領域としてエンドンを考え、すべての「内因性」の事態はこのエンドンの変動（Endokinese）によって起こるものとした。彼のいうエンドンとは、個体と自然の両者にとっての共通の根源である生成的原理が個体の内部に取り込まれたものである。それは心と身体の区別以前のものでありながら、心的・身体的な現象として姿を現わし、心身両面からの影響を受けて変化する。エンドンはその意味で超主体的・メタ心理的であると同時に、超客体的・メタ身体的である。内因性精神病の病前野においては、明確に「エンドン指向的」(endotrop)な状況が形成され、これがやがて急激な「エンドン変動」を引き起こして発病に至る。

テレンバッハのエンドン論はゲープザッテル(v. Gebsattel)の生成抑止論を発展させたもので、これを「秩序」という人間学的概念と組み合わせて、単極鬱病の発病に至るまでの複雑な病因連鎖を整合的にとらえている点、従来の精神病理学から大きく前進した卓越した理論である。しかしこのエンドン論の欠点は、これを同じく内因性の精神病と考えられる精神分裂病にあてはめてみるときに歴然としてくる。精神分裂病をも含めた内因性精神病一般について「内因」の概念を明確に規定するためには、これにいまひとつの重要な観点がつけ加わらなくてはならない。それは対人関係あるいは自他の「あいだ」の観点である。

二　精神分裂病における内因性

精神分裂病の概念がE・ブロイラー(Eugen Bleuler)による命名とともに症状論レベル

に平板化され、不当な拡大を蒙ったことについてはすでに何回か述べたから繰り返さない。(9)以下において念頭におかれるのはこの広い分裂病概念ではなく、思春期・青年期に発病して慢性の経過をたどる病型に限られる。古典的な病型分類でいうと、それは主として単純性、破瓜性、緊張・破瓜性の病型であって、妄想性の分裂病はすでにその去就が問題だし、三十歳台以降に発病する妄想疾患やいわゆる「遅発分裂病」はわれわれの概念には含まれていない。

分裂病も、その陽性症状に限っていうならばかなりの程度まで薬物療法が可能である。緊張病性の精神運動性興奮はもとより、破瓜病性の感情表出障碍も思考障碍も、あるいは妄想幻覚症状も自我障碍も、それが「症状」の形で表面に出ている限りは向精神薬にかなりよく反応する。またこのような薬物の効果が特に変薬によって、あるいは逆説的に休薬によっても顕著に現われうることは実地の臨床家ならばだれでも知っていることである。分裂病をその陽性症状面で見る限り、「精神病は脳病である」というグリージンガー(Griesinger)の命題はあくまでも正しい。さらにまたその限りにおいて、ブロイラーによる概念拡大の非を唱える理由はどこにもない。この広義の分裂病はまさしく中枢神経系の生物学的病変に対応するものなのであって、精神病理学的にはたかだかその随伴現象的な上部構造についての論評を行ないうるにすぎない。

とはいっても、分裂病の薬物療法には大きな限界がある。この限界がさらに優秀な薬物の開発によって動かしうるものなのか、それとも薬物療法そのものにとって本質的な限界なのかは目下のところ不明であるし、薬物療法に抵抗して残遺する人格水準の低下がどの程度まで生物学的病変の後遺症なのか、またどの程度までそれ以前からの——つまり分裂病それ自体にとって本質的な——人間学的プロセスの帰結なのかについても、現在のところ一義的な解答は不可能である。いずれにせよこの最後にあげた可能性、つまり分裂病固有の人間学的プロセスが陽性症状消褪後も存続するような病型こそ、精神病理学に留保された研究領域であるだろう。精神病理学とは本来きわめて地味な領域を扱う地味な学問であるべきなのである。

分裂病が急性の発病を示す場合、それに直接先駆する誘因として最もしばしば見出せるのは、やや不自然な性愛体験、試験状況、旅行や家出など、要するに笠原[10]が「出立状況」としてまとめた自立志向や自己確認への努力である。これらを単純に「心因」とみなしえないこと、またこの種の著明な事件があったからといってその後に続く精神病を「反応性分裂病」と呼ぶべきでないことはいうまでもない。というのは、単極性鬱病の場合と同様にここでもまた、これらの事件とそれに続く発病とは、これに先立つかなりの期間の病前野の窮極的な結実にすぎないからである。そして分裂病の病前野もまた、そこに何らかの強力な介入がない限り、一方向的に発病へと向かう明白な傾向を有している。

中井久夫[11]は、発病からはるかさかのぼった「一応健康」な「余裕の時期」から、思春期に顕在化しやすい「無理の時期」を通って、もはや後退や脱出の困難な「焦慮の時期」に落ち込み、そこからなかば不可逆的に「発病臨界期」へと突入する過程を詳細に記述している。この焦慮の時期には、それまで保たれていた日常的経験の枠組の絶対的規範性が根底から動揺に曝されて、主語的客体から遊離して活性状態となった（いわば「発生機の状態」にある）述語的意味体験が意識の前景に出現してくるようになる。発病後の妄想知覚にみられるような意味意識ないし本質属性の完全な独り歩きはもちろんまだみられないし、日常世界内部での生活も形の上では保たれているけれども、行動は著明な脱規範化と動機優位の傾向を示しはじめ、常識的見地からみると唐突で短絡的な言動が多くなる。クーレンカンプフ[12]（Kulenkampff, C.）が「異常危機」の概念でもって分裂病性精神病の状況論的理解を試み、コンラート（Conrad, K.）との間の有名な論争（拙著『分裂病の現象学』[9]七二頁以下参照）の口火を切った症例にみられたような「常規を逸した」恋愛沙汰は、まさにこの「焦慮の時期」の特徴を完備している。これをクーレンカンプフのように精神病の「発端」とみるかコンラートのようにすでに発病した分裂病性疾患の発現とみるかは、分裂病をその症状面でとらえるか基礎的過程でとらえるかの差に帰着するともいえる。一般に従来の人間学的精神病理学はあまりにも症状面にとらわれすぎていて基礎的過程への着目がおろそかにされていた感が強い。コンラートのような器質論にくみするか否かはともかくとして、分裂病の「病前野」はそれ自体精神病理学の研究対象としてもっと脚光をあびなくてはならないのではないだろうか。

分裂病者がその病前野においてすでにはっきりと病的な状態にあるという見解は、構造心理学の立場に立つヤンツァーリック[13]（Janzarik, W.）によっても提出されている。彼は、分裂病後の残遺状態には可逆的な部分と不可逆的な部分があり、後者はフーバー(14)(Huber, G.)のいう「純粋欠陥」のみであるとする。そしてこの純粋欠陥は、分裂病症状の消褪後に残遺するだけではなく、「先行性欠陥」(vorauslaufende bzw. vorbestehende Defizienz)の形で、明白な分裂病症状形成以前からすでに認められるものだという。この「力動的不全」(dynamische Insuffizienz)すなわち発動性や情動性の不全徴候は、発病までは人格構造の面で代償されているためにそれほど問題にならない。むしろそこからは冷静さや内向性の特徴が生じて、平均以上にきめの細かい、天分のある人柄という印象が生じる。しかしこのような人は対人関係や思春期の生物学的変化に弱い。精神病が発現すると、この種の構造の人はより未分化な人格の患者よりも著明な人格水準の低下を示すことになる。

ヤンツァーリックは元来精神病一元論の主張を持っている人であるし、彼の引用しているフーバーの「純粋欠陥」ももとはといえば躁鬱病について指摘されたヤーコプの「無言の症状」(stumme Symptome)あるいは「基底段階」(Basisstadien)の観察から発展してきたもので、そこには一元論的色彩が濃い。この純粋欠陥についてフーバーは、そこには分裂病の特異性(aliter)はまったく認められず、それはむしろ内因性精神病一般に共通の非特異的な「低下症状」(minus)であると言っている。しかし果してそうであろうか。むしろ逆に、普通に「分裂病症状」とか「躁鬱病症状」とか呼ばれている陽性症状のほうが非特異的で、その背後にかくれている陰性の「過程徴候」のほうが特異的なのではないだろうか。確かに、分裂病と同じく思春期から二十歳台にかけて発病する躁鬱性の精神病については、その発病に先立って分裂病の場合と類似した病前布置を認めることが多いし、躁鬱症状の消褪後に残遺する人格水準の低下も分裂病のそれと質的に異ならない場合が多い。しかし一方、中年から初老期にかけて初発する躁鬱病については、これと同種の「先行性欠陥」はまず認められないで、そこにみられるのはむしろ前項で述べたようなインクルデンツ・レマネンツ状況である。そして、同じく中年から初老期にかけて初発する妄想性精神病についても、躁鬱病と類似した方向をもつ病前野の布置を見出すことができる。これは要するに、病前野のあり方のほうが人生段階や人生課題などの人間学的差異に関して特異的であって、そこに分裂病性の症状が現われるか躁鬱病性の症状が現われるかは——生物学的にはともかく——人間学的には非特異的だということを物語ってはいないだろうか。笠原の表現を借りていえば、「出立」の状況から発現する躁鬱病症状もあるし、「合体」の状況から発現する分裂病症状もあるのであって、前者は一見躁鬱病的に見えても実は分裂病と等価の「出立の病」なのだし、後者は一見分裂病的に見えても実は躁鬱病と等価の「合体の病」なのだということなのである。「出立」や「合体」、あるいは私自身のいう「アンテ・フェストゥム」や「ポスト・フェストゥム」などの人間学的標識は、われわれの立場では臨床記述的な症状像にはっきりと優先すべきものである。(15)

さて、分裂病の病前野のライトモティーフは、徹頭徹尾、自己と他者、自己と世界とのあいだでの自己の存在確認であって、それ以外のなにものでもない。中井の言っている「無理の時期」と「焦慮の時期」をまとめたものが一応「病前期」に当るものとみなせば、中井も述べているようにこれは思春期一般、特に「思春期危機」の問題と切り離しては考えられない。思春期と自己の関係についてはこれまであまりにも多くのことが語られてきているが、自己の自己性という見地から分裂病と思春期の関係を論じた人は意外と少ない。最近では小出浩之[16]が、思春期はそれまで子どもの関心をひいていた「具体的・個別的他者」の背後に「他者一般」が出現し、それに対応して「抽象的自己なるもの」が照らし出されてくる時期であって、分裂病者はこの他者一般を自らの「他者世界」へと構造化することに失敗して発病に至るのだという見解を提出している。私自身は[17]、個別的自己形成以前の幼児において主要な役割を果たした世界とのコズミックな融合が、思春期に至って「ノエシス的自己」として表面に再登場し、身体像と結びついたノエマ的自己との統合という困難な課題を提出するのだと考えている。もちろん自己の自己性は他者の他者性と表裏の関係においてしか問題になりえない。つまり思春期は、自己と他者とのノエシス的あるいは「間ノエシス的」な関係への目覚めという契機でもって分裂病の病前野を導入し、これを自己世界に統合するという課題をめぐっての格闘を経て、遂には非日常性の次元での応急的な問題解決を迫られて発病に至るまでの経過全体の発端となる。

こうして分裂病の病前野は、単極性鬱病のそれとは違って、転勤とか転居とかの特別な状況要因を必要とせず、だれもが通過しなくてはならない思春期における自己統合の課題それ自体でのつまずきを契機として、いわばその人の人生それ自身の内部で育成されてくるものである。この課題の達成度は、もちろん個人個人によって非常に相違しているだろう。そしてこの相違は、課題の与えられかた、つまりノエシス的自己への目覚めかたの強弱によっても、ノエシス的自己の統合の核となるノエマ的自己が思春期までの期間にどの程度確立しているかによっても変りうるものだろう。そこから、僅かの期間の病前期を経て早期に重篤な人格崩壊に至る病型から、事実上一生涯を病前期のままで過しうるような人生まで、実にさまざまのヴァリエイションが生じることになるのだろう。

分裂病病前野のライトモティーフとなる自己の自立性の主題は、実は思春期をさらにさかのぼった幼年期にまで跡づけることができる。中年以降に初発する単極性鬱病の場合と違って、分裂病者についてもその「病前性格」を云々することができるかどうかについては大いに疑問がある。「性格」なり「人格」なりという言葉を十分な意味において用いうるのは、やはり思春期を過ぎて成人としての社会生活を営んでいる人についてだけであろう。いわゆる分裂気質なるものは、分裂病者と同じ困難な課題に直面しながらも発病の事態を回避し通している人の強力な防壁構築とみなすべきものであって、ときにこの防壁の破綻から危機的事態が生じうることは否定しないにしても、それ自体を循環気質やメランコリー親和型性格と同一レベルで「病前性格」と呼ぶことは正しくないのではないかと思われる。

とはいっても分裂病者の病前行動特性についての諸家の記載はかなりまとまった一定の結論に到達しているようである。町山幸輝[18]らが従来の文献を整理してまとめたところによると、《より基本的な特性として、（1）現実認識の貧困あるいは外界との接触の困難、非合理的および議論の困難（認知障害）、および（2）敏感、鈍感、冷たさ等感情反応の不自然さ（感情障害）、およびより表層的な特性として（3）内気、無口、引きこもり、内閉人格、内向性、神秘的あるいは空想的傾向、気まぐれ、頑固、邪推、易怒、犯罪への傾向など》があげられている。また、同じ研究グループの大橋秀夫ら[19]は前分裂病の幼少時のエピソードを集めて、《臆病あるいは引込み思案》、《奇妙な積極性》、《奇妙な思いやり》、《不意打ちと困惑》、《癇癪》、《従順な人間の強情と頑固》、《無鉄砲》、《粗忽さ》、《迷子と方向音痴》などの行動特性を取り出し、これを（1）新しい状況、特に対人関係における適応力不全、（2）注意・関心の配分の障碍、（3）感情の統制機能の低下の三つの側面から考察している。

この研究は、生物学的な立場の研究者によっておそらくは自然科学的な疾患モデルを念頭においた上でなされているため、いちいちの行動特性は人間学的にはそのまま用いにくいネガティヴ・ヴァリューをもった表現で記載されている。しかし、この記載のもととなっている特徴的な行動様式は、人間学的にも非常に興味深い。つまりここにみられる諸特徴を一言で表わせば、世界との実践的なかかわりを支えている「共通感覚」（sensus communis）[20]の特異的な形式での障碍だということができよう。「共通感覚」については精神病理学的にはブランケンブルク[21]（Blankenburg, W.）の言及のほか私自身のたびたびの言及[20][22]があり、哲学者では中村雄二郎氏[23][24]の詳細な考察があるけれども、一般にはほとんど主題的に問題にされることがない。しかしこれは今後の精神病理学にとって避けて通ることのできない大きなテーマになるだろうと私は考えている。

共通感覚を基礎に持つことによって、われわれの健全な経験構造においては知覚は潜在的運動によって、また運動は潜在的知覚によって、豊かに裏打ちされている。私はかつて離人症を共通感覚障碍の観点から論じたことがあるが、この場合に問題になるのは主として知覚が潜在的運動の契機を欠くという側面であるといえるのではなかろうか。例えば外界知覚が実在性を失うのは、外界が行動の目標としての性格を失うことに通じている。ところでいま上に挙げた分裂病者の病前行動特徴をみるとき、そこには共通感覚障碍のいまひとつの側面が、つまり運動ないし行動が潜在的知覚の契機を十分に含んでいないという側面が認められる。「無鉄砲」、「粗忽」、「迷子と方向音痴」などが十分な知覚的統御を欠いた行動であることはいうまでもないし、その他の特徴についても行動と知覚との乖離が容易に指摘しうる。そもそもわれわれの世界経験において、知覚は個物の個物性の確認という特性によってノエマ的客体を管轄するのに対して、行動は世界に向かっての直接的な力の行使という特性においてノエシス的な自己と世界との相即関係を管轄している。言い換えると、知覚は距離を前提とするのに対して行動は密接を前提とする。発生史的に行動は知覚よりも古い。《知覚の発生するのは、物質から来る刺激が直ちに必然的反応を惹起しなくなった恰かもその時でなければならぬ》（ベルグソン[25]）。知覚や行動の主体としての自己に関していうならば、知覚の発生はノエマ的・個別的自己の意識と同時代的であり、それ以後のすべての行動は、ノエマ的自己の成熟度に比例した潜在的知覚の統制下におかれる。自己と世界とのノエシス的相即において成立する行動と、ノエマ的自己意識と共時的な知覚との関係を司る共通感覚の歪みとしての前分裂病性行動特性は、このようにして自己のノエマ的・ノエシス的二重構造における或る種の不調和を示唆するものにほかならない。

大橋らの資料から一例をあげよう。《三、四歳の頃、母の背中におぶわれている時「重いでしょ」といって背中の上で腰を浮かせていたことがあった》——ここでは母的世界とのノエシス的相即とノエマ的現実認知の間に不調和がみられ、この不調和の主因がノエマ的認知の側にあることは明らかである。一般的に分裂病者がノエシス的共感能力にすぐれていることは、日大グループの研究[26][27]によっても確認されており、このことは臨床経験的にも《この子が兄弟中でいちばん思いやりのある子でした》等の家族の陳述からもうかがえることだが、この高いノエシス的相即能力がノエマ的個別化能力によって（つまり情動や行動が知覚や認知によって）十分に裏打ちされていないときには、そこに一種特異な前分裂病性の性格特徴が形成されることになるのであろう。この観点から、最近しきりに研究されている分裂病者の認知障碍についても、新しい光が当てられるかもしれない。

このようにして、分裂病病前野およびそれ以前の無症状の幼児期を通じて、自己と世界、自己と他者の「あいだ」における自己存在の問題が一貫して中心的な主題となっている。この主題は、単極鬱病者における秩序の主題に、あるいは最近クラウス[28]（Kraus, A.）が取り出している躁鬱病者における「役割同一性」の主題に対応するものであろう。もちろんここでも、テレンバッハにならって病前野の「エンドン指向状況」から発病時の「エンドン変動」への動きを考えて、メタ心身論的な「エンドン」の動向を分裂病の原因野とみなす「内因性」の理解も可能であろう。しかしその場合には、自己存在の問題が全体を一貫するライトモティーフとなるという分裂病の特異性は蔽い隠されてしまって、一種の精神病一元論に帰着してしまう。分裂病のライトモティーフが、人間一般の人生にとって不可欠な条件にかかわっていることは改めていうまでもなく、この「人間の条件」こそが或る人を分裂病たらしめる根拠になっているとするならば、分裂病が「内因性」の精神病であるという意味は、人間学的にはむしろ「人間の条件そのものに根ざした」異常事態を指しているものと考えてはいけないだろうか。或る人がほかならぬ人間であるという事実そのものが、その人を分裂病者たらしめる可能性を与えているのである。

三　内因性と「自己」および「あいだ」

それならば、分裂病について「内因」の意味として取り出された「自己」あるいは「あいだ」の問題は、分裂病以外の内因性精神病の場合にはどのように考えればよいのだろうか。そのような精神病としてはなによりもまず単極性鬱病があり、それに両極性躁鬱病、いわゆる非定型精神病、中年以降に好発する妄想精神病、および癲癇《てんかん》の一部が考えられる。これらの多彩な精神病像の原因野として「自己」や「あいだ」の概念を要請するためには、これらの概念は分裂病の場合と異なった観点から眺められなくてはならないかもしれない。

クラウスは彼の近著『躁鬱者の対人行動と精神病』[28]において、単極性鬱病者と両極性躁鬱病者に共通の社会的・対人的な行動様式や、彼らの自我同一性の特徴に現象学的な考察を加えている。彼はエリクソン（Erikson）のいう自我同一性に「役割同一性」（Rollenidentität）の概念を対置する。これは他者から期待されている社会的役割を果たそうとする努力から成り立っている人格部分である。自我同一性は当然役割同一性を含んでいるが、それに尽きるものではない。われわれは自らの社会的役割から一定の距離を置き、役割から独立した自我同一性をも持っている。前躁鬱病者は自らの役割同一性との距離を喪失し、これと過同一化した存在様式を有している。他者からの期待によって形成される役割同一性と同一化しすぎている結果、前躁鬱病者の行動には表裏がなく、役割関係においてきわめて同調的で、義務責任感が強い。彼らは「役割指定者」としてのそのつどの他者の期待と同一化しているだけでなく、役割的自己とも同一化してしまっている。彼らには役割同一性から独立した自我同一性の確立は不可能である。前躁鬱病者のあり方はテレンバッハのいう「他者のための存在」（Sein-für-andere）にとどまらず、「他者による存在」（Sein-durch-andere）でもある。ここから容易に考えうるように、前躁鬱病者にとっては彼らが過度に同一化している役割同一性の危機（役割喪失、役割内葛藤、役割間葛藤など）は、すべて躁鬱病発病の誘因となりうる。このことは、分裂病が病者の社会的役割完成以前に、しかも役割確立への努力を契機として発病するのと著しい対照をなしている。——

以上がクラウスの考えの大要であるが、ここにはわれわれにとっても示唆に富むいくつかの洞察が述べられている。

第一に、ここではテレンバッハと違って、躁鬱病（単極性鬱病を含む）が明確に対人関係の病態として、あるいは自己自身との関係の病態として把握されている。《内因性精神病の「病巣」(sedes morbi) はほかならぬこの存在差異 (Seinsdifferenz) にある、というのがわれわれの仮説である》とクラウスはいう（一四頁）。《分裂病者が自己を役割の無名性にまで外化しえないのに対して、躁鬱病者は役割の無名性への外化から自己を取り戻しえない》（同頁）。クラウスがここで「存在差異」と呼んでいるものは、われわれの用語でいえばノエシス的自己とノエマ的自己との間の差異のことである。ノエシス的自己は世界との原初的・根源的な相即相関が内面的自己の相において見出されたものであり、ノエマ的自己は個別者としての自己と他者についての知覚を前提として成立し、役割同一性をその主要な内容の一つとしている。すでに述べたように、ノエマ的自己は幼児期の具体的な自己・他者関係を通じて思春期の到来までにほぼその構図が準備される。思春期を迎えてノエシス的自己が「再発見」されると、この——それまでの自己とは異次元の——抽象的な自己を自己自身に統合することが思春期の大きな課題となり、その失敗が分裂病の病前野を準備することになる。分裂病は、いわば「存在差異」の過大ないしそのノエシス側への拡散に起因する事態である。

これに対して単極鬱病者では、ノエマ的自己の役割同一性がきわめて堅固に構築されていて、ノエシス的自己をほぼ完全に同化吸収しつくしている。彼らの世界はすみずみまで「役割的秩序」の網の目に覆われていて、分裂病者の世界のように無秩序・無統制な意味や徴候が姿を現わす余地を残さない。逆にいうと、彼らにとっては自らの役割的秩序の網目で蔽いうる領域のみが居住可能な世界なのであって、それ以外の領域は存在しないにひとしい無縁の界域でしかない。序でに言っておくと、単極鬱病者の「秩序志向性」において問題となる「秩序」が、ツット(Zutt)やクーレンカンプフらが主として分裂病者について論じている「現存在秩序」[29]、ミンコフスキー[30](Minkowski, E.)がやはり分裂病に関して取り出した「病的幾何学主義」における生硬な秩序、強迫神経症者の儀式的秩序、あるいは癲癇者に見られる些事拘泥的な秩序などと異なっている点は、一にかかってそれが役割的世界の秩序だという点にある。だからこそそれはなによりもまず仕事の領域と対人関係、ことに義務責任の問題にかかわる対人関係の領域において著明に現われてくるのである。

単極性鬱病者の役割的自己をそのままノエマ的自己と同一視してしまうことは、おそらく正しくないだろう。ノエマ的自己は役割的自己に尽きるものではないだろうし、また役割的自己には役割的自己なりのノエシス性があって、これが役割的世界内部における彼らの高い同調能力の基礎になっているのであろう。しかし少なくとも、彼らにおけるノエシス的自己はほぼ完全にノエマ的自己と合体していて、役割的自己から遊離した自己目的的な動きを示すことはまずないといってよい。役割同一性が危機に瀕したとき、彼らの自己の全体が脆くも崩れ去るのはそのためであろう。単極性鬱病は、その意味で「存在差異」の過小ないしそのノエマ側への収斂に起因する事態といってもよいのではないだろうか。

しかし、「存在差異」の概念をこのように自己自身の内部における「ノエマ的・ノエシス的差異」の意味にのみ解するのは不十分である。上に述べた分裂病者と単極鬱病者における存在差異のありかたの相違は、両者における自他関係の相違と同一意味方向のものであって、そのためにこそ内因性精神病は自己を他者との「あいだ」の病態として理解されうることになる。

分裂病者において、ノエマ的自己の形成不全はノエマ的他者認知の不全に対応している。他者は具体的・役割的な個別者としてよりも、より多くノエシス的他者性の担い手として、一義的規定の困難な不定の意味性の顕現として知覚される。ノエシス的他者性は本質的にノエシス的自己性と通底的であるから（文献（9）所収の「妄想的他者のトポロジイ」参照）、ここからは容易に小見山実[31]のいう「自他変換」現象が発生しうることになるし、分裂病特有の超越拡散性をおびた妄想体験の場を提供することにもなる。自己および他者のノエマ的な規定が不十分である一方でノエシス的な自己と他者が分離不全の状態にあるということから、分裂病者にとって他者は無限に遠い存在であると同時に無限に近い存在でもあるという「あいだ」の二重化が生じてくる。分裂病者にとって、他者とのあいだの距離を見積ったり、至適距離を設定したりすることが最大の難題となるのは、彼らにおいて「ノエマ的・ノエシス的差異」の統合が困難だからなのである。

これに対して単極鬱病者の場合には、全てがあたかも正反対の事情にあるように思われる。彼らは自己をノエマ的役割同一性の側に収斂させるのと同時に、他者をもノエマ的役割他者の相においてしか見ようとしない。彼らの出会う他者はひとしく具体的個別者としての他者であり、そういった他者とのあいだで彼らは絶えず相互に役割を与えたり与えられたりしている。例えば、彼らにおける夫婦の間柄は、互いに夫であり妻であることに終始して、それぞれ一個の人間としてのノエシス的・超越的な人格的交流は、この役割交換にほぼ完全に吸収されてしまっている。ここでは他者は独立の人格としての存在を失って、自己の役割同一性を役割的に補充するだけの存在となり、一方自己も、他者の役割的存在を補充するという仕方でしか存在しえない。自己と他者とは相互に「相手を通じての存在」(Sein-durch-andere)となる。単極性鬱病者にとっての自己と他者は、このようにしてノエマ的には相互に独立性を欠いた依存的・同調的な関係にある。これに反してノエシス的には、自己と他者の関係は無限に遠い。彼らの対人関係に特徴的な「親切さと水くささの同居」はこのような構造に基づいている。クランツ[32](Kranz, H.)の「鬱病性自閉」の概念を敷衍した拙論[33]の趣旨もここにあった。

ところで、両極性躁鬱病(笠原・木村分類の第II型)の場合には、単極性鬱病とは同列に論じえないいくつかの契機が含まれているように考えられる。役割同一性主導型の自他関係が中心となるという点では、クラウスも述べているように両者の間に明らかな共通点がある。しかし両者を区別する最大の特徴は、両極性躁鬱病者のみにみられる著明な「没我的熱中性」であって、この性格特徴に関してはすでに森山公夫[34]のすぐれた考察がある。この没我的熱中性は、明らかに世界とのノエシス的な一体感と無関係ではない。ノエマ的役割自己からノエシス的脱自へのこの次元転換を導くものは、過大な役割的秩序世界からの自己解放を意味することもあるだろうし、身近な肉親の死などによる急激な役割喪失状況において役割同一性が完全に崩壊した際の派生現象を意味することもあるだろう。しかしそこにはいずれにしても、このような急激な次元転換を可能にするような元来の準備性が用意されていなければならないはずである。

この準備性の実態が何であるのかについては、目下のところ明確な答を出すことができない。私自身は、両極性躁鬱病がその亜型（II-4型）として、いわゆる非定型精神病ないし周期性精神病を含みうると考えられること、それにこの非定型精神病と内因性癲癇との明らかな近縁性（満田[35]、澤[36]、木村[37]など）を考慮して、この転換の基礎にはなんらかの意味で癲癇と共通した事態が想定されるのではないかと思っている。躁的脱自における世界とのノエシス的な合体が分裂病者のノエシス的共感と違って人格的他者の契機を含んでいないこと、換言すればこの極端な「脱自性」、「没我性」においてすら「躁病性自閉」ともいえる一人称的自己中心性が認められることも、非定型精神病の意識変容や癲癇の発作事象との一つの共通点として挙げられるのではないだろうか。ここでもやはり「あいだ」性を云々するとすれば、それはもはや自己と他者とのあいだであるよりも、むしろ自己と世界とのあいだ、自己と自然とのあいだとしてであろう。しかし、この点についての詳論も、別の機会にゆずらなくてはならない。

四　結語

代表的な内因性精神病である精神分裂病と単極性鬱病について、「内因性」の概念を自己の自己性、自己と他者、自己と世界の「あいだ」という観点から考えてみた。分裂病者は元来ノエマ的自己（およびそれと照応してノエマ的他者）の形成が不十分であり、思春期に急速に再発見されるノエシス的自己性（これは他者世界とのノエシス的共感と同義である）をノエマ的自己像に十分に統合することができない。自己内部の「ノエマ的・ノエシス的差異」はノエシス的共感の側へと拡散して過大となり、他者はノエマ的には遠すぎ、ノエシス的には近すぎる存在となる。これに対して単極性鬱病者では、ノエマ的自己像は役割同一性として過度に堅固に形成されて、ノエシス的自己をほぼ完全に吸収しつくしている。自己内部の「ノエマ的・ノエシス的差異」はノエマ極へと収斂して過小となり、他者はノエマ的・役割的には近すぎ、ノエシス的には遠すぎる存在となる。両極性躁鬱病は躁的脱自性における世界とのノエシス的合体を特徴とする点で単極性鬱病と異なっているが、このノエシス的脱自は人格的他者の契機を欠いた自閉的な脱自であり、この点で非定型精神病を経て癲癇とのある種の共通性を考えさせる。

内因性精神病の臨床的病像の発生機序に関する身体因論的・生物学的研究が着実な成果

を収めている現在、人間学的精神病理学が学としての自律性を確保しようとするならば、「人間の病」としての精神病の「内因性」について、より多くの関心が向けられなくてはならないだろう。

文献

(1) Tellenbach, H.: Melancholie, 3. Aufl., Springer, Berlin/Heidelberg, 1976（木村敏訳『メランコリー』みすず書房、一九七八）

(2) 笠原嘉・木村敏「うつ状態の臨床的分類に関する研究」（精神経誌、七七—七一五、一九七五）

(3) 長谷川雅雄「いわゆる『内因性』および『神経症性』うつ病の臨床的比較研究」（名市大医誌、二七—四六五、一九七七）

(4) Glatzel, J.: Situationspsychologie und Endogenität bei depressiven Psychosen. Walcher (Hrsg.): Zur Systematik, Provokation und Therapie depressiver Psychosen, Wien, 1974.

(5) Glatzel, J.: Zur Psychopathologie zyklothym-depressiver Verläufe. Psychiatria clin., 7; 120, 1974.

(6) 下田光造「躁鬱病に就て」（米子医誌、二—一、一九五〇）

(7) Jacob, H.: Stumme Symtome und Symptomverschmelzung bei endogenen Psychosen. Fortschr. Neurol. Psychiat., 32; 188, 1964.

(8) Müller-Suur, H.: Rezension zu Tellenbach: Melancholie. Nervenarzt, 33: 473, 1962.

(9) 木村敏『分裂病の現象学』（弘文堂、一九七五、『木村敏著作集』1、5、8）

(10) 笠原嘉「内因性精神病の発病に直接前駆する『心的要因』について」（精神医学、九—四〇三、

一九六七)
(11) 中井久夫「分裂病の発病過程とその転導」(木村敏編『分裂病の精神病理3』東京大学出版会、一九七四)
(12) Kulenkampff, C.: Zum Problem der abnormen Krise in der Psychiatrie. Nervenarzt, 30; 63, 1959.
(13) Janzarik, W.: Schizophrene Verläufe. Springer, Berlin/Heidelberg/New York, 1968.
(14) Huber, G.: Reine Defektsyndrome und Basisstadien endogener Psychosen, Fortschr. Neurol. Psychiat., 34; 409, 1966.
(15) 木村敏「分裂病の時間論」(笠原嘉編『分裂病の精神病理5』東京大学出版会、一九七六。本書Ⅴ章に再録)
(16) 小出浩之「分裂病からみた思春期」(中井久夫・山中康裕編『思春期の精神病理と治療』岩崎学術出版社、一九七八)
(17) 木村敏「思春期病理における自己と身体」(中井久夫・山中康裕編『思春期の精神病理と治療』岩崎学術出版社、一九七八、『木村敏著作集』2)
(18) 町山幸輝・大橋秀夫「精神分裂病患者の病前行動特性」(臨床精神医学、四―一六三、一九七五)
(19) 大橋秀夫・山田康・町山幸輝「精神分裂病の病前性格」(臨床精神医学、五―一五、一九七六)
(20) 木村敏『異常の構造』(講談社現代新書、一九七三、『木村敏著作集』5)
(21) Blankenburg, W.: Ansätze zu einer Psychopathologie des 'common sense'. Confin. psychiat. 12; 144, 1969.
(22) 木村敏「離人症」『精神症状学II』(現代精神医学大系3B、中山書店、一九七六。本書Ⅳ章に改題して再録)

(23) 中村雄二郎『感性の覚醒』(岩波書店、一九七五)
(24) 中村雄二郎『共通感覚論』(岩波書店、一九七九)
(25) ベルグソン(高橋里美訳)『物質と記憶』(岩波文庫、一九五一)
(26) 井村恒郎・川久保芳彦「分裂病家族の研究」(土居健郎編『分裂病の精神病理1』東京大学出版会、一九七二)
(27) 川久保芳彦「分裂病患者とその同胞について」(木村敏編『分裂病の精神病理3』東京大学出版会、一九七四)
(28) Kraus, A.: Sozialverhalten und Psychose Manisch-Depressiver. Enke, Stuttgart, 1978.
(29) Zutt, J.: Über Daseinsordnungen. Nervenarzt, 24; 177, 1953.
(30) ミンコフスキー(村上仁訳)『精神分裂病』(みすず書房、一九五四)
(31) 小見山実「分裂病における『自他変換』現象について」(笠原嘉編『分裂病の精神病理5』東京大学出版会、一九七六)
(32) Kranz, H.: Depressiver Autismus. Hippius und Selbach (hrsg.): Das depressive Syndrom, Urban & Schwarzenberg, München/Berlin/Wien, 1969.
(33) 木村敏「いわゆる『鬱病性自閉』について」(笠原嘉編『躁うつ病の精神病理1』弘文堂、一九七五。本書Ⅲ章に改題して再録)
(34) 森山公夫「両極的見地による躁うつ病の人間学的類型学」(精神経誌、七〇―九二二、一九六八)
(35) 満田久敏「内因性精神病の遺伝臨床的研究」(精神経誌、五五―一九五、一九五三)
(36) 澤政一「非定型内因精神病における癲癇性要因」(精神経誌、五九―七三、一九五七)
(37) 木村敏「非定型精神病の臨床像と脳波所見との関連に関する縦断的考察」(精神経誌、六九―一二三七、一九六七、『木村敏著作集』5、弘文堂、二〇〇一)

XI 比較文化精神医学序説
――若干の基本概念の検討――（一九七八）

一 はじめに

「文化精神医学」（cultural psychiatry）という新鮮な響きの名前を持った研究分野が、第二次世界大戦後の精神医学再編成期に全世界的な規模ではなばなしく登場してから、ほぼ四半世紀の歴史が経過した。その間、この新しい学問は「交文化精神医学」（crosscultural psychiatry）、「比較精神医学」（comparative psychiatry）、「通文化精神医学」（transcultural psychiatry）などのさまざまな名称のもとに、異なったいくつかの文化圏における精神病理学的現象の相互比較、ことにそれの文化構造の差異との関連についての考察、文化の変貌や異種文化との接触に際して見られる精神病理学的現象の考察などの多様な課題に取り組んできた。

どのような学問領域においてもそうであるように、新しい研究方法が導入された最初しばらくのあいだは、この新しい窓から見えてくる風景の新鮮さに眼をみはり、この新しい道具によって可能になった未知の資料の収集に心を奪われて、研究者の視野が完全に外部の世界に向けられてしまう時期がある。やがて一通りの探索が終ると、次には反省の時期が来る。研究者の眼はしばらく外部の世界を離れて自分の用いている方法自体、世界へと向かって開かれた新しい窓そのものの点検に取りかかる。新しい方法で新しく見出されたと思われていた事実は、あるいはその新しい方法そのもののバイアスによって歪められた現実ではなかったのか。新しい道具で収集してきた資料は、はたして道具の新しさに十分見合うだけの新しい意味を帯びたものといえるだろうか。新しく開けたこの視界は、その学問領域のそれまでの知の体系にとってどのような意味を与えられ、知の体系はそれによってどのような修正を受けることになるのか。こういった方法それ自体の内部点検は、その方法が学問全体の中に真の在所を見出し、学問全体にとって普遍的な意味を持つようになりうるためには不可欠の作業である。

比較文化精神医学は、現在そのような反省と内部点検の時期にさしかかっているのではないか、と私は思う。クレペリーンの「比較精神医学」が「民族心理学の補助科学」だったのとは違って、現代の比較文化精神医学は個々の人間主体の精神病理学的な存在様態を文化的日常性の基盤との関連において理解しようとするすぐれて個人精神病理学的な色彩を帯びている。しかもそれは普遍の中に個別を解消してしまう自然科学の法則定立的な姿勢とははっきり一線を画しながら、かといって個別をひたすらその一回性において捉えようとする個性記述的な行き方に徹し切るわけでもない。そこで要請されるのは、個別としての個別の底に個別を超えた普遍を見てとるという困難な課題である。歴史の世界、文化の世界、そして心的活動の世界には、普遍を離れた個別も、個別を離れた普遍も存在しない。個別の集合を外から包む普遍というようなものもありえない。個別が普遍の内に根ざしているということは、普遍が個別の内に現成しているということである。個別と普遍とはあくまで相互内在の関係にある。比較文化精神医学の対象領域も例外ではない。

比較文化精神医学において、個別と普遍の関係にはさまざまの角度から照明を当てることができる。まず、そこで扱われるのが精神医学的現象である限りにおいて、個人としての病者と普遍としての精神医学的疾病概念との関係が問題となってこよう。そして第二には、当然のこととして個人の精神活動がそこで営まれる個別的な生活世界とそれが属している文化構造との関係が問題となる。そしてまた、文化という現象を人間と自然との界面現象として捉える限りにおいて、個別としての個人と種的普遍としての民族の自然との関わり方の関係が問題として出てくるし、文化を人間の自己表現の相で捉える場合には、勝義における自己表現としての言語の領域において個人の言語活動《パロル》と種的普遍の言語体系《ラング》との関係が問題として出てこよう。以下の考察はこれらの基本概念の再点検の端緒を開こうとする試論である。

二　精神医学的疾病概念について

比較文化精神医学がさまざまな文化圏における精神医学的現象を文化との関連において理解するという課題を負うている以上、なによりもまずその研究対象である精神医学的現象をどう捉えるかについての明確な自覚がなくてはならない。この自覚を欠いたまま、単に従来の精神医学の慣習に準拠して行われた研究は、地球上の各地域における精神医学的現象の疫学的統計調査に終ってしまい、文化との内面的関係への視野が閉ざされてしまうことになるだろう。

最近出版されたA・キエフ(1)とP・M・ヤップ(2)の二冊の比較文化精神医学関係の著書には、それぞれの冒頭に精神疾患の本態についての著者の見解がはっきり表明されている。キエフによれば、精神疾患の本態は「個体内の生物学的反応」であって、これをひき起こすのは個体の内外の環境からの非特異的ストレスである。生物学的反応としての疾患は、それがいったん発病した後は原因となったストレスとは無関係に細胞レベルの生化学的変化として進行する。しかしこの生化学的変化の結果として出現する精神症状の内容は、そのつどの社会文化的諸要因からの影響を受ける。つまりキエフにとっては、精神疾患そのものは明白な生物学的プロセスであり、社会文化的要因は、(1)個体の先天的・体質的な「疾患準備性」に対する(それ自体非特異的な)環境生物学的あるいは社会心理学的ストレスとして、（2）病的体験内容や病的体験様式に対する規定要因として、二重の意味で問題になってくる。

これに対してヤップの立場はより全体論的・機能的である。彼は古代のギリシアや中国で行われていた「体液混合不良（dyscrasia）としての病気」という考えを復活させ、精神疾患は有機体内部あるいは有機体と環境との境界域に生じたディスクラジアないしディスハーモニーであると考える。ヤップの考えでは、個人は生物心理系（biopsychological system）と人格系（personal system）ないしは心理・社会・文化系（psycho-socio-cultural system）との綜合とみなされる。生物心理系が内的および外的な原因によって分離状態に陥ると、有機体は内部的にディスクラジアを来たして適応の正常範囲を逸脱する。この分離の外的な原因としては、種々の環境要因と並んで文化的要因も考えられる。分離の結果として生じる生物心理系のディスクラジアは、有機体内部の異常をひき起こすだけでなく、個体の境界を超えて対人関係領域のディスハーモニーをひき起こし、これを外から捉えると人格系の障碍と見られることになる。社会への不適合、自己実現の障碍、文化関連病像（culture-bound syndrome）などは、すべてこの人格系の障碍である。

この両者はいずれも文化と精神疾患との関係の深い理解に根差したすぐれた疾病理解である。両者を比較してみると、キエフの理論がどちらかというとまだ心身二元論的な考えを残しているのに対して、ヤップのそれはより一元論的だといえるだろう。中国系のヤップの疾病観は、日本人であるわれわれにとって多くの点で親しみやすいものとなっている。

しかし、この両者に共通して指摘できる一つの大きな不満は、個体あるいは有機体内部における病的変化と社会文化的な外的環境とのあいだに依然として二元論的な区別が残され、病気の発生が一種の刺戟反応図式によって理解されている点である。文化との関連において精神の病理を考える比較文化精神医学は、精神医学のどの分野にもまして「人間学的」であらねばならないだろう。そのためには、自然科学的因果論をモデルとした刺戟反応図式は可能な限り払拭しなくてはならないのである。

　文化と精神病理を領域的に独立した二つの体系として相互外在的に関係づけるのではなく、この両者に共通の根源をなす事態に照準を合わせて一元論的な理解を可能ならしめるためには、われわれは精神疾患の本態をどのように捉えればよいのだろうか。私の考えでは、その唯一の方法は精神疾患を個人内部、有機体内部の病態と見ることをやめて、これを個人と世界との関係の病態として見る立場ではないかと思う。ヤップも述べているように、精神疾患はその「人格系」の障碍を通じて対人関係、対社会関係の障碍という様相を呈する。しかしこの障碍を、より根本的な有機体内部の病変の対人関係面への単なる「現われ」であるとみなしたのでは、真相は見失われてしまう。対人関係の障碍、対世界関係の障碍は、単なる「現われ」や「症状」ではなくて、それこそが精神疾患そのものの本態をなすものではないのだろうか。つまり精神疾患における病気の座は、個人の内部にあるのではなくて、個人の外部に、つまり「人と人とのあいだ」、「個人と世界とのあいだ」にあるのではないのだろうか。

キエフにおいてもヤップにおいても、文化は精神疾患との関係においていわば二重の意味で関わってくる。まず最初に、文化は個体内部の病変をひき起こす外的要因として登場し、次には内部的病変の外部への表出様式を規定する枠組として登場する。しかし、このように二回にわたって登場してくる文化は、その実体において異なったものであるはずがない。例えば、日本人特有の対人状況の構造から発生した神経症が「対人恐怖」という日本人特有の症状を発現するという場合に、この神経症の発生条件となっている対人状況と、それの症状内容を規定している対人状況とは別個のものではありえないのである。本来同一のものである文化を精神疾患のいわば入口と出口とに二度にわたって登場させなくてはならないところに、個人の内部と外部、いいかえれば精神病理の場と文化の場とを二元論的に考えるという西欧的思考枠組の不如意さがある。

次節で述べるように、われわれは文化という現象を、個人に対して外部から規定的に作用する環境要因として考えることをやめて、個的、種的、あるいは類的な意味での人間が彼の世界と関わり合う関係の様相として捉えようと思う。であるから、右に述べたように精神疾患を個体内部の病変とみなすことをやめて、個人と世界との関わりの病態とみなしさえすれば、文化と精神病理の間の人為的な二元論はそれ自体不必要なものとなってしまう。文化の場と精神病理の場とは端的に一つに重なり合って、両者の間には相互外在的な規定・被規定の関係ではなくて、直接無媒介的な共根源性が成立することになる。

このように精神疾患を個人と世界との関係の病態と見る立場から見れば、個人の有機体の果す役割はもはや疾患それ自体の担い手ではなく、単なる症状発現の舞台にすぎなくなる。対世界関係の障碍が個体内部の疾患過程の症状なのではなくて、逆に個体内部の変化が対世界関係の病理の症状となる。個人の有機体は、その一部は遺伝的に規定された脆弱性の程度に応じて、種々の程度の心的・身体的な症状を発現する。すくなくとも一部の心的症状の基礎には、当然のことながら身体的な変化が起こっているはずである。それは例えば神経伝達物質の代謝異常であるかもしれないし、間脳下垂体内分泌系のホメオスタシスの乱れであるかもしれない。薬物療法その他の身体療法によって直接に、また各種の精神療法のすくなくとも一部が間接的に——というのは生体ホメオスタシスの自然回復力を利用する形で——影響を及ぼしうるのも、この身体的病変に対してなのであろう。しかしこの種の有機体内部の病変は、個人に視野を絞って見た場合の精神病像の基礎的な座ではあっても、個人と世界との関係の障碍として理解される精神疾患そのものにとっては、いわばその結果なのであって原因ではありえない。

個人の有機体における病変が個人を包む関係の障碍の原因ではなくて、その「症状」であるという認識は、本論の冒頭に掲げておいた一つの要請、すなわち個別を普遍の中に解消するのではなくて、個別の底に個別を超えた普遍を見るという要請にそのまま通じるものである。次節においては、この要請のもとに見られた場合に文化の概念がどのように理解されることになるのかを検討することになる。

三　文化の概念について

「文化」の概念をどのように理解するかについての明確な定義を求めるのは困難なことである。従来の比較文化精神医学関係の文献をみても、文化概念についての著者自身の理解をはっきり表明した上で文化と精神病理的諸現象との関係を考察している例を、私は寡聞にして知らない。前述のキエフやヤップの著書もこの点では同様であって、文化の概念についての立ち入った議論はなされていない。文化現象を専門の研究対象にしている文化人類学においても、文化の概念の定義や理解は諸家によって非常にまちまちのようである。

　文化概念についてのこれらの多様な理解は大きく分けて二つの主要なタイプにまとめられるのではないかと思う。第一のタイプは、研究対象としての文化を客観的に眺めてその特徴を漏らさず拾い上げ、文化の必要かつ十分な条件を取り出すことによって得られる客体的・記述的な定義である。この定義は一般に文化をノエマ的な「もの」として見ようとする。これに対して第二のタイプに属するのは、文化の営みの中へ自分自身の主観を投げ込んで、刻々生成する文化の動きそのものの内面からその動き自身に自らを語らせるような、主体的・力動的な定義である。ここでは文化は、より多くノエシス的な「はたらき」として見られることになる。

　文化人類学の多くは自然科学的な方法論をモデルにしているから、その文化理解はほとんど第一のタイプに属している。そのすぐれた一例として、R・リントンが彼の『パーソナリティーの文化的背景』(3)で示した定義を挙げておこう。リントンによると《一つの文化とは、習得された行動と行動の諸結果との綜合体であり、その構成要素が或る一つの社会のメンバーによって分有され伝達されているもの》を指す。そしてこの「習得された行動」というのは、行動の物質的な結果である道具その他の事物と同じく「文化の外的側面」を構成し、これに対して行動の心理的な結果である知識、態度、価値などが「文化の内的側面」を構成するものとみなされる。文化の外的側面も内的側面もひとしくその文化綜合体の成員によって分有されうるが、伝達されうるのは主として外的側面であって、内的側面はそれ自体としては伝達されえない。

リントンによる文化の定義はそれ自体をとってみれば過不足ないすぐれた客観的記述であるけれども、われわれが目的としている人間学的比較文化精神医学にとっては、あまりにも表面的に過ぎる。ここでは個人の行動様式と文化全体の行動様式との相互作用は、一般的な意味での個別と普遍との間の相互外在的な包括関係として捉えられていて、われわれが前節で要請した「個別の底に個別を超えた普遍を見る」という個別と普遍、個人と文化との直接無媒介的な共根源性を論じる手がかりにはなりえない。

そこで、われわれの要請に応じうる種類の文化概念の理解はさきにあげた第二のタイプのもの、つまり文化の生成活動それ自体の内面から文化を見る主体的・力動的・ノエシス的な理解の仕方だということになる。右に述べたように現今の大方の文化人類学は自然科学的な認識モデルに従っているから、このようなタイプの文化理解はそれ自体少数派に属するのだろう。適切な実例を挙げるのは困難だが、その数少ない一つとして、山口昌男氏が『文化と両義性』(4)の中で示した「定義」を挙げておく。山口氏によると《文化は、無定形の自然に、絶えず新らしい秩序を与えることによって成り立つ。そういった意味で、文化の枠として成立している世界観は、絶えず新らしく形成される混沌を秩序の中に組み込む装置として働く。したがって文化のプラクシスは決して固定したものではなく、流動的でダイナミックである。秩序と混沌の接点は何時も固定しているわけではなく、それは絶えず移動している。文化は、そういった視点から見ると、絶えず増大するエントロピーとの葛藤の過程として捉えることができる。》

文化が、無定形の野生の自然に人間が手を加え、絶えず新しい秩序を生成し続ける形成行為だという理解は、「文化」(culture)の語源であるラテン語のculturaが「手入れする、耕す、栽培する、身を飾る、或る土地に居住する、祭祀を行う、崇め尊ぶ」を意味する動詞coloの完了型cultusに由来するという事実から見ても、文化の根本義を捉えたものだといえる。ただしこの場合、自然とは——後に述べるように——外部的な「自然界」ないし「自然科学」的な意味での「自然」の義に解されるべきではない。われわれがふつう「精神活動」と呼んでいる内面的現実も、直接に内なる自然と境を接している。われわれの意識活動は、この内部自然の混沌に絶えず新たに秩序を与えることによって成り立っている。自己とはこの秩序の原理に他ならない。文化も精神生活も、ともに《絶えず増大するエントロピーとの葛藤の過程》であることに変りはないのである。

文化を自然に向かっての形成行為と見る視点の背後には、暗黙の中に明瞭な目的の表象が含蓄されているはずである。私がこの種の文化理解を「主体的」というのも、この含蓄を踏まえてのことであった。けだし、目的表象のないところに主体はなく、目的表象の存在はつねに主体の存在を告知しているのであるから。しかもさらに言うならば、この目的とは単に個人や文化がめざしている未到達の目標点を意味するのではなく、行為の目的であって同時に原因でもあるところの、アリストテレスのいう「目的因」(causa finalis)を意味するのでなくてはならない。

文化を構成する個々の行為は、それぞれに固有の目的因を根拠として成立している。スキやクワを製造し使用する行為の目的因は土地を耕すことにあり、土地を耕す行為の目的因は穀物を栽培するための畑を作ることにあり、水を水源から引く行為の目的因は穀物の生育を促すことにあり、雑草を抜く行為の目的因は作物の収穫量を増やすことにある。穀物を栽培し、その生育を促し、収穫量を増やすという行為の目的因は、人が生きるのに必要な食糧を得ることにある。また、金槌で釘を打つ行為の目的因は木材を接着することにあり、木材を接着する行為の目的因は風雨を遮る家屋を建造することにあり、家屋を建造する行為の目的因は安全で快適な住居を確保することにある。

このようにして、すべての個別的な行為の目的因はそれぞれ連鎖状かつ網目状に接続して、そのすべての連鎖は窮極的に唯一の根源的な目的因であるところの「生きること」へと合流する。ハイデッガー的に言いかえれば、すべての道具的手許存在の「……のため」(um zu) の付託連関は、窮極的な「……のため」(um Willen) の行き先として現存在自身の「ありうるということ」(Seinkönnen) へと付託されている。「生きること」あるいは「ありうること」は、このようにしてすべての個別的文化行為の目的であると同時にその存立の根拠をもなしている。「生きること」は文化を構成するすべての行為がそれに向かって収斂する普遍的な目的因でありながら、それはかえって個々の個別的行為の底に、その根拠として見出されるものである。このような個別が普遍を含むという構造は、主体の存在を前提とすることなしには絶対に考えられない。

従来の自然科学的・論理的な生物学の中へ「主体」の概念を導入することによって人間学的・反論理的な生物学を基礎づけようとしたV・フォン・ヴァイツゼッカー(5)が明確に述べているように、生命あるものに関わる一切の学問は「自己自身の力で自己自身との関係において動作を行う存在」としての主体を想定しなくてはならない。もしも有機体が完全な「刺戟反応図式」に従って環境の変化に委ねられてしまっているのならば、生きるということの本質的な意味は見出せなくなる。生きているということは、環界との対決の中から絶えず新たに自己の存在可能を獲得し続けて行くことである。《主体とは確実な所有物ではなく、それを所有するためにはそれを絶えず獲得しつづけなくてはならないものである》(フォン・ヴァイツゼッカー)。

文化の根底に人間の(個的、種的、類的なレベルにおける)主体の活動を考えることによって、われわれは、文化とは人間が自然との関係において自己の主体を維持し続けるために営む形成行為であるという理解に到達する。次にわれわれは、この「自然」が人間の主体にどのように与えられているのかを見ておかなくてはならない。

四　風土的自然と文化

文化とは、環境としての自然とそこに生活する行為的主体との関係の様態である。極北のツンドラ地帯と熱帯の密林とでは、あるいは乾燥した砂漠と温暖な地中海沿岸とでは、そこに居住する人間の形成する文化もおのずから全く異なったものとなるだろう。自然が絶えず死の恐怖を与え続けているような土地と、自然の恵みが生命促進的に作用するような土地とでは、文化形成の行為はおのずと別個の方向をたどるはずである。和辻哲郎⑥がその風土論において主題的に論じたのは、まさにこのような文化の風土性ないし土着性の問題であった。

ハイデッガー現象学の立場を批判的に継承した和辻によれば、《人間存在の存在論的把捉は最早単に時間性を構造とする「超越」によってのみは遂げられないのである。それはまず第一に他人に於て己れを見出し、自他の合一に於て絶対的否定性に還り行く、という意味での超越でなくてはならぬ。従って人と人との「間柄」が超越の場面でなくてはならぬ。即ち自他を見出さしめる地盤としての間柄そのものが、本来すでに「外に出る」(exsistere）場面なのである。第二に超越は、右の如き間柄の時間的構造として、本来すでに歴史的意義を帯びていなくてはならぬ。絶えず未来へ出て行くのはただ個人的意義に於てのみではない。間柄そのものが未来へ出て行くのである。個人的意識に於る時間性は間柄の歴史性を地盤としてそこから抽出せられたものに過ぎない。更に第三に超越は風土的に外に出ることである。即ち人間が風土に於て己れを見出すことである。個人の立場ではそれは身体の自覚になる。が一層具体的な地盤たる人間存在にとっては、それは共同態の形成の仕方、意識の仕方、したがって言語の作り方、更には生産の仕方や家屋の作り方等々に於て現われてくる。人間の存在構造としての超越はこれらすべてを含まなくてはならぬ》。

ここに和辻があげている人間存在の存在論的把握の三つの契機は、一見してわかるように、それぞれ人間存在の社会的・歴史的・文化的な表現態に対応している。第一の契機である「人と人との間柄」としての自己発見の場は、第二の時間的・歴史的超越と、第三の風土的・文化的超越との基礎である。人間存在の真の存在論的基礎は、「間柄」においてつねにすでに自己から「いで立って」いる間人間的主体であり、共同態的主体である。それはやがて一部族、一民族としての種的主体の形でその一応の完結をみる。個人の自己が風土的自然の中でそのつど自己自身を対自的に理解する場合、この理解はつねに「間主観的」な種的主体の対自的自己理解の具体的実現として営まれる。

種的主体の営む対自的自己理解は、なによりも雄弁に種的言語としての国語《ラング》に表現される。種的言語が文化に対して果す役割については後にやや立ち入って述べるが、ここでは種的自己理解の風土的差異を示す一例として、西欧語と日本語における「自然」の語の意味について見ておきたいと思う[7]。

西欧各国語における「自然」(Natur, nature)の語のもとであるラテン語のnaturaは、語源的には「産まれる、生じる」を意味する動詞gnascorに由来している。ギリシア語の「自然」(*φύσις*)も同様に「生じる」(*φύω*)から由来していて、古代ローマ人がこのギリシア語の訳語としてnaturaの語を当てたときには、そこに含まれている「発生」の意味はまだ完全に意識されていたにちがいない。しかしその後この語は——ジョルダーノ・ブルーノやスピノザによる神即自然としての「能産的自然」(natura naturans)の思想は別として——もっぱら「産み出された自然」、「所産的自然」(natura naturata)としての対象的自然界の意味に用いられて今日に至っている。そして近代以降の西欧人の自己理解の文脈においては、「自然」とはもっぱら一切の人為や文化に対峙するもの、人間の外部および内部において野生の状態にあるものの総体を指す言葉として用いられてきている。

一方、われわれが現在用いている日本語の「自然」がNaturやnatureの訳語として定着したのは、たかだか明治後期から大正にかけてのことであって[8]、それ以前の「自然」の語はけっして「もの」的対象界の意味をもっていなかった。本来の中国語や日本語における「自然」は、今日のわれわれの感覚とはまるで違って、そもそも名詞ではなかったのである。それはむしろ——有名な親鸞の「自然法爾《じねんほうに》」の教えに見るように——「おのずからそうであること」を意味する「こと」的、述語的な性格をもっていた。

一方、ごく最近までの日本人は、西洋人や現在のわれわれが「自然」の語で言い表しているような対象界一般を指す概念をもっていなかった[9]。それは、あるときには「天地」であり、あるときには「山川草木」であり、またあるときには「花鳥風月」であったが、それらを下位概念として包摂する普遍的概念としての「自然」の用法は存在しなかったのである。日本人は「自然というもの」を客体的総称名詞として立ててその下に一切の事物や現象を包括するかわりに、自然のひとこまひとこまをいわば自己の主観的情態性の面に反映させて「自然ということ」の情感において感じとってきた。

「自然」における「自」の文字に「おのずから」の意味を託した古代の日本人は、同じ「自」の文字に「みずから」の意味をも託した。しかも「自」の文字は、語源的には元来、「起始、発生」を意味する。「おのずから」と「みずから」という一見相反する二つの意味が、ともに「発生」を意味する一個の文字によって表現されえたということは、古来の日本人の自然観を見て行く上で重要なことである。やや図式的にいえば、古来の日本人は自然と自己とをその共通の根源である「発生」の相において共属的に捉えていたということなのである。日本人にとっては、自己と対峙するものとしての自然は存在しえなかった。そのかわり、実生活のあらゆる局面で身の廻りにふと湧き出る情感を直接に肌身で感じとった上で、これを自分の方へ引き寄せて「自己《みずから》」と言い、これをものの世界の方へ仮託して「自然《おのずから》」と言っていたのである。自己はそのまま自然に映し出され、自然は自己を染めつくしているといってもよいだろう。

このような自然観、自己観が西洋に存在しないというのではない。自然のひとこまに自己を見出し、自己を自然との合一の相において捉えるという姿勢は、特に芸術家やある種の宗教家にとっては古今東西を問わず共通のものであろう。しかし、種的主体の対自的自己理解を勝義に反映している日常語におけるこの差異は、やはり両者における自己と世界との関わり方の基本的構造のちがいをそのまま示しているものと考えなければならない。この差異は結局のところ、それぞれの土地に住む種的主体がみずからを取り巻く自然との交渉を通じて自己の存在を確保して行くための形成行為としての「文化」の構造的差異にも反映しているものと考えなくてはならないだろう。

西欧文化の発祥の地である地中海沿岸の風土では、自然は農業労働に対して苛酷な負担をかけない。自然は人間に対して「従順」である。気象の変化も規則的で、突発的な事態は起こりにくい。人間は規則的な自然を安らかに観察し、その法則性を見出すことによってこれを一層容易に支配することができる。

これに対して日本の自然は、「暑気と湿気の結合」という「モンスーン的風土」の特性に加えて、熱帯的性格と寒帯的性格の季節的交替という独自の特徴を帯びている(和辻)。農業にとって湿潤は自然の恵みであり、人間はこれに対して受容的たらざるをえないが、この同じ湿潤がときとしては自然の暴威という姿をとることもある。しかもこの気象的変化はおよそ法則性を欠いていて予測困難である。人間は自然との間に安全な距離をとることができない。人間にとってなしうることは、《自然そのものの中へ身を投げ入れ、自然の動静をいわば肌で感じとり、急変の微妙な兆しを自己自身の内部における体感的な予感として察知する》[10]こと以外にはない。

和辻の風土論に対しては、実証的・科学的な文化人類学者の間から多くの批判が提出されている。たしかに客観的事実に関する限り、和辻の知識はまだきわめて制約されていたし、現在から見ると不正確な点も多いだろう。しかし、和辻のめざしていた風土理解はそのような客観的《ノエマ》・実証的な形のものではなかった。和辻風土学の底を一貫して流れているのは、主観性《ノエシス》としての、あるいはむしろ「間主観性《ノエシス》」としての人間存在の自己理解の場所としての、主観的《ノエシス》風土の解釈学であったのである。比較文化精神医学が、自然科学的精神医学とは異なった本質理解の上に立つ人間学的・現象学的な精神病理学になんらかの寄与をなしうるとするならば、その文化理解が依拠する自然論・風土論も、自然科学的文化人類学とは異なった基盤の上に立つものでなくてはならないだろう。

五　文化と言語

文化を、人間が自然に手を加えてこれに一定の秩序と形式を与える行為として理解しようとする場合、そこからは当然、行為としての文化がどのようにして歴史的な自己同一性を保つのかという問題が生じてくる。種的主体が風土的自然との交渉において営む形成行為も、もしそれが一回限りあるいは一世代限りのものに終るのならば、真に文化と呼ぶことはできないだろう。人間の生活世界のある秩序構造が文化の名に価するためには、その構造自身がみずからと同型の秩序構造を絶えず新たに生み出し続けることによって、個人を超え世代を超えた連続性が保たれているのでなくてはならない。つまり文化は、それ自身の内部において制度性と規範性を帯びていて、ある種的共同体の大多数の成員の秩序形成行為を、共時的にも通時的にも一定の枠組の内に制約するはたらきを持っているべきものである。

もちろん、同一文化の内部においても、そこで現実に営まれる形成行為は個人個人によって、あるいはサブカルチュアごとに異なっているだろうし、その全体的なパターンも世代ごと、時代ごとに大きく変化するだろう。そこには加速度的に前進する技術文明に乗った形で一定方向に変化を続ける過程もあるだろうし、直前の時代様式に対する反動として新しさを求める変化もあるだろう。流行と個性、伝統と進歩の間には、いつの時代にもどこの土地でも、絶えず複雑な弁証法的関係が存在している。いずれにせよある一つの文化の「自己同一性《アイデンティティー》」とは、その文化の外面的形態が客観的・ノエマ的な意味で不変であるということでは決してない。

さきに引用したR・リントンによる文化の定義でも、「分有と伝達」は文化の必要条件として挙げられている。しかしリントンにとっては、伝達され分有されうる文化の側面とは文化の産物である道具や技術、それに外面的行動様式などの《直接に観察し記録することができる》側面に限られている。内面的心理状態の側面（知識、態度、価値など）はそれ自体としてではなく、《個人がその社会の外面的文化に接触し、それからもたらされる経験を得ることによって》のみ伝達され、分有されうるものだとリントンはいう。われわれの立場から見れば、このような「伝達と分有」は実は単なる「学習と模倣」にほかならず、真の主体的行為としての間主観的・間ノエシス的な伝達と分有の名に価しないものだといわなくてはならない。文化を人間の主体的・ノエシス的行為として捉える立場からは、その伝達や分有も、それによって保持される文化の自己同一性も、またそれが社会の個々の構成メンバーに対して及ぼす規範的な拘束力も、すべて内面的・ノエシス的な性格を帯びたものでなくてはならないのである。

文化に制度的性格を与え、文化の伝達と分有を可能にしているものは、なによりもまず言語であり、次に身振り、表情、衣食住の習慣、宗教儀式や芸術・娯楽の様式など、つまり最広義の言語として捉えうるような表示行為である。リントンが文化の「外的側面」とみなして文化の分有と伝達の機能を担わせていたのも、ほぼこれらの現象に相当するものと考えてよい。確かにリントンのいうように、こういった言語あるいは言語と等価の表示行為を通じることによって文化は外面的に学習され模倣されうる。現代のような国際交流の盛んな時代をまたずとも、人類の歴史には個人あるいは民族が他民族の文化に能動的もしくは受動的に同化吸収された例は無数にあった。この同化吸収の過程は、例外なく言語あるいは言語等価行為の模倣と学習によって導かれたものと見てよいだろう。そして、文化の単位とは人種的・民族的単位であるよりむしろ、国語や方言によって区分される言語共同体なのである。

しかし、外国語の学習や外国の風俗習慣の模倣を通じての異種文化への同化と、母国語や土着の風俗習慣の世代から世代への伝達を通じての文化的同一性への参加とでは、その文化論的な意味は全く異なっているといわねばならないだろう。前者の場合はともかくとして、後者の文化伝達においては言語その他の表示行為はもはやリントンのいうような「文化の外的側面」とはいいえない。それはむしろ、風土的自然と並ぶいまひとつの内面的・ノエシス的な作用因子として、文化の主体的な側面を根本から規定するものといわなくてはならない。

この問題を考えて行く上で大きな示唆を与えてくれる一つの興味深いデータが、ハワイ大学の松見淳子氏（Tanaka-Matsumi, J.）[11]らによって集められている。松見氏らは、それぞれ約一五〇名の日本人大学生、ハワイ大学在学中の日系三世、ペンシルバニア大学在学中のアメリカ白人の三群について、日本人には「憂鬱」を、日系三世とアメリカ人には“depression”を刺戟語として与え、それに対する連想の相違を調査した。その結果は表1の通りである（この両刺戟語を同義とする点については疑問の余地が残されているが、松見氏らは日米両国語を自由に用いる被験者についてのパイロット・スタディーにおいて、両語が十分な等価性を有することの検証を行っている）。

表 1

WORD ASSOCIATIONS OF JAPANESE, JAPANESE-AMERICAN, AND CAUCASIAN-AMERICAN CULTURAL GROUPS TO THE STIMULUS WORD "YUUTSU" OR "DEPRESSION" (From Tanaka-Matsumi et al.)

Japanese-Nationals

Rank	Word Association	Frequency	Percent	Score
1.	rain, -y, season (Ame, Tsuyu)	53	35.3	126
2.	dark, black (Kurai, Kuro)	24	16.0	56
3.	worries (Nayami)	15	10.0	36
4.	grey (Haiiro)	14	9.3	30
5.	cloudy, rain cloud (Kumori, Amagumo)	13	8.7	33
5.	suicide (Jisatsu)	13	8.7	26
6.	solitude (Kodoku)	12	8.0	20
7.	exams (Shiken, Juken)	11	7.3	20
8.	depressing (Uttoshii)	9	6.0	21
9.	disease (Byoki)	8	5.3	14
10.	tiredness (Hiroo)	7	4.7	11
10.	headache (Zutsu)	7	4.7	9
11.	fatigue (Kentaikan)	6	4.0	16
11.	melancholy (Melanchorii)	6	4.0	16
11.	terrible thing (Iyana mono)	6	4.0	15
11.	gloomy (Yuutsu)	6	4.0	15

Japanese-Americans

Rank	Word Association	Frequency	Percent	Score
1.	sad-ness	89	56.3	214
2.	lone, -ly, -liness	40	25.3	80
3.	down	30	18.9	69
4.	frustrat, -ed, -tion	13	8.2	26
4.	low	13	8.2	25
5.	failure	10	6.4	20
5.	blue(s)	10	6.4	20
5.	tired, -ness	10	6.4	17
6.	unhappy, -iness	9	5.6	15
7.	die, dying, death	8	5.0	16
8.	money	7	4.4	13
8.	empty, emptiness	7	4.4	11
9.	mood-, -iness	6	3.8	15
9.	gloom, -y	6	3.8	15
9.	anxiety	6	3.8	14

Caucasian-Americans

Rank	Word Association	Frequency	Percent	Score
1.	sad, -ness	63	43.2	160
2.	lonely, -liness	31	21.2	65
3.	down	20	13.7	50
4.	unhappy, -iness	19	13.0	34
5.	moody, -iness	13	8.9	33
5.	low	13	8.9	30
6.	blue(s)	12	8.2	24
7.	gloom, -y	10	6.8	18
8.	failure	9	6.1	18
8.	upset	9	6.1	16
9.	anxious, anxiety	8	5.4	19
10.	tired, -ness	7	4.7	10
10.	frustrated, -tion	7	4.7	9
11.	alone, -ness	6	4.1	13
11.	suicide	6	4.1	12

この表から出現頻度の高い反応語を拾ってみると、日本人では「雨、梅雨」、「暗い、黒」、「悩み」、「曇り、雨雲」、「自殺」、「孤独」、「試験、受験」などとなり、第一、二、四位（合計六〇・六％）を自然界の現象と関係のある語が占めている。これに対してアメリカ白人では、「悲哀」、「孤独」、「ダウン」、「不幸」、「不機嫌」、「低い」、「ブルー」、「陰気」などが多く、そのほとんどが心理的状態を直接に指していて、一五位以内には自然現象に関する反応語は見当らない。そして日系アメリカ人では、「悲哀」、「孤独」、「ダウン」、「フラストレイション」、「低い」、「失敗」、「ブルー」、「疲労」などが上位を占めて、アメリカ白人とほとんど同一パターンを示し、やはり自然に関する反応は一五位以内に出現してこない。

この結果からまずいえることは、「憂鬱」ないし“depression”という言葉を、日本人の大半が自然現象を連想するという仕方で受け取っているのに対して、アメリカ白人や日系三世はこの傾向を全く示さず、これをほぼ純粋に心理的現象として理解しているということである。「憂鬱」が元来もっぱら気分状態に関する言葉であるのに対して、“depression”はむしろ「低気圧」、「不景気」などの意味をも有し、ごく一般的な下降・抑圧を指す言葉であることを考慮に入れるならば、この対比は一層印象深いものとなるだろう。

しかし、この対比以上に印象的なのは、日本人の先祖をもち、たかだか半世紀そこそこのハワイ在住期間の家庭から生まれた日系三世が、すでに完全にアメリカ人と同一のパターンの経験様式を身につけているという事実である。この点ではもちろんハワイの風土的環境、ことに一年中晴天が多くて雨や曇り空の少ない気象条件も無視することはできないだろう。しかしそれ以上に、日本人でありながら英語を母国語としているということがこのような言語的自己理解の形成に重大な役割を果していることは間違いない。そしてこの自己理解は、単なる言語レベルにとどまらず、その人たちの行動様式一般を内面から規定するものであるにちがいない。種的言語（国語、方言）はいわば第二の風土として個人における主体的自己理解に一定の方向を与え、個人を文化の同一性に参加させ、それによって文化は歴史的に伝達され続けるのである。

このような種的言語の内面的な制度化・規範化の機能は、比較文化精神医学一般にとってきわめて重要な意味をもつ。一例をあげるなら、「語る主体」を表示するためにただ一個の一人称単数代名詞を持ち、しかも主体に関するあらゆる陳述に際してこれを省略しえない西欧各国語の中で育った人と、「語る主体」が「私」、「ぼく」、「おれ」などの多数の代名詞等価語で——そのつどの対人的状況に全面的に依存して——語りわけられ、しかも多くの場合にこれを省略することのできる日本語を母国語として育った人とでは、いわゆる「自我」に関する理解は全く異なったものとなるだろう。この点に関する配慮なしには、精神病理学における国際的・間文化的な相互理解はそもそも不可能なのである。

種的言語（langue）が個的言語（parole）に対する規範的枠組として個人の内面的行動様式に一定の方向を与えるといっても、それは決して外面的な文法体系としてのみではない。生きた個人、生命ある「語る主体」（sujet parlant）は、文法体系に規制されて彼の言葉を語るのではないし、彼の内面的行動がすべて言語化されて語り出されるものでもない。マックス・ピカート(12)は、言葉の背後には沈黙の世界が拡がっていて、すべての生きた言葉はこの沈黙から生じ、沈黙へと消えて行くのだという。またメルロ＝ポンティ(13)は、《われわれは、発言される以前の言葉を、言葉をとり巻くことを止めずそれなしではことばが何ものも語ることのないあの沈黙の背景を考察しなければならぬ。あるいはまた、言葉に混りあっているあの沈黙の糸をむき出しにしてみなければならぬ》という。この「沈黙の世界」、「沈黙の背景」こそ——構造主義言語学には生来的になじまない——世界との主体的・ノエシス的な原関与であり、リルケのいう「世界内面空間」としての「純粋な連関」であり、ハイデッガーのいう世界の世界性としての「意味指示関連」なのであって、世界とのこのような根源的なつながりが個人を超えて間主観的・間ノエシス的に拡がっていると同時に、個人における主体性の根拠として個人の行動を内面的に基礎づけていることによって、制度としての言語に内面的拘束力を与えているのである。

「制度」としての言語と「語る主体」との関係についてのすぐれた考察を行っている中村雄二郎氏(14)は、別の著書(15)において《理性の普遍性において人間と人間とを結びつけるものが概念的コミュニケーションであるのに対して、感情の共同性において人間と人間とを結びつけるものは……なによりもイメージ的コミュニケーションであろう》と言い、人間の言語は《理性の普遍性にもまして感情の共同性の上に基づいている》こと、《語の自在な選択と結合とによる自由な言語活動は、デカルト、チョムスキーのいう「理性」よりも、いわば「高度化した共通感覚」によって可能になる》ことを説いている。日本語では言葉の背後にあるイメージ的な意味のことを「こころ」と呼び慣わしているが、この「こころ」こそ、中村氏が《感覚と理性の変換点であり、想像力と心の座》として捉えている「共通感覚」(sensus communis)のはたらきにほかならないだろう(16)。

言語は、世界との実践的・行為的な関わりの感覚であるところの共通感覚が、音声的に分節され、概念的に固定されて、伝達可能となったものである。共通感覚への着目によって、種的言語《ラング》と個的言語《パロル》との二元論を脱皮して両者を同一の基盤上で現象学的に考察しようとする試みもはじめて可能になる。個的主体における共通感覚は、そのまま種的主体における共同感情とでもいうべきものの分有態である。日本人は一個の種的主体として、自然に対して西欧人とは違った共同感情を持っている。この日本的な共同感情は、おそらくは日本人の生まれ育った風土との生命的な——つまり実践的・行為的な——関わりの中で作り上げられたものだろう。そしてこの共同感情は、日本語といわれる種的言語《ラング》の中で分節され概念化されて、日本人の共有財となっている。そして個々の日本人は、個的主体の資格において、一方では日本人が歴史的に生まれ育ってきたのと同じ風土の中に生き、一方では日本語を母国語とすることによって、二重の意味でこの共同感情を分有し、この分有の現実が個的言語《パロル》における個的主体の自己表示行為を拘束しているのである。

種的言語を分有することによってそれの背後にある共同感情をも分有するという過程は、風土的拘束に裏打ちされてはじめて完全に実現されうるものではあろうけれども、風土的分有を欠いた純言語レベルでの共同感情の分有ということも、全面的に不可能なことではない。われわれは多国語能力を有する人（polyglot）において、彼らが異なった国語を語る場合にそのつど異なった思考構造、異なった体験構造、異なった感情構造に身を置いていることを知っている。多くの国語を自由に話し分けられる能力は、多くの共同感情に自由に参加しうる能力に比例している。日本人が外国語の会話を苦手としているという事実は、日本人が日本的風土や日本的共同感情からあまりにも大きな拘束を受けているということを示しているのだろう。

後天的に習得した外国語についてすらある程度まで観察されうるこの傾向が、生まれながら外国語の中に育ち、外国語を母国語として育った人たちにおいていっそう顕著に認められるのは当然のことだろう。ハワイの日系三世が種的主体としては日本人に属しながら、その共通感覚においてはすでにかなりの程度まで米国人の共同感情を分有していることは、松見氏らの調査に見る通りである。これは決してリントンのいうような文化の外的側面の分有と伝達によるものではない。文化が分有され伝達されるのは、むしろ共同感情、共通感覚といった最も内面的・ノエシス的な通路を通ってなのである。

六　おわりに

比較文化精神医学が疫学的調査に重点を置いた比較精神医学から区別される点は、それが文化と精神疾患との内的連関に明確な着眼点を置いているということにある。

この内的連関の発見は、文化を個人に対する外部的環境とみなし、精神疾患を個体内部における病的変化とみなすような内外二元論的な観点からは不可能である。われわれの立場は、一方において精神疾患を自己が（主として対人的な）世界と絶えず関わり続けているその関係それ自体の病態とみなし、他方において文化現象を個的あるいは種的主体が自然との関わりにおいて営み続ける秩序形成行為の中に見て行こうとするものである。だから、精神疾患の生じている場所も、文化の営まれる場所も、ひとしく「自己と世界とのあいだ」にひろがるノエシス的なはたらきの場にほかならない。そして人間がこの「はたらき」に参与するのは、世界との実践的・行為的な関わりの感覚であるところの共通感覚を通じて以外にはありえない。文化が精神疾患の発生や形態に影響を及ぼすとするならば、それは決して外面的・環境的な刺戟要因としてではなく、人間にとって最も根本的な感受性である共通感覚を媒介とする「内部的」で存在様態規定的な要因としてでなくてはならないはずなのである。このようにして、比較文化精神医学は、「文化」を既成のノエマ的文化構造として捉える立場から一歩を進めて、文化と精神疾患の両者の根底をなす人間存在のノエシス的存在構造に着目する、いわば「メタ文化精神医学」ともいうべき方向を内に含むことになるだろう。

文献

（1）Kiev, A.: Transcultural Psychiatry. Penguin Books, 1972.

（2）Yap, P.M.: Comparative Psychiatry, A Theoretical Framework. University of Toronto Press, 1974.

（3）Linton, R.: The Cultural Background of Personality.（清水幾太郎・犬養康彦訳『文化人類学入門』東京創元社、一九五二、四九〇頁以下）

（4）山口昌男『文化と両義性』（岩波書店、一九七五）九五頁以下

（5）Weizsäcker, V. v.: Der Gestaltkreis. Theorie der Einheit von Wahrnehmen und Bewegen. Thieme, Stuttgart, 1940.（木村敏・浜中淑彦訳『ゲシュタルトクライス』みすず書房、一九七五）

（6）和辻哲郎『風土——人間学的考察』（岩波書店、一九三五）

（7）この点について詳しくは、木村敏「自然について」（第三文明、一九七六年八月号、『木村敏著作集』3、弘文堂、二〇〇一）および Tellenbach, H. und B. Kimura: Über einige Bedeutungen von "Natur" in der europäischen Alltagssprache und ihre Entsprechungen im Japanischen. In: Bender, K.-H. et al. (Hrsg.): Imago Linguae, Wilhelm Fink Verlag, München, 1977. を参照。

（8）柳父章『翻訳の思想——「自然」とNature』（平凡社、一九七七）

（9）大野晋『日本語の年輪』（新潮文庫、一九六六）

（10）木村敏『人と人との間』（弘文堂、一九七二）一一一頁（『木村敏著作集』3、二三九頁）

（11）Tanaka-Matsumi, J., A.J. Marsella: Cross-cultural Variation in the Phenomenological Experience of Depression: I. Word Association Studies, J. Cross-cult. Psychol. 7; 379-396, 1976.

（12）ピカート（佐野利勝訳）『沈黙の世界』（みすず書房、一九六四）

(13) メルロ＝ポンティ（竹内芳郎監訳）『シーニュ』I（みすず書房、一九六九）六九頁
(14) 中村雄二郎『言語・理性・狂気』（晶文社、一九六九）七九頁以下
(15) 中村雄二郎『感性の覚醒』（岩波書店、一九七五）九四頁以下
(16) 共通感覚の精神病理学的な重要性については、拙著『異常の構造』（講談社、一九七三、『木村敏著作集』6）、『分裂病の現象学』（弘文堂、一九七五、『木村敏著作集』1、5、8）などを参照。

あとがき

『分裂病の現象学』に続く二冊目の論文集をようやくまとめることができた。これは弘文堂の熱心なおすすめもさることながら、『分裂病の現象学』が思いがけぬ多数の読者を得て、精神科医以外の方々からもあたたかい注目をいただいたおかげである。これまでの例を見ていると、日本でも諸外国でも、二冊目の論文集はとかく一冊目よりも質の落ちる場合が多いようだが、本書がその轍を踏んでいないことを心から祈っている。

各章の趣旨については「まえがき」に書いておいたから、以下その初出だけを記しておこう。横組みの論文を縦組みに改めたり、引用符や括弧などの記号を統一したり、精神医学論文ではふつう仮名表記が用いられる「鬱《うつ》」や「癲癇《てんかん》」などの字を漢字に変えたりしたほかは、ごく一部の訂正個所を除いて文章は初出のままである。

I章「鬱病と罪責体験」、『精神医学』一〇巻五号、医学書院、一九六八年。

II章「躁鬱病の病前性格と発病状況」(原題「性格と状況」)、新福尚武編『躁うつ病』

医学書院、一九七二年。

III章「いわゆる『鬱病性自閉』をめぐって」、笠原嘉編『躁うつ病の精神病理1』弘文堂、一九七六年。

IV章「離人症の精神病理」(原題「離人症」)、『現代精神医学大系三B、精神症状学II』中山書店、一九七六年。

V章「分裂病の時間論」、笠原嘉編『分裂病の精神病理5』東京大学出版会、一九七六年。

VI章「時間と自己・差異と同一性」、中井久夫編『分裂病の精神病理8』東京大学出版会、一九七九年。

VII章「精神医学と現象学」、木田元他編『講座・現象学』四巻、弘文堂、一九八〇年。

VIII章「自己・あいだ・分裂病」、『現代思想』八巻一〇号、青土社、一九八〇年。

IX章「分裂病の診断をめぐって」(原題「診断」)、『現代精神医学大系一〇A1、精神分裂病Ia』中山書店、一九八一年。

X章「内因性精神病の人間学的理解」、『精神医学』二一巻六号、医学書院、一九七九年。

XI章「比較文化精神医学序説」、荻野恒一編『文化と精神病理』弘文堂、一九七八年。


本書への再録を快く承諾して下さった医学書院、中山書店、東京大学出版会、青土社の各社に心からお礼を申し上げる。また編集の労をとっていただいた弘文堂の小林忠次さん、田畑直見さんほかの各位にも、厚く感謝の意を表したい。

一九八一年夏

木村　敏

文庫版あとがき

本書は、一九八一年に弘文堂から上梓したわたしの第二論文集『自己・あいだ・時間』を文庫化したものである。収録論文の発表時期は、各章のタイトルに併記しているように、一九六八年から一九八一年にわたっている。

ということは、I章の「鬱病と罪責体験」（一九六八年）を別とすれば、わたしが一九七〇年に二度目のドイツ留学から帰国して、名古屋市立大学ではたらいていた時期のものばかりだということになる。この時期は、笠原嘉先生が一九七二年に名古屋大学の教授になられ、一九七五年には中井久夫氏が東大からわたしのいた市立大学に移ってこられて、名古屋の精神病理学が一気に盛り上がっていた時期である。名古屋だけではない。全国の精神病理学の精鋭が、年一回熱海に集まって二泊三日のワークショップをもち、その成果が東京大学出版会から『分裂病の精神病理』として刊行されるという、日本の精神病理学にとってモニュメンタルな企画の始まったのが一九七二年だったし、一九七八年には富山で「精神病理懇話会」（現在の「精神病理・精神療法学会」）が産声を上げ、その後現在まで続いている機関誌『臨床精神病理』が刊行されることになった。精神病理学がこれだけ元気いっぱいだったのは、世界的に見ても稀有のことかもしれない。

この熱気にのせられた格好で、七十年代はわたし自身にとっても、これまででもっとも充実した時期だった。理論面についていえば、古典的な内因性鬱病やパラノイアに特徴的な保守的で原状回復を求める生き方に、統合失調症(当時の呼称では精神分裂病)の理想主義的で未来先取的な生き方を対置し、それぞれの時間構造を「ポスト・フェストゥム」および「アンテ・フェストゥム」と名づけたこと(本書Ⅲ章、Ⅴ章)、そして特にその後者について、これを以前からわたしが「個別化の原理」や自己の自己性の問題として考えてきた統合失調症論の基礎概念に仕上げたこと(Ⅵ章)を挙げることができる。さらに、わたしの年来の主張であった「あいだとしての自己」の構想をハイデガーの「存在論的差異」の思索と結びつけ、これを「差異としての自己および時間」の概念へと展開する一歩を踏み出したのも、それらの論文においてである。

これと同時に特筆しておきたいのは、Ⅳ章の「離人症の精神病理」とⅨ章の「分裂病(統合失調症)の診断」についての総説である。「まえがき」にも書いたことだが、ひたすらオリジナルな自説を求め続けているわたしのような研究者にとって、ときには先人たちの歴史的な業績を振り返って総説を書くという仕事は、自説の基礎をもう一度かため直すという意味でも、この上なく有益なことである。本書の読者のなかにもし精神科の同僚がおられたら、ぜひこの二つの総説をお読みいただきたいと思う。米国主導のグローバリゼイションが席巻している現代にあって、かつてのヨーロッパ精神病理学の息吹に触れ直すことは、けっしてノスタルジックな懐古趣味だけに終わるものではないはずである。

今回文庫版の校正をしていて非常に気になったことがひとつある。それはとくにI章とII章で、内因性鬱病者の病前の生き方に対して少し厳しすぎるというか、もっといえば意地の悪い見方をしている点である。どうしてこんな書き方をしたのか考えてみると、実はわたし自身のなかに、本質的に鬱病親和的でポスト・フェストゥム的な、つまりここで批判的に扱われているような傾向があって、それに対する自己批判あるいは自己嫌悪のような感情が知らずしらずのうちにはたらいていたからではないかと思う。一方それにひきかえ、統合失調症患者のアンテ・フェストゥム的な生き方に対しては、わたしはつねづね畏敬の念に近いものを感じている。科学としての精神医学にとって、このような感情の混入はもちろん厳に戒めなくてはならないことかもしれない。唯一の言い訳が許されるとすれば、それはわたしの精神病理学がつねに患者との二人称の関係のなかで営まれてきて、患者を語ることが同時に自分自身を語ることでもあったということ、そして、ヴァイツゼカーの言葉を借りるなら、「医学のなかへ主観を導入」しようというのがわたしの以前からの基本的な姿勢であったということだけだろう。

本書の解説は、敬愛する野家啓一さんに書いていただくことになった。野家さんにはわたしの著作集にも解説をお願いして、身にあまるお言葉を頂戴している。重ね重ねのご厚意にはお礼の言葉もない。

筑摩書房の大山悦子さんには、『あいだ』に引き続いて本書を担当していただいた。その丁寧なお仕事に心から感謝している。

二〇〇六年二月

木村　敏

解説　精神医学と哲学のあいだ

野家啓一

1

おそらく木村敏という精神病理学者／哲学者がいなかったならば、日本の現象学は厳密ではあれ無味乾燥なフッサール文献学やハイデガー哲学の訓詁注釈に終始し、ついに人間の生き死にに関わるアクチュアリティと切り結ぶことはなかったであろう。むろん、文献学的精査や訓詁注釈の営みが無用だというのではない。それは哲学研究にとって必須の基礎作業である。しかし、こと現象学が「事象そのものへ！」をモットーに掲げ、カクテルグラスを前にした若きサルトルの顔色を青ざめさせるほど現実体験に密着した哲学であったとすれば、それは具体的現実への通路をもたないではすまされない。臨床現場に腰を据えた木村敏の発言が、いやが上にも注目を集めるゆえんである。

もとより木村は診察室で生身の患者を相手にする精神医学者であり、書斎でテクストの読解に精魂を込める哲学研究者ではない。だが、木村の対象とするのが精神の病、とりわけ離人症や分裂病（現在の呼称では「統合失調症」）などすぐれて「自己」に関わる病であることによって、彼の紡ぎ出す思索の糸は、そのまま哲学の第一線の主題と交差する。本書の標題となっている『自己・あいだ・時間』にしても、そのそれぞれが哲学上の枢要なトポスを形作っているテーマであり、それゆえにこそ現象学者たちは木村の著述に無関心ではいられないのである。

とはいえ、木村が指摘するように、同じ現象学を方法とするにせよ、哲学と精神医学との間には本質的な差異が存する。哲学の場合、その前提となっているのは「フッサールのように意識の志向性を問題にするにしても、ハイデッガーのように現存在の『現《ダー》』における存在の露呈を問題にするにしても、この意識や現存在はさしあたってまずはフッサールその人自身、ハイデッガーその人自身に対して直接無媒介に開かれ、与えられているものでなくてはならない」(本書二五八頁、ルビおよび傍点は原文、以下同様)ということである。つまり、哲学者は思索を始めるに当たって、まずもって自分自身の意識や現存在を直接無媒介のフィールドとし、そこにおいて問いを発する以外にはない。それゆえ、デカルトのコギト命題「我思う、ゆえに我在り」における「我」がデカルト自身の我である以上、哲学においてはこの命題がいかにして普遍性を獲得しうるのかが問われざるをえないのである。

それに対して、精神医学者が拠って立つ地点とは以下のようなものである。

精神科医が精神医学的な諸問題を現象学的に問う場合、彼が第一次的に眼を向けるのはけっして彼自身の意識や彼自身の現存在にではない。彼が問おうとしているのはなによりもまず、彼自身にとっては他者である精神病者のうちに生じている病的事態であり、またそのような病的事態の生起している場所としての病者の意識、ないしはその病的事態を生起せしめている病者の現存在のあり方である。(二五九頁)

ここに的確に指摘されているように、精神医学者にとってのフィールドは自分自身の意識や現存在ではなく、他者に生じている病的事態である。それでは、そのような「事象」に直接無媒介に向き合うとはいかなることを意味するのか。それを可能にする場所のことを、木村は診察者と病者の「あいだ」と呼んでいる。「あいだ」とは単なる対人関係や両者の意思疎通のことではない。それは他者との出会いを可能にする場所のことであり、診察者と病者がともに主体的に生きることによって共有される間主観的な作用の場のことにほかならない。そこから木村は、自己と他者の「あいだ」こそがノエシスとしての自己とノエシスとしての他者を同時的かつ等根源的に構成する高次のノエシスであるとして、「これによって自己と他者とは唯一の『あいだ』を、共通のノエシスのノエシスとして分有し、これを通じて互に直接無媒介的に他に移り行くことができる」(二七四頁)と結論するのである。(ここで「ノエシス」とはフッサールではなく西田幾多郎の用法に依拠した木村独自の概念であり、反省以前の意識の「無規定的・直接的・前述語的なありかた」を指す。詳細については本書二九〜三〇頁を参照)

ところで、哲学と精神医学の共通のテーマである「自己」は、水や空気と同様に、生存にとって不可欠のものではあるが、何事もない日常生活においては取り立てて意識されることのない自明の存在といってよい。それらの重要性が自覚されるのは、日常の秩序に亀裂が走り、自らが危機的な事態あるいは極限状態に陥ったときである。たとえば、水や空気の存在が生き死にに関わるものとして意識されるのは、高度数千メートルのヒマラヤ山頂を目指す極限状態の登攀者においてであろう。同様に、自己の存在がことさら意識されるのは、日常を逸脱して狂気の淵に立った者や、余命いくばくもなく死に臨んでいる者においてであるに違いない。

それゆえ古来の哲学者たちは、普段は「地」の文様の中に打ち沈んで捉えがたい「自己」を「図」として浮き立たせて主題化するために、自らを書斎の中で、あるいは頭蓋の中で極限状態に追い込むことを試みてきた。優れた哲学者とは、そのような「思考実験」を捨て身で敢行し、狂気や死の圏域からあやうく生還した者の謂いであろう。たとえばデカルトの『省察』は、冬の炉部屋で自らを狂気と隣り合わせの状態にまで追い詰めた極限的思索の記録である。また、ハイデガーの『存在と時間』は、身をもって「死へ臨む存在」である現存在のあり方を生体解剖し、人間存在の深淵を照らし出したカルテであると言うことができる。だが、それはいずれにせよ仮構された「思考実験」にとどまる。それゆえ哲学者たちは、その欠を補うかのように、自らの思考を強靭な概念でもって鎧うのである。

他方で木村を始めとする精神医学者たちは、精神や身体を病んだ患者と向き合うことによって、はなから狂気や死という極限状態のただ中に身を置いている。いわば彼らは、机上の思考実験ではなく、現場での「臨床実験」を遂行しているのである。かつて木村は自らの営みを「臨床哲学」と呼んだことがあるが、哲学が危機的状況を仮構する「死の修練（ソクラテス）」であるとすれば、臨床実験に基づく臨床哲学こそは、まさに「生きられた哲学」の名に値するものであろう。われわれ哲学者たちが木村の著作に目を落とすとき、その眼差しの中にいささかの羨望と嫉妬の念がこめられているのはそのためである。

2

木村敏が処女作『自覚の精神病理』を刊行したのは一九七〇年のことであり、すでにそれから三六年の月日が流れている。その間の木村の学問的達成は、現在では「木村人間学」とも称すべき射程の広さと哲学的深度を備えるに至っているが、彼が一貫して主題に据えてきたのは、言うまでもなく「自己」という捉えがたく謎に満ちた対象である。その「自己」というアポリアに挑むために、木村は時期に応じて幾本かの補助線を引くことを試みてきた。彼が一本の補助線を書き加えるごとに、「自己」はそのアモルフな形を整え、思いもかけない姿をわれわれの前に露呈してきたのである。

もちろん、補助線は互いに交錯しあいながら徐々に自己の実相を浮かび上がらせてきたのであるが、その歩みは木村の考察の進捗に即して大きく三つの時期に分けることができる。第一期（前期）は、著作でいえば『自覚の精神病理』から『人と人との間』（一九七二）を経て『分裂病の現象学』（一九七五）にいたる一九七〇年代に対応しており、離人症や分裂病の臨床経験を基盤に、次第に「間（あいだ）」という鍵概念が提起され、彫琢されてゆく時期である。端的に「あいだ論」の時期と言い換えてもよい（むろん、「あいだ」の概念は後に更なる深まりを見せるのであるが）。

第二期（中期）は一九八〇年代、すなわち本書『自己・あいだ・時間』（一九八一）に始まり、『直接性の病理』（一九八五）や『分裂病と他者』（一九九〇）に見られるように、自己と時間との根源的な関わりを軸にして、木村人間学がその全体像を現わす時期である。「アンテ・フェストゥム」や「ポスト・フェストゥム」といった独自の時間概念を駆使して展開される精神病理学は、新たな人間学の成立を告げるものであった。その意味で、これを「時間論」の時期と呼ぶことができる。

第三期（後期）は『生命のかたち／かたちの生命』（一九九二）に始まって現在に至る一九九〇年代以降の時期である。ここでは自己のあり方が生命という大きな流れの中に位置づけられ、ヴァイツゼッカーの議論を踏まえつつ「主体性」との関わりにおいて捉え直される。したがって、これを「生命論」の時期と称してよいであろう。また、この九〇年代には著作のフランス語版やドイツ語版が刊行されるなど、木村人間学の国際的評価が定まった時期であることも付け加えておかねばならない。

以上のような見取り図を描いた上で、その中に本書『自己・あいだ・時間』を置いてみるとすれば、それは第二期（中期）の出立を告げる著作と言うことができる。つまり、本書は木村が成熟期の思索へと大胆な一歩を踏み出した記念碑的著作なのである。ただし、大半が専門誌に発表された論文からなる論文集であることから、本書の内容はかなりの歯ごたえがあり、一般読者にとっては必ずしも読みやすいものではない。それゆえ、哲学的関心をもっておられる読者には、まず「Ⅴ　分裂病の時間論」から読み始め、順次「Ⅷ　自己・あいだ・分裂病」へと読み進むことをお勧めしたい。それは一挙に木村「時間論」の核心に迫ることでもあり、またカント、ハイデガー、ベルクソンら哲学者の議論との構造的つながりも見えやすいからである。それでも取り付く島がないと嘆かれる読者には、本書の通奏低音ともいうべきフレーズを木村自身の言葉で語ってもらうこととしよう。

> 人間存在の本質は、現在の時点における対他者・対世界関係につきるものでは決してない。人間が人間であるということ、自己が自己自身でありうるということは、人間が歴史的存在であり、自己が時間的存在であることを根拠にしてはじめて可能になる。つまり、現在の自己の存在が、過去のすべての生活史の積分として、また次に来るべき未来への微分係数として、固有の歴史的・時間的な意味をもっているからこそ、自己固有の自己性も可能となるのである。（二一〇頁）

解説者としては、これに付け加えるべき何物ももたない。人間は時間的・歴史的存在であり、その時間性と歴史性をわが身に引き受け損ねるとき、「自己固有の自己性」が失われる障碍、すなわち精神の病が生ずるのである。その障碍のありようを、木村は分裂病の場合には「事前的（ante festum）」な、そしてうつ病の場合には「事後的（post festum）」な存在構造として取り出している。つまり、前者はこれから来る事態を予感的に先取りする「祭りの前（前夜祭）」の情態性、後者はすでに起こってしまった事態を後悔とともに反芻する「後の祭り」の情態性と言い換えることができる（二二七頁）。

ただし、ここで問題になっているのは、物理学的な「客観的時間」でも、個人の意識に映ずる「主観的時間」でもない。ポスト・フェストゥム的な人が固執するのは「外的な時間あるいは共同体が共有する時間」であり、他方のアンテ・フェストゥム的な人がこだわるのは「内的な時間あるいは自己の時熟としての時間」なのである（二三五頁）。特にこの内的な時間について、木村はそれを「人間存在にとってそもそも時間といわれるような現象を可能にする根源的な根拠として、勝れた意味において『原時間』とでも呼ぶべきであるような時間」（二三八頁）と述べている。この「原時間」こそは、晩年のフッサールが苦吟の末に「流れつつ立ちとどまる現在」と表現した当のものであろう。

そこから彼はハイデガーのカント論に見られる「純粋自己触発としての時間は、有限な自己性の根源を形成し、それによって自己は自己意識といったものとなりうる」（二五二頁）という言葉を手がかりに、時間と自己とがともに「差異の自己限定」という構造をもつことを明らかにし、それを踏まえつつ「同一性ではなくて差異が自己の自己性の根拠となっている」（二五四頁）と結論する。そこに至る佶屈した論述は、絶壁を攀じ登る木村の息づかいが伝わってくるような文章であり、まさに第一級の哲学的思索の名に恥じないのである。

木村が前期から一貫して自己の実体的な自己同一性に対して根本的な批判を積み重ねてきたことはよく知られている。本書においてその主旋律は自己の「反復」という形で変奏される。すなわち「自己は、恒常的な実体もしくは持続的な状態として同一性を保っているのではない。自己は絶えず繰り返し自己に立ち戻ることにおいてのみ自己自身であることができる。自己は反復においてのみ自己の同一性を保っている」（三一四頁）というのである。高速で回転する独楽があたかも静止しているかに見えるように、自己の同一性は絶えざる自己の反復という精神の永久運動を通じて維持されているのであり、それ以外ではないのである。

木村はこの事態を、さらに年来の「あいだ」の概念と交差させる。つまり「自己がつねに自己自身に立ち戻りつつ自己自身を反復するということは、あいだがあいだ自身を反復すること」（三二六頁）にほかならないのである。それを彼は「あいだの歴史」と呼び、加えて「あいだは、いったん反復されて歴史を形成すると、私自身の歴史の一部となって生き続ける」（三二七頁）とさえ述べている。「自我とは知覚の束である」と言ったヒュームに倣うならば、木村人間学においては「自己とはあいだの束である」ということになろう。だが、彼は「あいだの束」が時間的存在であり、反復を通じて歴史をもつことを見逃さない。蓄積されたあいだの履歴こそが自己の固有性を形作るのである。その意味で、あいだの束としての自己にとって、時間は流れ去るのではなく、積み重なって複合的な地層をなすのだといえよう。「私の歴史とは、この数限りないあいだの歴史の綜合のことである」(三一七頁)という木村の言の中に、われわれは前期において提起された「間」の概念が、幾星霜を経て「あいだ」という豊饒な人間学的概念にまで熟成したさまを見ることができるのである。

「あいだの歴史」という魅力的な概念をめぐる考察は、本書の到達点であると同時に、中期木村人間学の頂点を形作るテーゼと言ってよい。ひとたび山頂に立った彼は、やがてその成果を手に、ゆるやかに生命論の谷へと向って山を下って行くであろう。ちょうどツァラトゥストラがそうであったように。

本書は一九八一年十月五日、弘文堂より刊行された。

命題コレクション　哲学
坂部恵・加藤尚武 編
ソクラテスからデリダまで古今の哲学者52名の思想について、日本の研究者がひとつの言葉（命題）を引用しながら丁寧に解説する。

命題コレクション　社会学
作田啓一・井上俊 編
社会学の生命がかよう具体的な内容を、各分野の第一人者が簡潔かつ読んで面白い48の命題の形で提示した、定評ある社会学辞典。（近森高明）

貨幣論
岩井克人
貨幣とは何か？　おびただしい解答があるこの命題に、『資本論』を批判的に解読することにより最終解答を与えようとするスリリングな論考。

二十一世紀の資本主義論
岩井克人
市場経済にとっての真の危機、それは「ハイパー・インフレーション」である。21世紀の資本主義のゆくえ、市民社会のありかたを問う先鋭的論考。

相対主義の極北
入不二基義
絶対的な真理など存在しない——こうした相対主義の論理を極限まで純化し蒸発させたとき、そこに現れる「無」以上の「無」とは？（野矢茂樹）

カントはこう考えた
石川文康
カントの根源的な問いとは何だったのか。『純粋理性批判』の核心を読み解き、「理性」の起死回生ドラマをわかりやすく解き明かす画期的入門書。

論理的思考のレッスン
内井惣七
どうすれば正しく推論し、議論に勝てるのか。なぜ、どこで推理を誤るのか？　推理のプロから15のレッスンを通して学ぶ、思考の整理法と論理学の基礎。

知の構築とその呪縛
大森荘蔵
西欧近代の科学革命を精査することによって、二元論による世界の死物化という近代科学の陥穽を克服する方途を探る。（野家啓一）

ヘーゲルの精神現象学
金子武蔵
ヘーゲルの主著『精神現象学』の完訳を果たした著者による平易な入門書。晦渋・難解な本文に分け入り、ヘーゲル哲学の全貌を一望する。（小倉志祥）

ドイツ観念論とは何か　久保陽一

ドイツ観念論は「疾風怒濤」の時代を担った様々な思想家たちとの交流から生まれたものだった。その実情を探り、カント以後の形而上学の可能性を問う。

レヴィナスを読む　合田正人

アウシュヴィッツという異常な事態を経験した人間の運命と向き合う思想家レヴィナス。その眼差しを通し、他者・責任など時代の倫理を探る。

増補改訂 剣の精神誌　甲野善紀

千回を超す試合に一度も敗れなかった江戸中期の天才剣客真里谷円四郎。その剣技の成立過程に焦点を当て、日本の「武」の精神文化の深奥を探る。

増補 民族という虚構　小坂井敏晶

〈民族〉は、いかなる構造と機能を持つのか。血縁・文化連続性・記憶の再検証によって我々の常識を覆し、開かれた共同体概念の構築を試みた画期的論考。

朱子学と陽明学　小島毅

近世儒教を代表し、東アジアの思想文化に多大な影響を与えた朱子学と陽明学。この二大流派の由来と実像に迫る。通俗的理解を一蹴する入門書決定版！

かたり　坂部恵

物語は文学だけでなく、哲学、言語学、科学的理論にもある。あらゆる学問を貫く「物語」についての領域横断的論考。（野家啓一）

流言蜚語　清水幾太郎

危機や災害と切り離せない流言蜚語はどのような機能と構造を備えているのだろうか。つかみにくい実態を鮮やかに捌いた歴史的名著。（松原隆一郎）

現代思想の冒険　竹田青嗣

「裸の王様」を見破る力、これこそが本当の思想だ！　この観点から現代思想の流れを大胆に整理し、明快に解読したスリリングな入門書。

自分を知るための 哲学入門　竹田青嗣

哲学とはよく生きるためのアートなのだ！　その読みどころを極めて親切に、とても大胆に元気に考えた、斬新な入門書。哲学がはじめてわかる！

恋愛論 竹田青嗣

誰もが一度はあらがいがたく心を奪われる〈恋愛〉。人生の本質をなす、この不思議な力に迫り、人間の実存に新たな光を与えた名著。（菅野仁）

眼の隠喩 多木浩二

「世界は見るべき謎ではなく、見られるべくつくられている」。思想・写真・美術・建築などの幅広い分野に足跡を残す著者の代表作。（内田隆三）

時間論 中島義道

「過ぎ去ったもの」と捉えられて初めて、〈現在〉は成立している。無意識的な現在中心主義に疑義を唱える新しい時間論。オリジナル書下ろし！

先哲の学問 内藤湖南

途轍もなく凄い日本の学者たち！　江戸期に画期的な研究を成した富永仲基、新井白石、山崎闇斎ら10人の独創性と先見性に迫る。（水田紀久・佐藤正英）

思考の用語辞典 中山元

今日を生きる思考を鍛えるための用語集。時代の変遷とともに永い眠りから覚め、新しい意味をになって冒険の旅に出る哲学概念100の物語。

翔太と猫のインサイトの夏休み 永井均

「私」が存在することの奇跡性など哲学の諸問題を、自分の頭で考え抜くよう誘う。予備知識不要の「子ども」のための哲学入門。（中島義道）

倫理とは何か 永井均

「道徳的に善く生きる」ことを無条件には勧めず、道徳的な善悪そのものを哲学の問いとして考究する、不道徳な倫理学の教科書。（大澤真幸）

哲学的思考 西研

フッサール現象学を徹底的に読みなおし、その核心である〈実存的世界〉と〈客観的世界〉とのつながりを解明。考えあうことの希望を提起。（渡邊二郎）

現象学と解釈学 新田義弘

知の絶対化を伴う現象学と知の相対化を伴う解釈学が出合ったとき何が起きたか。現象学と解釈学の邂逅と離別の知的刺激に満ちた深層分析の書。（谷徹）

ちくま学芸文庫

自《じ》己《こ》・あいだ・時《じ》間《かん》 現象学的精神病理学《げんしょうがくてきせいしんびょうりがく》

二〇〇六年五月 十 日 第一刷発行
二〇二四年三月十五日 第七刷発行

著 者 木村敏（きむら・びん）
発行者 喜入冬子
発行所 株式会社 筑摩書房
東京都台東区蔵前二―五―三 〒一一一―八七五五
電話番号 〇三―五六八七―二六〇一（代表）
装幀者 安野光雅
印刷所 株式会社精興社
製本所 株式会社積信堂

ISBN978-4-480-08969-4 C0110